纪念我的兄弟Giuseppe Cardaropoli教授。

小时候，我们都热爱足球；

长大后，我们都热爱牙周病学。

他将永远与我同行。

牙周整形与再生手术

PERIODONTAL PLASTIC AND REGENERATIVE SURGERY

（意）丹尼尔·卡达罗波里　主编
（Daniele Cardaropoli）

潘亚萍　主译

北方联合出版传媒（集团）股份有限公司
辽宁科学技术出版社

图文编辑

张 浩 刘玉卿 肖 艳 刘 菲 康 鹤 王静雅 纪凤薇 杨 洋 戴 军 张军林

This edition of This edition of PERIODONTAL PLASTIC AND REGENERATIVE SURGERY
is published by arrangement with Edra Publishing US LLC
Author: Daniele Cardaropoli
ISBN 978-1957260075

©2022 Edra Publishing US LLC

©2024，辽宁科学技术出版社。
著作权合同登记号：06-2022第89号。

图书在版编目（CIP）数据

牙周整形与再生手术 /（意）丹尼尔·卡达罗波里
（Daniele Cardaropoli）主编；潘亚萍主译. —沈阳：辽宁科学
技术出版社，2024.7
　　ISBN 978-7-5591-3421-9

　　Ⅰ．①牙… Ⅱ．①丹… ②潘… Ⅲ．①牙周病—口腔外
科手术 Ⅳ．①R781.4

　　中国国家版本馆CIP数据核字（2024）第026653号

出版发行：辽宁科学技术出版社
　　　　　（地址：沈阳市和平区十一纬路25号 邮编：110003）
印 刷 者：深圳市福圣印刷有限公司
经 销 者：各地新华书店
幅面尺寸：210mm×285mm
印　　张：24.5
插　　页：4
字　　数：490千字
出版时间：2024年7月第1版
印刷时间：2024年7月第1次印刷
出 品 人：陈　刚
责任编辑：苏　阳
封面设计：袁　舒
版式设计：袁　舒
责任校对：李　硕

书　　号：ISBN 978-7-5591-3421-9
定　　价：398.00元

投稿热线：024-23280336
邮购热线：024-23280336
E-mail:cyclonechen@126.com
http://www.lnkj.com.cn

主译简介 TRANSLATOR

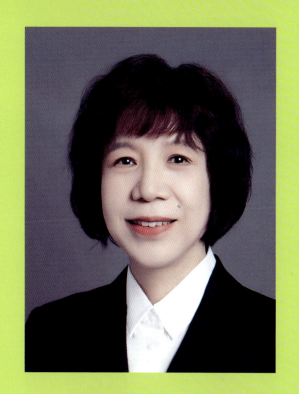

潘亚萍

医学博士，中国医科大学二级教授，主任医师，博士研究生导师。现任中国医科大学口腔医学院牙周病学和口腔生物学教研室主任，国家临床重点专科学科带头人，中国医科大学附属口腔医院牙周病学首席专家，辽宁省教学名师，辽宁省特聘教授，享受国务院政府特殊津贴专家。国际牙医师学院（ICD）院士，美国阿拉巴马大学牙学院访问学者（1999—2001）、美国明尼苏达大学口腔研究中心客座教授（2001—2002）、美国纽约州立大学布法罗分校牙医学院合作研究员（2006—2008）。现任中华口腔医学会牙周病学专业委员会主任委员，辽宁省口腔医学会副会长。主要学术方向为牙周病与全身疾病相互关系研究，口腔微生物感染在全身疾病发生、发展的致病机制研究。推动中国牙周显微及微创治疗技术的发展，推广重症牙周炎患者种植治疗技术。主持国家自然科学基金面上项目9项，国家科技攻关合作课题3项，辽宁省"兴辽人才计划"项目1项。发表中英文科研论文300余篇。主编《眼耳鼻喉口腔疾病》《牙周病就医指南》《牙周手术临床操作图谱》及主译《实用牙周整形手术》等9本图书，以副主编和参编身份参与出版本科生的国家统编教材及规培教材等15本。作为主要负责人荣获教育部科技进步二等奖1项，辽宁省医学会科技进步一等奖1项，中华口腔医学会及华夏医学科技进步奖等7项。培养研究生100余人。

译者名单 TRANSLATORS

主　　译　　潘亚萍

副 主 译　　林　莉　唐晓琳　李　琛

译　　者　　医生团队（按姓名首字笔画为序）：
　　　　　　　王宏岩　李　倩　李　琛　刘静波
　　　　　　　张冬梅　林　莉　耿奉雪　唐晓琳
　　　　　　　寇育荣　葛子铭　谭丽思　潘亚萍
　　　　　　　潘春玲

　　　　　　　规培生团队（按姓名首字笔画为序）：
　　　　　　　卢丽杰　冯馨冉　李兆榕　李俊歌
　　　　　　　许婉琳　杨亚茹　杨　泽　杨雅慧
　　　　　　　罗　雯　郑琪凡　曹艳清　彭　达
　　　　　　　Jingzheng Yi（Western Dent Kids,
　　　　　　　Fresno, CA 93726 USA）

工作单位　　中国医科大学附属口腔医院牙周病科

主编简介 EDITOR

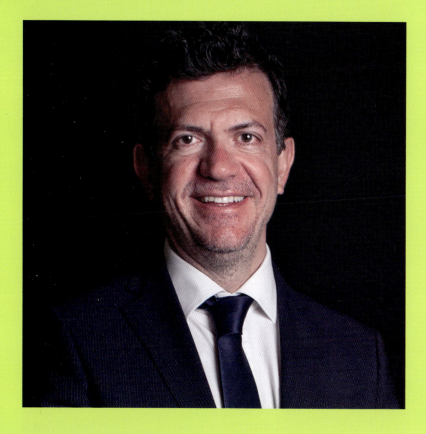

Daniele Cardaropoli

　　牙科医生，毕业于意大利都灵大学牙周病学专业。意大利卡塔尼亚大学牙学院牙周病学兼职教授。意大利牙周病学和种植学会（SIdP）会员，欧洲牙周病学联合会（EFP）会员，意大利骨融合学会（IAO）和骨融合学会（AO）会员，国际口腔种植学会（ITI）专家组成员，美国牙周病学会（AAP）国际会员，布鲁格联合协会的正式成员，意大利都灵牙科专业教育研究所（PROED）学科主任。Giuseppe Cardaropoli牙周病学研究和护理基金会主席。意大利尤文图斯足球俱乐部牙医顾问。

　　Daniele Cardaropoli医生在美国波士顿哈佛牙医学院获得"哈佛牙周病学和种植学纵向课程"专业认证，在意大利锡耶纳大学获得"卓越生物力学"专业认证。获得第11届SIdP会议高盛临床研究奖和第17届SIDO国际学术会议临床正畸奖。*The International Journal of Periodontics and Restorative Dentistry*和*The International Journal of Oral Implantology*杂志编委会成员，*Journal of Clinical Periodontology*、*Journal of Periodontology*、*American Journal of Orthodontics and Dentofacial Orthopedics*杂志审稿人。曾在意大利和国际代表大会上发言，在欧洲、美洲、亚洲的国家和澳大利亚等国家发表演讲。他是关于牙周病学、种植学和组织再生等主题的国际出版物作者之一，是Nevins M.和Wang H. L.教授主编的*Implant Therapy：Clinical Approaches and Evidence of Success*（精萃出版公司，2019）一书中"Seeking the Optimal Aesthetic Result in the Maxillary Anterior"一节的编者，参编*Soft Tissues and Pink Esthetics in Implant Therapy*（精萃出版公司，2018）。意大利都灵私人牙科医生。

编者名单 CONTRIBUTORS

■ **Myron Nevins**
Editor of the *International Journal of Periodontics and Restorative Dentistry*
Associate Clinical Professor in Periodontology, Harvard School of Dental Medicine, Boston
Former President of the American Academy of Periodontology
Gold Medal of the American Academy of Periodontology Clinical Professor in Periodontology, University of Pennsylvania and Temple University
Practitioner in Swampscott, MA

■ **Mariano Sanz**
Specialist in Periodontology at the University of California, Los Angeles
Full Professor, Chair of Periodontology, Complutense University, Madrid
Professor at the School of Dentistry, Oslo University
Director of the Master's Degree Course in Periodontology, Complutense University, Madrid
Former President of the Spanish Periodontology Society and President of the Osteology Foundation
Associate Editor of the *Journal of Clinical Periodontology*

■ **Edward P. Allen**
Former President of the Foundation of the American Academy of Periodontology, of the American Academy of Restorative Dentistry and of the American Academy of Esthetic Dentistry
Section Editor for the *Journal of Aesthetic Dentistry*
Gold Medal of the American Academy of Periodontology Director of the Center for Advanced Dental Education, Dallas, TX

■ **Serhat Aslan**
Graduated in Dentistry and PhD in Periodontology at Ege University, Izmir, Turkey
Visiting Professor at the Department of Biomedical, Surgical and Dentistry Sciences of the University of Milan
Practitioner in Izmir, Turkey

■ **Marcelo Camelo**
Specialist in Periodontology, Harvard School of Dental Medicine, Boston
Practitioner in Belo Horizonte, Brazil

■ **Raffaele Cavalcanti**
Doctor in Dentistry
PhD in Biotechnology associated to dental science
Active member and treasurer of the Italian Society of Periodontology and Implantology (SIdP)
Adjunct Professor in Periodontology, University of Catania

■ **Chia-Yu Jennifer Chen**
Graduated in Dentistry at Kaohsiung Medical University; Specialist in Dentistry and PhD in Medical Sciences at the Harvard School of Dental Medicine, Boston; Instructor in Periodontology
at the Harvard School of Dental Medicine, Boston

■ **David M. Kim**
Specialist in Periodontology at the Harvard School of Dental Medicine, Boston
Associate Professor in Oral Medicine, Infection, and Immunity and Director of the Periodontology Division of the Post-graduate Programme in Periodontology and of the Continuous Education Programme, Harvard School of Dental Medicine, Boston

■ **Luca Landi**
Graduated in Dentistry at the University of Rome
"La Sapienza"
Specialist in Periodontology at the Boston University
Diploma at the American Board of Periodontology
President of the Italian Periodontology
and Implantology Society (SIdP)
Practitioner in Rome and Verona

■ **Silvia Masiero**
Graduated in Dentistry at the University of Milan.
Active member of the Italian Periodontology
and Implantology Society (SIdP) and of the Italian
Academy Estehtic Dentistry (IAED)
Practitioner in Saronno (VA)

■ **Michael McGuire**
Diploma at the American Board of Periodontology
Assistant Clinical Professor, University of Texas,
Houstonm Former President of the American
Academy of Periodontology
Gold Medal of the American Academy
of Periodontology
Director of the McGuire Institute

■ **Fabio Vignoletti**
Diploma at the American Board of Periodontology
Master's Degree in Periodontology and PhD
in Periodontologyat Complutense University, Madrid
Contract researcher at Complutense University
of Madrid; Active member of the Italian
Periodontology and Implantology Society (SIdP)
Practitioner in Verona

中文版前言 PREFACE

随着人们对口腔健康的日益重视和医学科学的不断进步，牙周病学也取得了长足发展。从中国古代对口腔清洁工具的简单记载，到20世纪菌斑理论的提出，再到21世纪牙周病学理念及治疗技术的更新，牙周病学的发展历程不仅见证了牙周病发病机制的深入探索、反映了人们对口腔健康的重视，还彰显了口腔医学的进步。

2018年牙周病和种植体周病国际新分类的提出，使得牙周病学临床思维开始发生变化，通过分析不同个体牙周病局部和全身发病机制、拟定个性化诊断，为更全面制订牙周治疗计划提供了新的依据。在此背景下Daniele Cardaropoli医生等临床一线专家以牙周炎新分类为基础，将最新的认识和理念融入本书。与传统的牙周病学专著不同，本书内容在多种临床场景下，结合最新牙周病病因学研究成果和诊断技术，展示了牙周病诊疗的最新进展。

全书分为7个章节，从牙周病的病理发病机制、诊断和分类入手，强调病因治疗和感染控制，重点阐述切除性、保守性和再生性牙周手术对骨缺损的改善以及通过膜龈手术对软组织缺损的管理。每种治疗方法的介绍，既追溯了其历史渊源与探究了发展脉络，又详细讲解了手术操作的细节与技巧，每个章节都体现了作者的深思熟虑与丰富实践经验，使读者在学习的过程中能够逐渐领悟到牙周病发生、发展及治疗转归的深刻内涵。因此，本书不仅成为牙周整形与再生手术领域的经典之作，更是牙周医生和全科医生的必备参考书。

中国医科大学附属口腔医院牙周病科团队在临床实践和教学过程中，深感荣幸能将本书介绍给大家。在翻译过程中，我们团队一起学习、共同努力，力求准确传达原著的精髓。我们反复研读原文，力求全面理解其深层含义，以确保译文的准确性与专业性。这对于每一位参与者，都是一次难得的学习与提升的机会。

我们相信，无论是初学者还是资深专家，都能从中汲取到丰富的知识，提高自己牙周病学理论，从而应用到临床实践。

在此，我们要特别感谢辽宁科学技术出版社在本书出版过程中给予的大力支持与帮助。同时，我们也深知在翻译过程中可能存在疏漏或不当之处，恳请各位口腔专家和同仁提出宝贵意见。

潘亚萍

中国医科大学附属口腔医院

2024年4月

序言 FOREWORD

天然牙和种植体周围软硬组织缺损的重建仍然是临床牙周病学中最具挑战的内容之一。可预期地增加角化组织和牙龈附着、修复骨缺损和根面覆盖是施行牙周整形手术的重要目标。在编写本书时，Daniele Cardaropoli医生和他的同事提供的临床病例涵盖了以上的内容，提出了修复天然牙和种植体周围软组织缺损的权威方案。多位世界级的专家为本书的编写做出了贡献，包括Myron Nevins、Mariano Sanz、E. Pat Allen、David Kim、Luca Landi和Fabio Vignoletti。本书的各个章节涵盖了包括最新的牙周病的病因学研究和诊疗指南。

能否对疾病病程或预后进行适当评估，以采用适当的手术方案达到患者的预期和实现恢复缺损是非常重要的。我们必须考虑局部和全身因素对创口动力学和潜在愈合的影响。

本书的第1章介绍如何从局部和全身角度分析病因，如何通过临床与影像学检查以及实验室检测，并根据牙周炎新分类对患者进行诊断。

本书的第2章讨论了为适当保护牙周组织，在治疗阶段、愈合阶段和治疗后感染控制的作用。这一部分关于创口护理和再生组织的维护对于促进良好的创口稳定性与保持高质量的手术效果至关重要。

本书的第3章探讨了硬组织的作用，包括牙槽骨的形态、骨缺损的病因、分类及诊断。

为保证牙齿和种植体周围能够再生新的软组织，评估骨结构和软组织界面是选择软组织或硬组织重建手术方案的重要驱动力。

本书的第4章和第5章讨论了临床手术的类型，目的是增加创口稳定性，减少牙周袋形成和加速组织愈合，并将这些疗法与现有各种骨缺损的再生模式类型进行比较。所分析的治疗方法包括替代骨移植材料、引导组织再生膜和生物制剂的使用。

这些方法为促进使用常规或微创手术下的软硬组织再生，减少患者并发症，提高愈合速度提供了极好的方式。

本书的第6章特别关注软组织再生手术，包括不同临床情况下根据软组织缺损分类和相应的治疗方案选择。

最后一章根据不同牙龈退缩类型，讨论了如何选择牙周整形手术方案。

建立在这种全面的牙周重建手术方法的基础上，本书展示了高质量的外科手术过程图像，帮助临床医生对牙周软硬组织异常进行诊断和处理，以简化治疗计划、更好地护理患者。Daniele Cardaropoli医生的这本书为我们牙周专科医生和医学生提供了一个现代化的、令人兴奋的愿景，让我们能够更好地理解牙周重建手术方法，从而提高临床诊疗能力。

William V. Giannobile
牙科博士，理学硕士，医学学士
哈佛大学牙科医学院口腔医学及感染和免疫学系院长、教授

前言 PREFACE

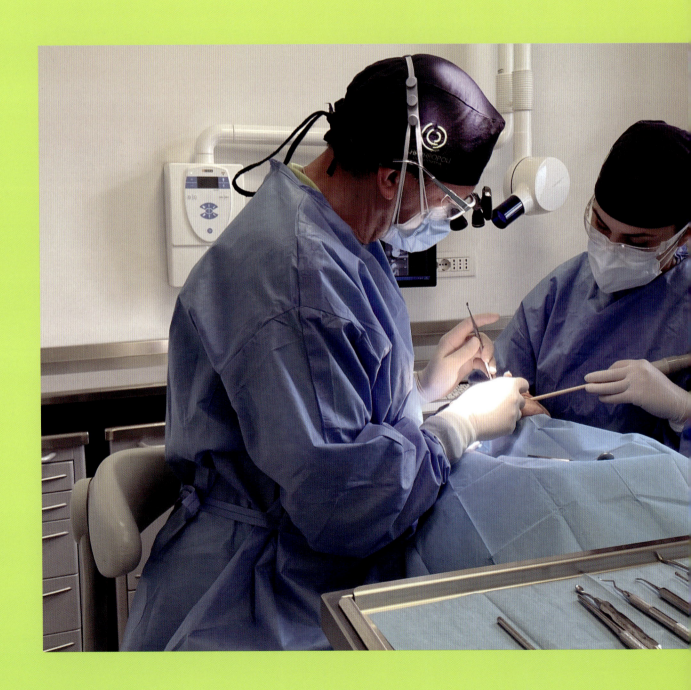

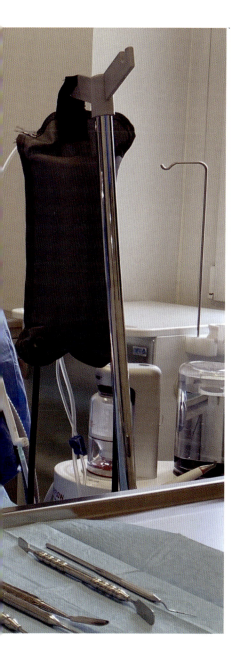

在教科书中，牙周病学被定义为"研究牙周组织和相关病理的牙科分支"。然而，牙周病学要比上述定义大得多。牙周病诊疗是所有牙科诊疗的核心。无论在功能方面还是美观方面，保持和恢复牙齿支持组织的健康是确保患者牙齿完整性的最佳方案。牙周病学是一门"哲学"，是对我们职业能力的综合挑战。这就是为什么，经过25年临床和教学活动，在朋友和同事的鼓励下，我觉得有必要写一本书，系统地整理关于牙周手术主题现有的知识。

多年来，牙科技术的进步和牙科材料的更新，使得临床技术水平得以提高，20年前被认为没有希望被保存的牙齿，现在可以被保存下来。

本书沿着一条合理的路线展开论述，从牙周病临床和微生物学特性的评估展开到用于感染控制的仪器技术，介绍纠正骨组织缺损的手术方案（切除、保守和再生）以及通过膜龈手术改善软组织缺损。本书的核心无疑是介绍关于骨缺损的再生手术和牙龈退缩的膜龈手术部分。对于读者而言，本书的内容脉络清楚，基于循证医学数据，所描述的手术技术清晰、完整，并附大量临床病例和高质量图像，用以逐步描述手术步骤。

本书具有很强的临床实用性，使读者能够立即应用所学内容修正自己的治疗方案。本书通过对软组织的管理和美学的关注，指导临床医生进行治疗方案的选择。相信牙周治疗始终是保障患者口腔治疗成功的"武器"。

Daniele Cardaropoli

致谢 ACKNOWLEDGEMENTS

我最应该感谢的是我的妻子Lorena Gaveglio，她总是支持我的决定，给我时间去追求我的想法和研究项目。同时也感谢她作为优秀的正畸医生与我分享跨学科的病例。

我还要感谢我的孩子们Luca和Alessia。我希望他们能原谅我全身心地投入到事业中而疏于陪伴。

感谢我的爸爸Tito和我的妈妈Anna Maria，感谢他们为我所做的一切。

特别感谢我的导师Ron Nevins，他是我的榜样，并在临床实践和科学研究中一直激励着我。

特别感谢我办公室的全体工作人员：医生、助理和秘书，他们每天都支持我、包容我，特别是Alessandro Roffredo、Lorenzo Tamagnone和Andrea De Maria，协助我完成本书展示的一些病例。

特别感谢Giuseppe Corrente，他把对牙周病学的热爱传给了我。

感谢那些表现出尊重、友谊，为本书做出贡献的同事：Ron Nevins、Mariano Sanz、Pat Allen、Serhat Aslan、Marcelo Camelo、Raffaele Cavalcanti、Jennifer Chen、David Kim、Luca Landi、Silvia Masiero、Mike McGuire和Fabio Vignoletti。

感谢EDRA的整个编辑团队，特别是Paola Sammaritano所做出的伟大贡献。

最后，感谢所有长期鼓励我继续从事研究和教学的朋友与同事。

Daniele Cardaropoli

目录 TABLE OF CONTENTS

第6章

第7章

第1章

牙周病的病理、发病机制、诊断和分类
AETIOPATHOGENESIS, DIAGNOSIS
AND CLASSIFICATION OF PERIODONTAL DISEASES

牙周病

牙周病是一组以细菌为病原因素、波及牙周支持组织的慢性炎症性疾病。牙周病的临床表现复杂而多样，主要分为菌斑性龈炎和牙周炎。

菌斑性龈炎是指发生于牙龈组织的浅表炎症，表现为牙龈组织红肿、出血、质地和外形改变，伴龈上及龈下菌斑和/或牙石堆积，但无牙槽骨吸收（图1.1a，b）。牙周炎是指从牙龈表面扩展到深部支持组织的炎症，以牙周膜破坏造

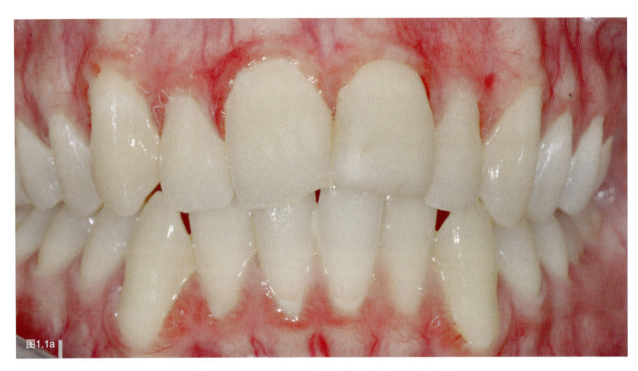

图1.1a

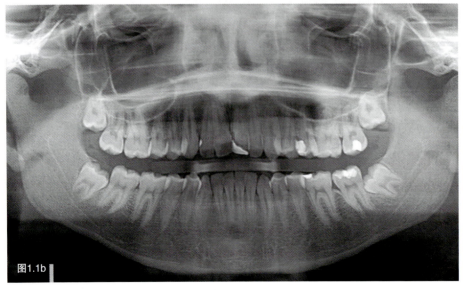

图1.1b

图1.1a，b
患者男性，19岁，由于菌斑堆积导致广泛的牙龈炎症，口内像表现为牙龈红肿和出血，但无牙周袋形成（a）。曲面体层片显示牙槽骨边缘完整，没有任何骨吸收表现，也没有牙周附着丧失（b）。

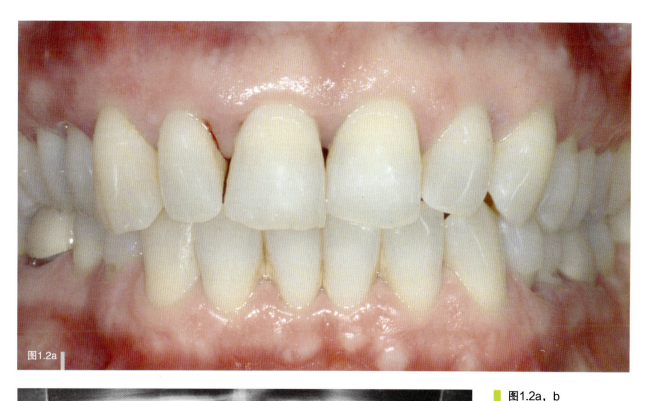

图1.2a

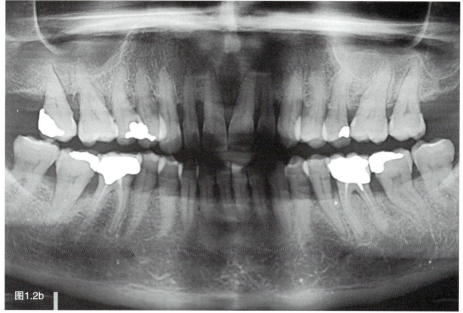

图1.2b

图1.2a，b
患者女性，42岁，菌斑和/或牙石引起牙龈边缘的炎症以及牙周袋的形成（a）。曲面体层片显示上下颌牙槽骨水平型骨吸收伴附着丧失，个别位点存在垂直型骨吸收（b）。

成的临床附着丧失（Clinical Attachment Loss，CAL）和牙槽骨吸收为主要特征（图1.2a，b）。牙周炎的临床表现包括牙龈红肿、出血和溢脓，形成4mm以上的牙周袋，晚期会出现牙齿松动和移位（AAP，2000）（图1.3a~d）。

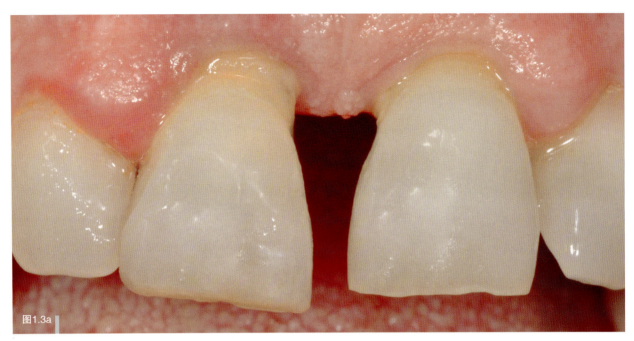

图1.3a

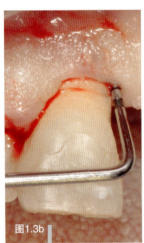

图1.3b

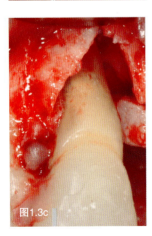

图1.3c

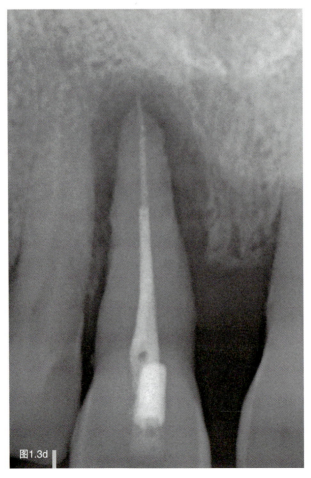

图1.3d

图1.3a~d

患者，72岁，11发生病理性移位，表现为殆向伸长和远中移位，同时伴有牙龈退缩和边缘性龈炎（a）。牙周探诊显示11近中牙周袋深13mm，附着丧失17mm，牙齿渐进性移位（b）。翻瓣术中可见严重宽且深的骨内缺损（c）。根尖片显示11骨下缺损始于近中邻面，波及根尖周，并延伸至远中（d）。

流行病学

　　牙周病存在较高的发病率，其流行病学有重要意义。牙龈炎在全世界普遍流行，每个人均有可能患有牙龈炎，而牙周炎的患病率因人群而异。研究报告显示美国30岁以上人群的牙周炎患病率为47%，其中轻度牙周炎占8.5%，中度牙周炎占30%，重度牙周炎占8.5%（Eke et al, 2012）。一项包括37个国家，291170人的系统调查评估了不同疾病在全球的患病率，结果表明年龄在15~99岁的人，重度牙周炎的患病率为10.8%，影响了7.43亿人，是全球第六大流行病。该研究还发现不同国家和地区的牙周炎患病率存在显著差异，大洋洲患病率最低，而南美洲患病率最高（Kassebaum et al, 2014）。重度牙周炎的患病率随着年龄增长而增加，在30~40岁显著升高，于40岁达到高峰，此后保持稳定，牙周炎发病的高峰期在38岁。牙周病的患病率、附着丧失的范围和严重程度均随年龄的增长而明显增加（Baelum and Lopez, 2013）（图1.4a，b）。

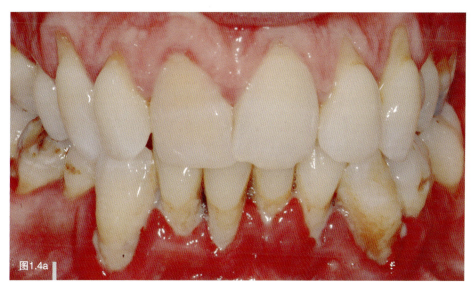

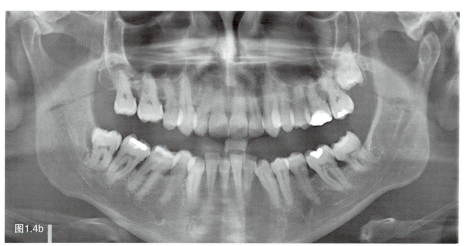

图1.4a，b
患者，56岁，诊断为牙周炎，菌斑和/或牙石堆积，牙龈红肿。4个象限均存在牙周袋，伴随进展性附着丧失（a）。曲面体层片显示牙槽骨存在广泛型骨吸收（b）。

病理发病机制

　　牙周炎是一种多因素疾病，与其他多因素疾病相似，存在病原因素、易感因素与促进因素（Page and Kornman，1997）。牙周病的临床表现源于宿主对微生物感染的炎症反应（Sanz and van Winkelhoff，2011）。虽然细菌的存在不是牙周病发病的唯一决定因素，但细菌是牙周病发展必要的病原因素（Darveau，2010）（图1.5a～e）。牙周病的发病受宿主的遗传易感性影响（图1.6a，b），其临床表现还受到其他全身因素或行为危险因素影响（Kinane et al，2011；Taylor et al，2013）。

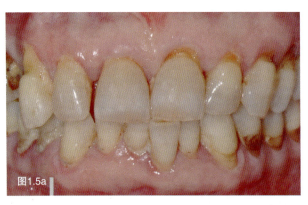

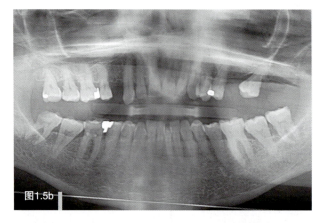

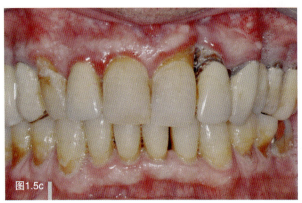

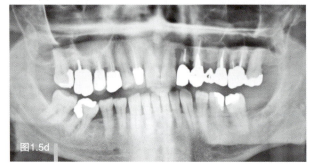

图1.5a～e

患者女性，80岁，自我菌斑控制不佳，边缘龈未表现出明显的炎症（a），曲面体层片显示前牙区牙槽骨高度稳定，后牙区中度骨吸收，可见该患者对牙周病有较低的宿主易感性（b）。患者男性，89岁，菌斑控制尚可，轻微的牙龈炎症（c）。曲面体层片显示除22因根尖切除术存在骨缺损外，其他牙位轻度骨吸收。临床和影像学表现说明该患者缺乏对牙周病的宿主易感性（d）。患者，95岁，存在"生理性"菌斑堆积，仅表现为轻度牙龈炎，没有牙周炎症状，牙列完整。该病例强有力地证明了终身保留天然牙列是可以实现的目标（e）。

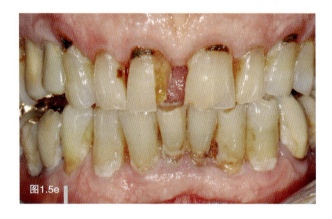

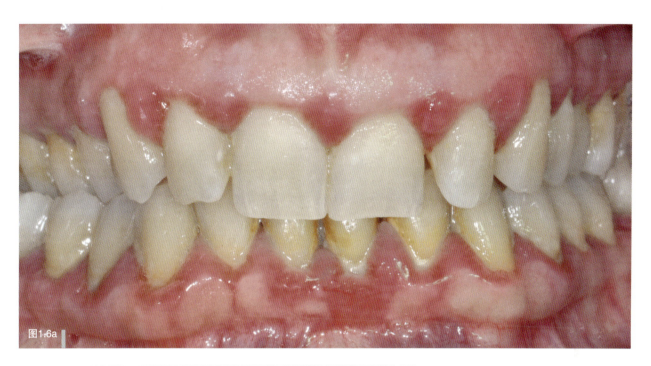

图1.6a

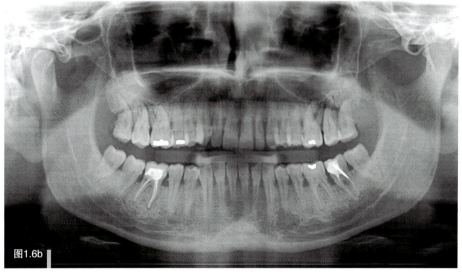

图1.6b

图1.6a，b
患者女性，36岁，存在明显的牙龈炎症和牙周袋。该患者的母亲因牙周病导致全口失牙，68岁已佩戴全口义齿。该患者对牙周病有很强的遗传易感性（a）。曲面体层片显示与其临床表现相一致的中重度牙槽骨吸收（b）。

病因学

　　菌斑是包裹在多糖基质内的多种微生物共同体，它们通过"共聚"机制形成黏附在牙齿表面的生物膜，使得原本不能直接黏附于牙齿表面的细菌实现了在牙齿表面上的定植。在这个生态系统内，细菌并非单独发挥致病作用，而是形成了一个有序群体，一方面创造了有利于细菌代谢和生存的环境，另一方面提高了细菌的耐药性。在细菌群体内，晚期定植菌附着于早期定植菌的表面。菌斑迁移至龈下时其特征有所改变，能动菌和厌氧菌的数量会增多并形成三层结构。随着矿物盐沉积，会形成包含有机和无机成分的牙石。

龈上牙石的无机成分来源于唾液，其硬度相对较低，对牙面的黏附相对松散（图1.7）。龈下牙石的无机成分来源于龈沟液，其硬度与牙骨质相似，与牙面的黏附更牢固。因此，龈下牙石比龈上牙石更难去除（图1.8）。

某些细菌与牙周病的发生直接相关。龈下菌斑被分为6个微生物复合体，分别以不同的颜色标识（Socransky et al，1998）（图1.9）。黄色复合体与定植的第一阶段有关，不会对疾病的发展产生直接作用。橙色和红色复合体出现于较晚阶段，为主要的牙周致病菌。红色复合体的菌群包括牙龈卟啉单胞菌、福赛斯坦纳菌和齿垢密螺旋体，它们属于革兰阴性厌氧菌，具有很强的侵袭性，与牙周组织炎症直接相关。

伴放线菌团聚杆菌是绿色复合体成员之一，它是一种无动性的革兰阴性短杆菌，可从侵袭性牙周炎样本中分离出来（IV期，C级），检出率为75%～100%。伴放线菌团聚杆菌既能表达多种毒性因子，发挥毒力作用，又可定植于牙周袋内的软组织中，使其很难被完全清除（Slots and Ting，1999）。

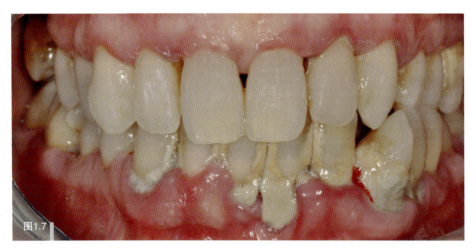

图1.7
患者口内像显示菌斑和大量龈上牙石等病原因素造成牙龈炎症及牙龈退缩。

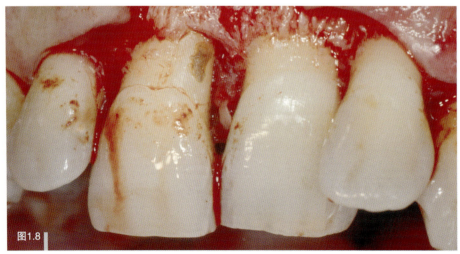

图1.8
翻瓣术中图像显示11近中存在龈下牙石。

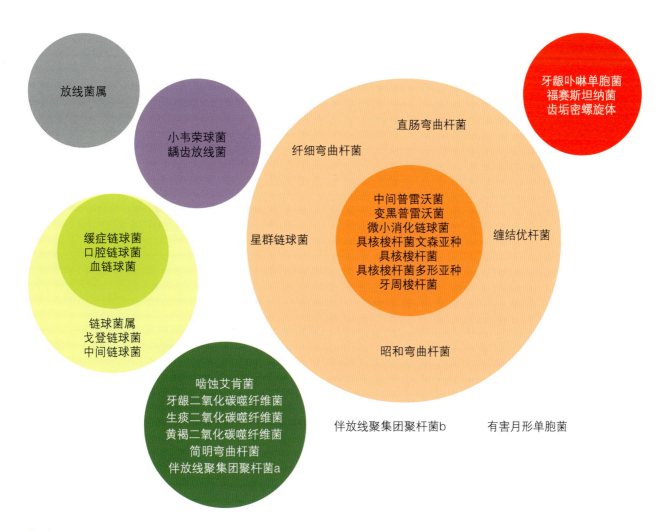

图1.9
6个微生物复合体的示意图（改编自Socransky等，1998）。

发病机制

　　宿主的免疫炎症反应在牙周病损的发生、发展中发挥主导作用。在健康状态下，沟内上皮和上皮附着形成一个半渗透膜，使龈沟微生物和免疫防御之间保持平衡。细菌穿透上皮和结缔组织附着，能够激发宿主的炎症反应，并释放前列腺素、白细胞介素和趋化因子。

　　随后，如果细菌刺激持续存在，中性多形核白细胞（PMNs）和巨噬细胞向炎症部位迁移。炎性刺激会增强降解酶的活性，蛋白酶和胶原酶引发胶原纤维与结缔组织基质降解。

　　炎性刺激会导致结合上皮剥离并向根方迁移，随后引起附着丧失和牙周袋形成。

　　分解代谢失衡也会导致胶原纤维和牙周膜细胞外基质降解（Kornman et al，1997）（图1.10a～i）。随后，炎症介质会激活破骨细胞启

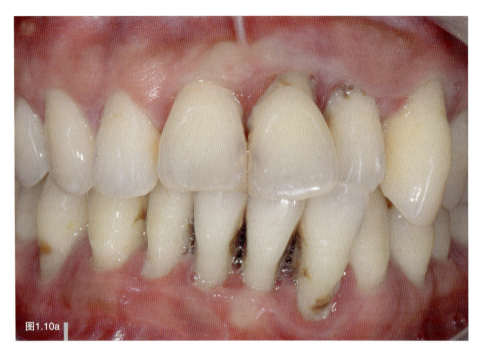

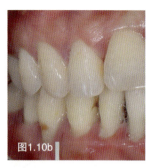

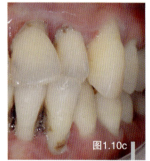

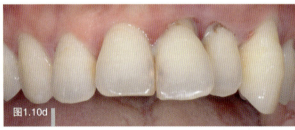

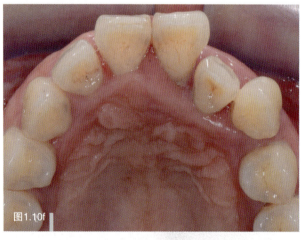

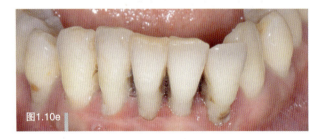

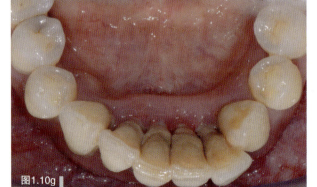

图1.10a～i

患者女性，42岁，牙周组织出现明显的炎症，病因复杂，牙周病的宿主易感性强。附着丧失严重，存在深牙周袋和牙龈退缩，伴随进展性的牙齿松动。患牙的预后不明确（a）。口内像包括侧面观、正面观及殆面观可见牙周病的严重程度（b～g）。

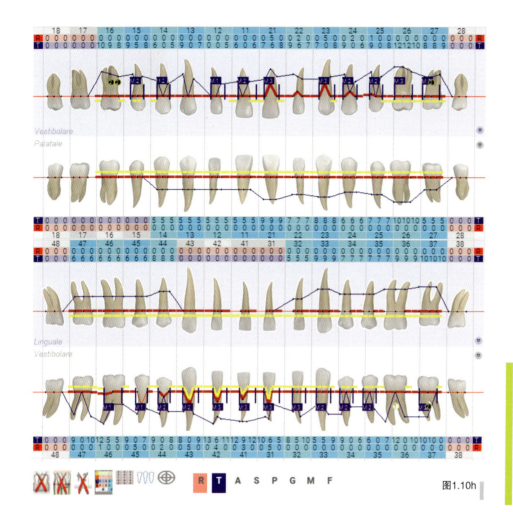

图1.10h

图1.10（续）
牙周检查表显示探诊深度，牙周袋最深达12mm（h）。全口根尖片检查显示牙槽骨重度水平型骨吸收，部分牙齿的骨下缺损累及根尖和磨牙根分叉（i）。

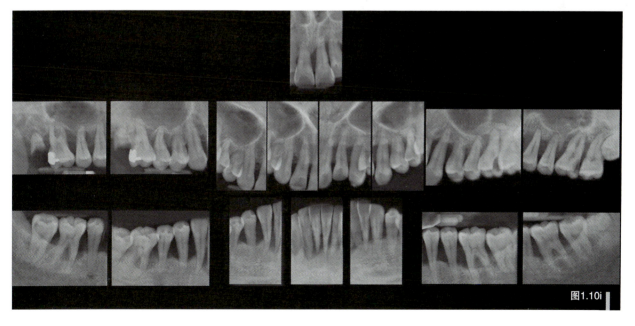

图1.10i

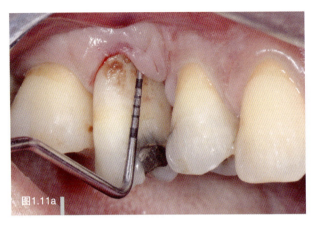

图1.11a

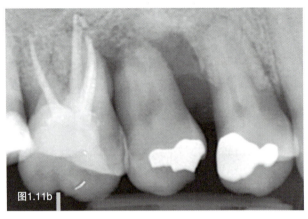

图1.11b

图1.11a～d
口内像显示15近中存在8mm深的牙周袋。患牙松动Ⅲ°（a）。根尖片显示15近中存在深的骨下缺损，水平型骨吸收延伸至远中骨上缺损（b）。拔除牙齿的根面可见大量的龈下菌斑和牙石，证实存在进展性的细菌感染（c）。牙齿拔除后牙槽窝内可见大量炎性肉芽组织，这部分肉芽组织位于菌斑生物膜与周围骨组织之间（d）。

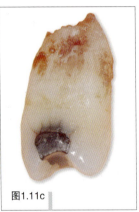

图1.11c

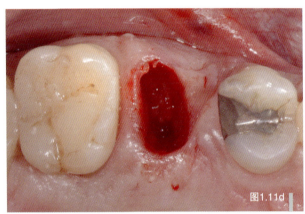

图1.11d

图1.12a～e
牙周感染导致16颊侧牙龈退缩、根分叉暴露（a）。根尖片显示16牙槽骨吸收累及根尖及根分叉区（b）。拔除牙齿可见菌斑生物膜覆盖整个牙根表面直至根尖区（c）。拔牙窝内可见结缔组织包膜，使菌斑与下方骨组织分离（d，e）。

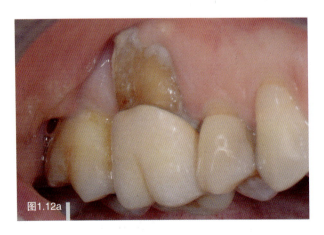

图1.12a

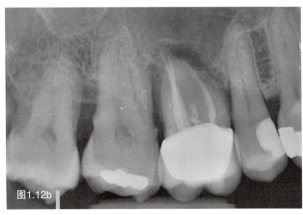

图1.12b

动骨吸收，在菌斑表面和骨组织间形成直径为1mm的非浸润性结缔组织包膜（Berglundh et al，2011）（图1.11a～d）。这种结缔组织包膜逐步占据牙槽骨和牙根表面之间的三维解剖结构，为牙周骨缺损形成提供了致病条件（图1.12a～e和图1.13a～c）。

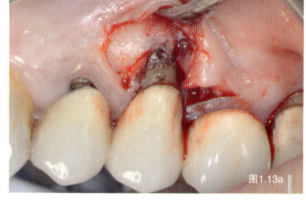

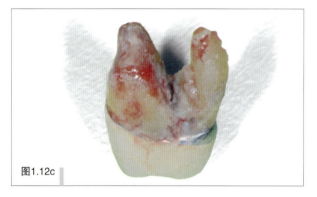

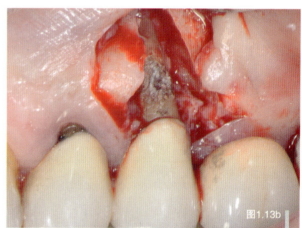

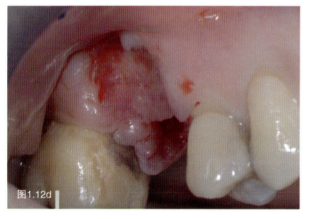

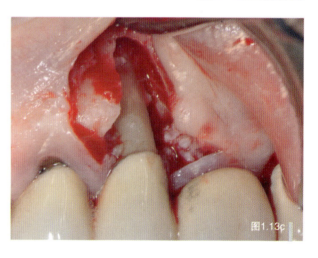

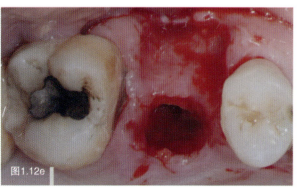

图1.13a～c

25存在深牙周袋与骨下缺损。翻开25颊侧瓣见25根面有龈下菌斑与牙石堆积（a）。去除肉芽组织和保护性的结缔组织包膜后，骨缺损的解剖结构清晰可见，与牙根面存在一定的距离（b，c）。

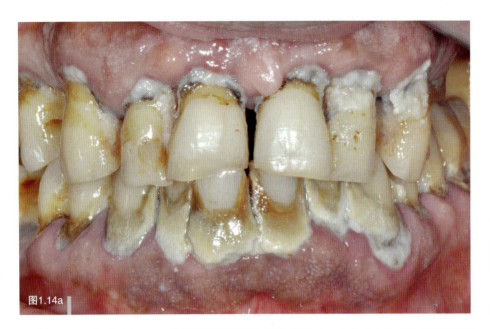

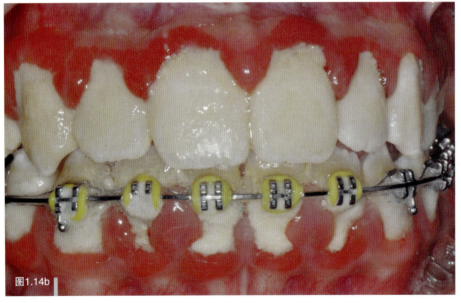

图1.14a，b
患者，42岁，菌斑控制不佳，大量的菌斑牙石堆积，确诊为牙周炎（a）。该患者儿子，14岁，正畸期间表现出很明显的牙龈炎症，诊断为牙龈炎。鉴于遗传因素和患者的菌斑控制水平，这位年轻的患者有罹患牙周炎的风险（b）。

个体易感性

在细菌刺激下，有遗传易感性的患者更易患牙周炎（Kinane et al，2011）。个体易感性与基因多态性有关，尤其是IL-1，它会改变宿主对抗细菌侵袭的炎症反应过程，增加组织破坏，削弱免疫防御（图1.14a，b）。

促进因素

行为或全身性因素能够放大病原因素与遗传易感性之间的相互作用。吸烟是牙周炎发病的危险因素，吸烟患者的附着丧失更重，牙周袋更深，缺失牙更多（图1.15a，b）。

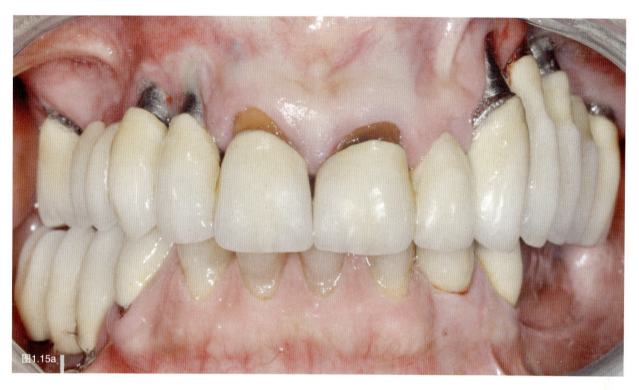

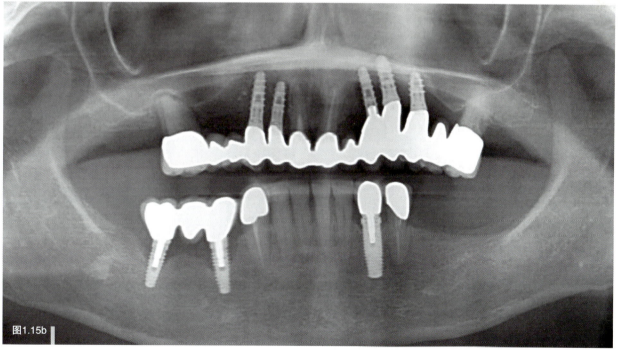

图1.15a，b
患者女性，58岁，重度吸烟者（吸烟40年，每天1包）。该患者的临床表现证明其牙周病易感性高，吸烟使得病情更加严重，并发种植体周围炎（a）。曲面体层片显示天然牙和种植牙都存在进展性骨吸收（b）。

每天吸烟数量超过10支的患者被认为是重度吸烟患者，他们罹患牙周病的风险更高（Johnson and Guthmiller，2007）。从局部水平而言，口腔内温度升高与氧分压降低能够促进牙周致病菌的增殖。

从整体水平而言，吸烟会改变宿主的免疫炎症反应（图1.16a，b）。此外，重度吸烟患者的

伤口愈合能力受损，牙周治疗后，尤其是牙周手术治疗后愈合更差。与牙周炎最相关的全身性疾病是糖尿病。未控制血糖的糖尿病患者牙周病患病率会增加，其风险比非糖尿病患者高3倍。慢性高血糖症会使蛋白质发生非酶糖基化反应，引起胶原代谢改变，增强炎症反应，促进牙周附着丧失（Taylor et al，2013）（图1.17a～d）。

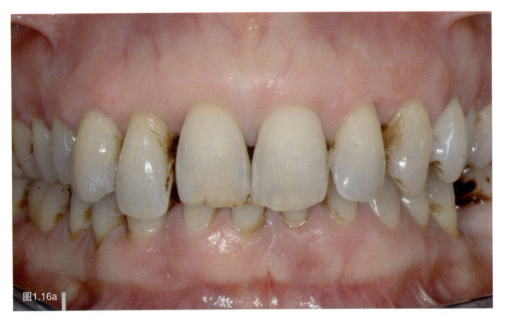

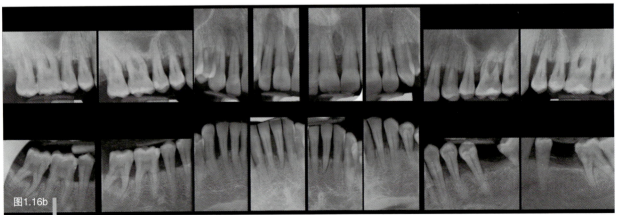

图1.16a，b

患者女性，54岁，重度吸烟患者，诊断为牙周炎，牙齿发生病理性移位（a）。全口根尖片检查显示重度骨吸收，后牙区存在根分叉病变（b）。

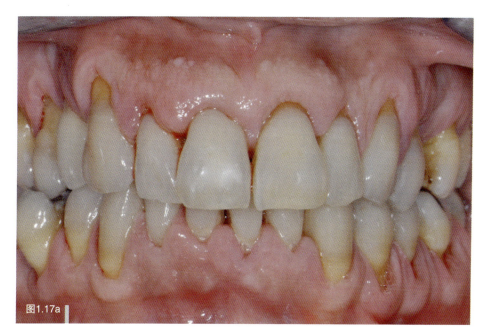

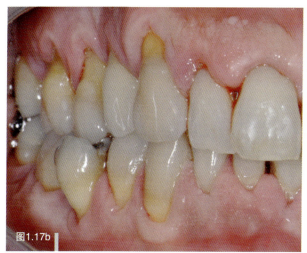

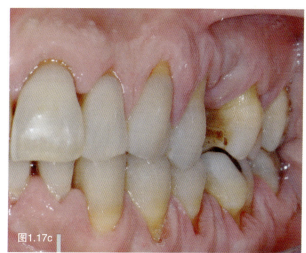

图1.17a~d
患者，32岁，口内像可见牙龈炎症，多颗牙牙龈水肿伴牙龈退缩。从全身角度而言，该患者患有糖尿病（a~c）。全口根尖片显示广泛的牙槽骨吸收，并伴随多位点垂直型骨吸收（d）。

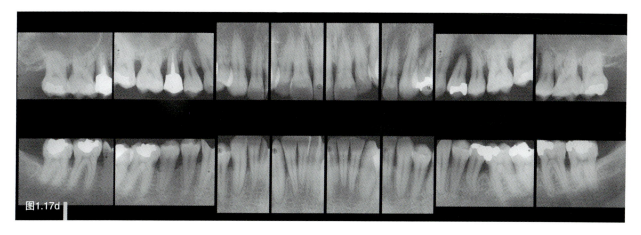

有研究指出牙周病与身体状况和/或心理压力相关（Genco，1998），心理压力可以改变免疫系统，也可以因为生活方式的改变导致菌斑控制不佳（图1.18和图1.19）。

局部危险因素

所有能够促进菌斑在牙面堆积的因素均属于牙周炎的局部危险因素，包括解剖性、机械性、功能性和医源性。解剖性局部危险因素包括牙齿错位（尤其是牙列拥挤；图1.20）、牙齿形态异常（如釉突和畸形发育沟；图1.21a～e）、膜龈异常（如附着龈缺失；图1.22）。

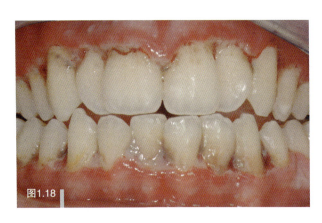

图1.18
患者女性，33岁，诊断为坏死性牙周炎。现病史检查发现家庭成员的离世使她承受了很大的精神压力。

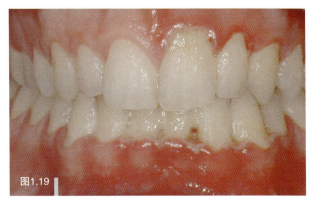

图1.19
患者，19岁，诊断为急性坏死性溃疡性龈炎。其临床表现为龈乳头坏死、口臭伴随明显疼痛症状，该患者正处于第一次大学考试期间。

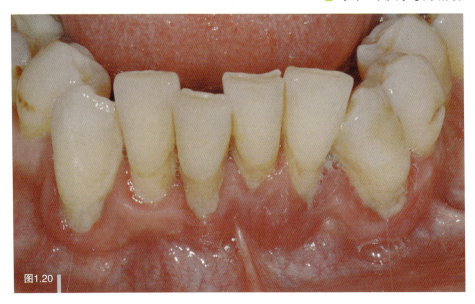

图1.20
成年牙周炎患者，下颌前牙区牙列拥挤，口腔卫生维护和自洁功能难以实施，加重了菌斑堆积。

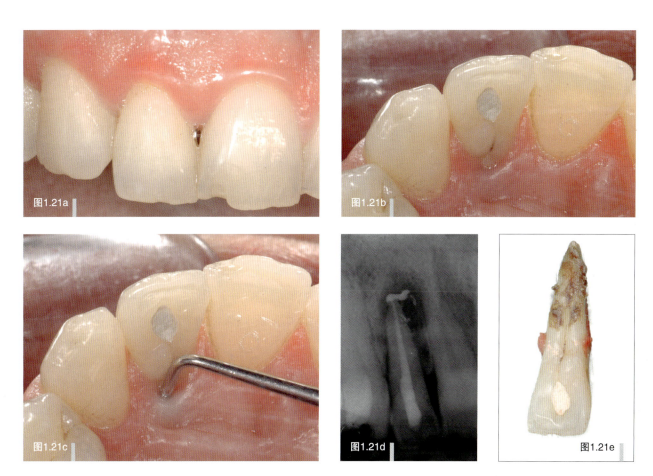

图1.21a~e

患者，24岁，非牙周炎易感人群，上颌侧切牙腭侧出现15mm深的牙周袋，牙髓活力测试呈阴性（a~c）。根管治疗并未消除深牙周袋和根尖病变（d）。拔除患牙后发现腭侧根面有一条深发育沟，从牙釉质一直延伸至根尖。菌斑生物膜沿着这条阻力最小的途径向根尖迁移，逐渐形成大量龈下牙石（e）。

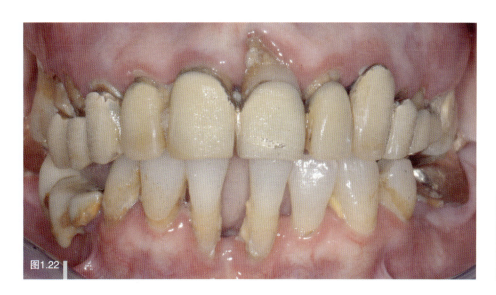

图1.22

患者女性，广泛型侵袭性牙周炎，21、31和41唇侧无附着龈，附着丧失明显大于邻牙。

机械性局部危险因素是指不能有效维护牙龈和牙周健康的口腔卫生维护措施（图1.23a，b）。创伤性刷牙与牙齿磨损（图1.24）和牙龈萎缩相关（图1.25）。

图1.23a，b

患者女性，42岁，自我菌斑控制不佳。目前尚未确诊为牙周炎，但菌斑的堆积无疑是重要的危险因素（a）。患者男性，54岁，多年的菌斑堆积使这位牙周病易感患者发生重度牙周炎，多颗牙齿缺失（b）。

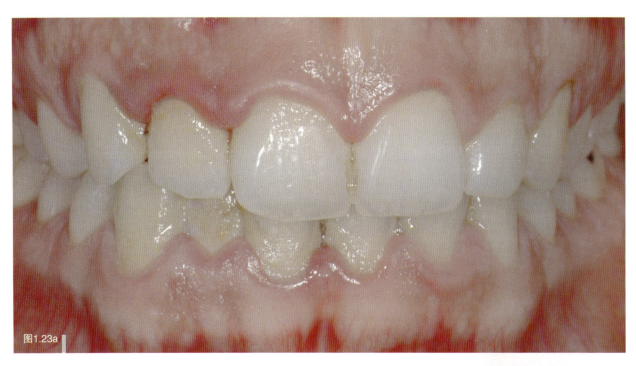

图1.23a

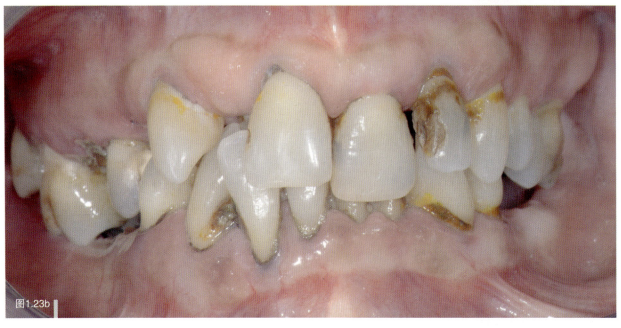

图1.23b

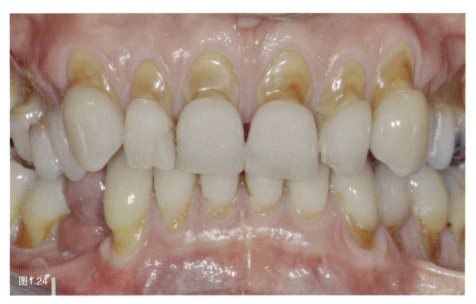

图1.24
成年患者的口内像显示该患者因多年使用具有创伤性的刷牙方法，多颗牙齿发生深度磨损。

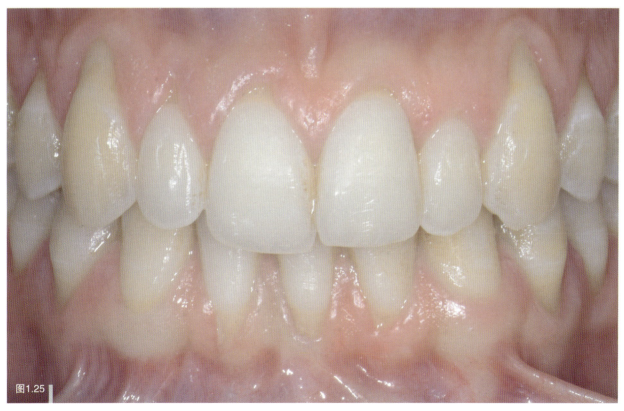

图1.25
年轻患者因创伤性刷牙造成了多处牙龈退缩。

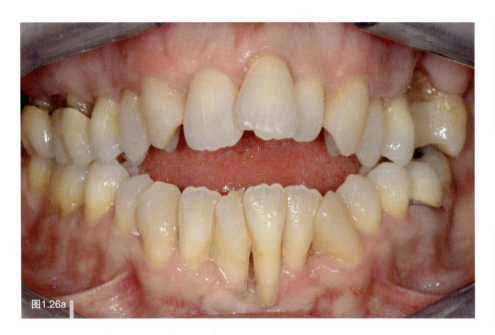

图1.26a，b
患者女性，58岁，前牙开𬌗，口呼吸，由于口呼吸加剧病原因素的积累导致前牙区附着丧失（a）和骨吸收（b）。

图1.27a，b
25远中龈乳头炎症（a）。根尖片显示25远中邻面接触点存在银汞合金充填体悬突（b）。

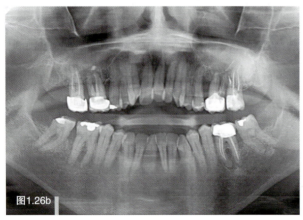

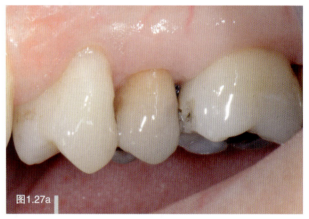

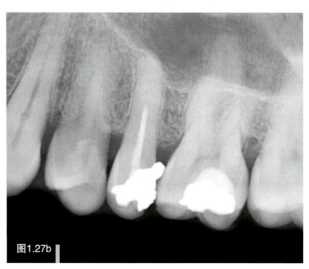

口呼吸是最常见的功能性局部危险因素（图1.26a，b）。口呼吸会使口腔干燥，削弱唾液的自洁功能，从而促进菌斑形成。

医源性局部危险因素是指能够促进菌斑堆积的不良修复体，如充填体悬突（图1.27a，b）和边缘设计不当的修复体（图1.28a～e）。正畸固定矫治器也可以促进菌斑的堆积（图1.29）。

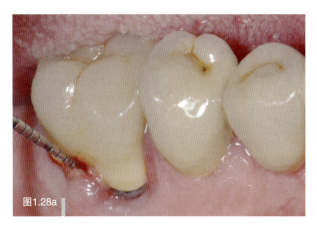

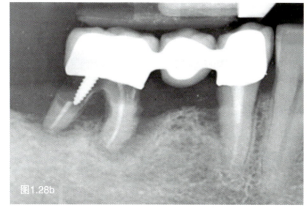

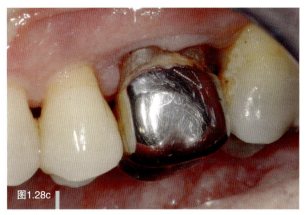

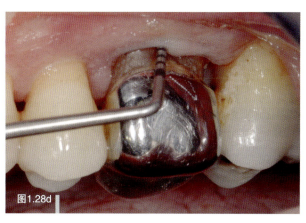

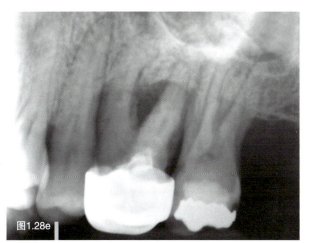

图1.28a~e

烤瓷桥远端基牙金属桩周围继发龋导致该牙出现明显的牙龈炎症（a，b）。26采用铸造金属全冠修复技术，因边缘封闭不良导致探诊深度增加，附着丧失加重，牙槽骨吸收和根分叉病变（c~e）。

图1.29

正在接受固定矫正治疗的年轻患者口内像显示菌斑堆积导致明显牙龈炎症。

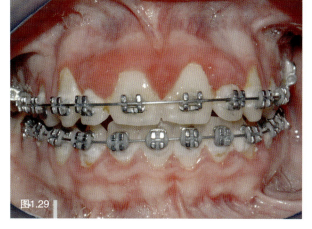

诊断

　　牙周病的诊断主要依靠临床检查，临床检查结合了对软组织的详细视诊评估以及牙周探针对某些参数的标准化测量（图1.30a～c）。这种对牙周组织的剖析评估可以有效鉴别诊断出牙周健康状态和病理状态。为达到更精准的鉴别诊断，临床评估还应包括全身病史、准确的影像学检查、微生物学和遗传学检测。首诊口内检查还需评估菌斑和牙石的堆积情况，它们与牙周病理状态直接相关，并能反映出患者自我菌斑控制水平。

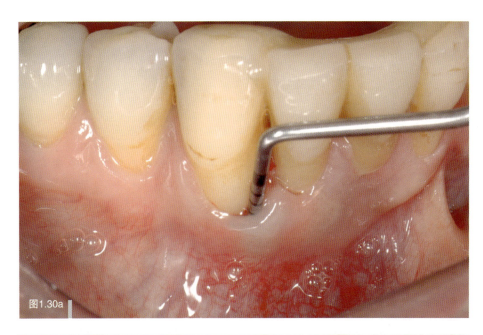

图1.30a

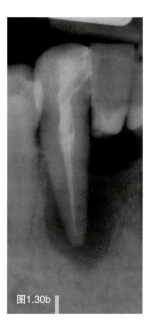

图1.30b

图1.30a～c
43存在12mm的深牙周袋，伴有牙龈炎症和探诊出血（a）；根尖片显示43重度骨吸收累及根尖区（b）；翻瓣术中图像显示43牙根周围严重的骨缺损，证实了基于探诊和影像评估的临床诊断（c）。

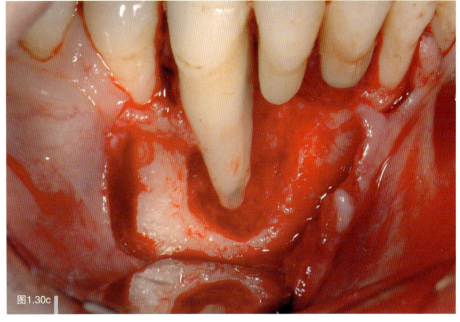

图1.30c

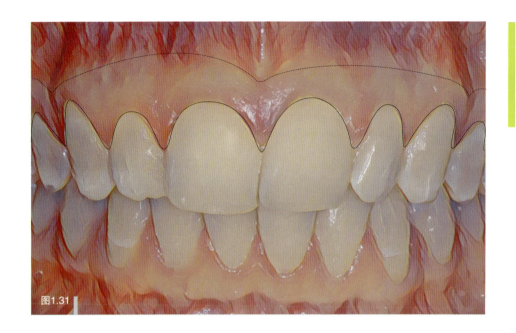

图1.31
牙龈组织的解剖学。角化龈位于游离龈缘（实线）和膜龈联合线（虚线）之间。牙槽黏膜位于膜龈联合线的根方。

牙周解剖

在健康状态下，游离龈边缘位于釉牙骨质界水平，呈珊瑚粉色，无炎症表现。角化龈从游离龈边缘延伸至膜龈联合线，与牙槽黏膜顶端相接。角化龈由组成龈沟的游离龈和附着骨面且无延展性的附着龈组成。牙槽黏膜附着于下方骨面但有移动度（图1.31）。从组织学角度而言，龈沟由开放的、不附着于牙面的龈沟上皮覆盖，向根方延伸连接附着于牙面的结合上皮。结缔组织附着始于结合上皮根方，止于牙槽嵴顶（图1.32）。结合上皮通过半桥粒实现对牙面的附着。另外，嵴顶上结缔组织由牙龈纤维、细胞、淋巴管、血管和基质组成，以实现主动和被动的机械、营养与防御功能。牙龈纤维主要由胶原纤维组成，牙龈纤维（如龈牙纤维、牙

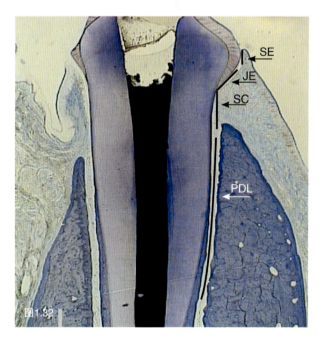

图1.32
动物模型的组织学图像显示龈沟上皮（SE）、结合上皮（JE）、嵴顶上结缔组织（SC），以及位于牙骨质和纤维状骨之间的牙周韧带（PDL）组成的牙周深层组织。

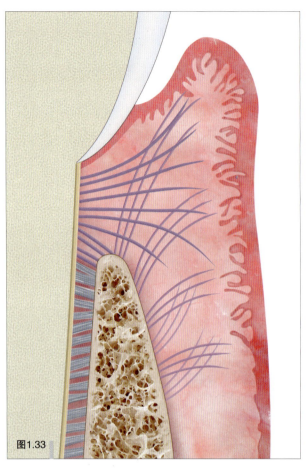

骨膜纤维、牙槽龈纤维、环形纤维、半环形纤维和越隔纤维）将嵴顶上结缔组织与根面牙骨质、骨膜和牙槽嵴连接（图1.33）。生物学宽度是指从龈沟底到牙槽嵴顶的恒定距离，包括结缔组织附着和结合上皮（又被称为上皮附着），能够抵抗细菌生物膜（图1.34）等外源性刺激，发挥物理屏障和机械保护作用。因此，生物学宽度是由遗传决定的，是不可侵犯的解剖单位和功能单位（Gargiulo et al，1961）。近期，生物学宽度被赋予了新的名称，即"牙槽嵴顶冠方附着组织"（Jepsen et al，2018），是指由牙周膜、牙槽骨、牙骨质组成的深部牙周组织。牙周膜通过Sharpey纤维与根面牙骨质及牙槽骨相连。直接与牙周膜相连的牙槽骨被称为束状骨，是由牙周膜直接供应的薄层皮质骨组成的，从功能上而言，束状骨属于牙体单位而非固有牙槽骨

图1.33
牙槽嵴顶结缔组织胶原纤维排列的示意图。

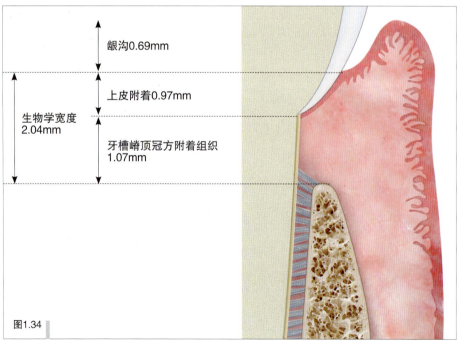

龈沟0.69mm

上皮附着0.97mm

生物学宽度2.04mm

牙槽嵴顶冠方附着组织1.07mm

图1.34
生物学宽度，或牙槽嵴顶冠方附着组织，由上皮附着和结缔组织附着共同组成，宽度约为2mm（改编自Gargiulo等，1961）。

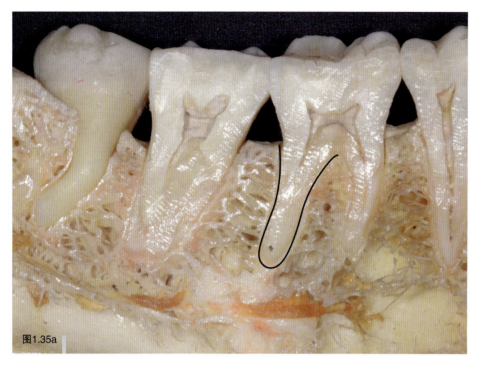

图1.35a

图1.35a，b
束状骨是一层围绕根面、直接与牙周膜接触的薄层皮质骨（a），由于其组织成分高度矿化，影像学表现为高密度阻射影（骨硬板）（b）。

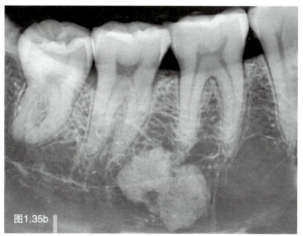

图1.35b

（Cardaropoli et al，2003）（图1.35a，b）。从影像学角度看，它相当于骨硬板。拔牙后，束状骨吸收，固有牙槽骨重塑。

在牙齿邻间隙处，牙龈组织呈锥形，由颊侧牙龈、舌侧牙龈和被称作"龈谷"的中间区域共同形成龈乳头（图1.36a，b）。

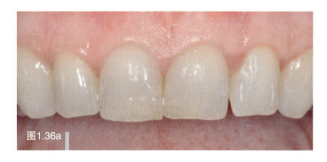

图1.36a

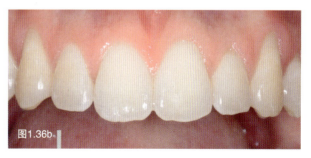

图1.36b

图1.36a，b
龈乳头填满邻接间隙，其美观效果取决于牙龈表型是厚平型（a）还是薄扇型（b）。

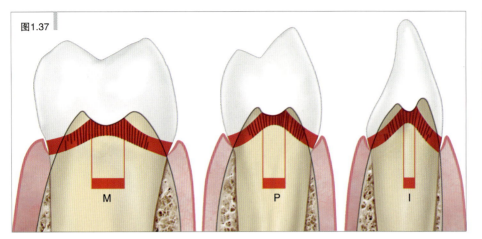

图1.37
龈谷位于邻面接触点下方，前牙区较窄，后牙区较宽（I=尖牙；P=前磨牙；M=磨牙）。

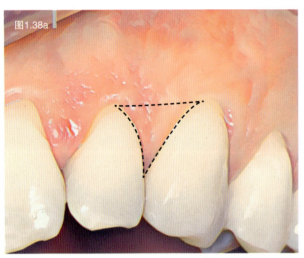

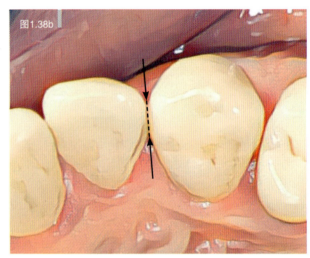

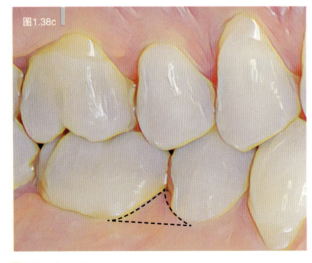

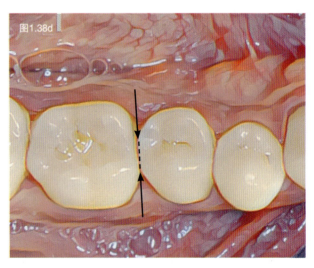

图1.38a～d
龈乳头的形态可分为基底部较窄的细长型（a，b）和基底部较宽的扁平型（c，d）。

颊、舌侧龈乳头被覆角化上皮，龈谷由于受到邻面接触点的保护而被覆无角化或不全角化上皮（图1.37）。与前牙区相比，后牙区的龈谷颊舌径更大，龈乳头基底部更宽，高度更低（图1.38a~d）。

牙周表型

牙龈组织的厚度因人而异，这一个性化的遗传学特征曾被称为牙龈生物型。研究证明上中切牙的形状与牙龈组织的厚度之间存在相关性（Olsonn and Lindhe，1991）（图1.39）。当中切牙的解剖牙冠宽、长之比 > 0.66时，牙齿形态趋于正方形，牙龈组织往往较厚，很少形成扇形牙龈缘，这种类型被称作"厚平型牙龈"。相反地，当中切牙的解剖牙冠宽、长之比 < 0.66时，牙齿形态趋于三角形，牙龈组织往往较薄，易形成扇型牙龈缘，这种类型被称作"薄扇型牙龈"（图1.40a~d）。

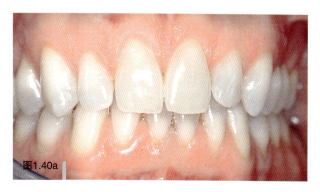

图1.40a

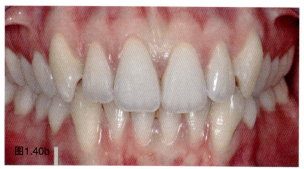

图1.40b

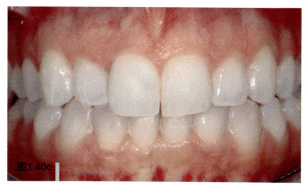

图1.40c

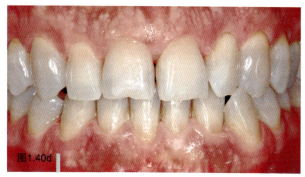

图1.40d

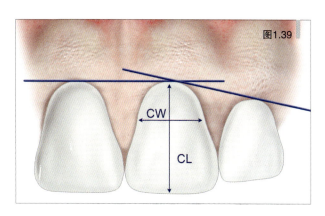

图1.39

图1.39
解剖牙冠宽度（CW）与长度（CL）的比值提示牙龈表型（Olsson and Lindhe，1991）。

图1.40a~d
薄扇型牙龈对应的牙齿形态往往为细长、锥形的牙冠，牙龈缘呈扇形（a，b）。厚平型牙龈对应的牙齿形态为方圆形，牙龈缘扁平（c，d）。

牙龈生物型与深部的牙周组织特征相匹配，牙龈为厚平型的牙齿颊侧皮质骨较厚；牙龈为薄扇型的牙齿颊侧皮质骨更薄，甚至出现骨开裂。因此，将其称为薄牙周生物型和厚牙周生物型更为恰当（图1.41a，b）。2017年11月7日至11日，在美国芝加哥举行了"牙周病和种植体周病国际分类世界研讨会"，会议建议采用"牙周表型"的定义综合描述牙龈表型（牙龈组织的三维体积和角化龈宽度）和骨形态（颊侧皮质骨的厚度）。鉴于环境因素的存在和临床治疗的影响，牙周表型会逐渐发生位点特异性的改变（表型可以改变，而基因型不会变）（Jepsen et al，2018）。薄牙周表型会提高牙龈退缩的风险。测量牙龈厚度是评估牙周表型最简单的临床方法，即将牙周探针插入龈沟后，透过牙龈组织观察牙周探针（图1.42a，b）：

（1）可见探针：薄牙周表型（牙龈厚度≤1mm）。

（2）不可见探针：厚牙周表型（牙龈厚度＞1mm）。

图1.41a，b
牙周生物型示意图：薄扇型牙龈缘呈扇形，牙龈薄，颊侧皮质骨也薄（a）；厚平型牙龈结构扁平，牙龈较厚，颊侧皮质骨也厚（b）。

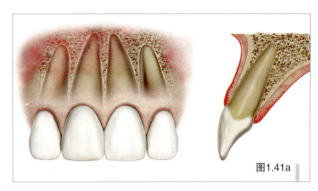

图1.41a

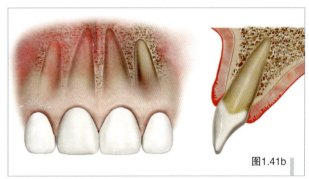

图1.41b

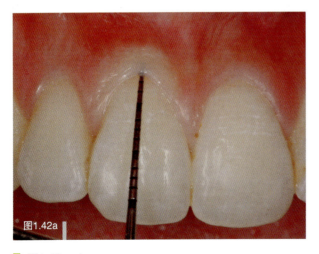

图1.42a

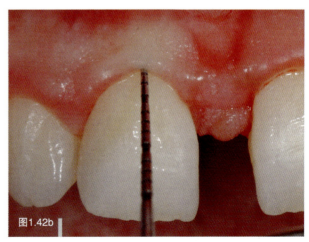

图1.42b

图1.42a，b
薄牙周表型可透过牙龈组织看见牙周探针（a）；厚牙周表型不能透过牙龈看见牙周探针（b）。

牙周探诊

健康状态下，龈沟深度不超过3mm。因此，正常探诊深度是0～3mm。然而，附着丧失的出现会使探诊深度达到甚至超过4mm，这种病理状态的龈沟被称为"牙周袋"。牙龈炎主要表现为牙龈炎症，没有附着丧失，所以探诊深度一般不会超过3mm。

牙周袋深度是指从游离龈缘到牙周袋底的距离。然而，牙龈肥大会使游离龈缘向釉牙骨质界冠方迁移，导致探诊深度超过4mm，但没有附着丧失，被称为假性牙周袋（图1.43a～c）。

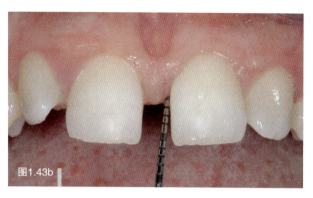

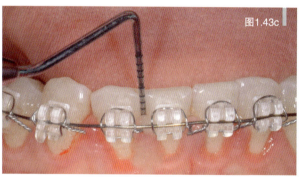

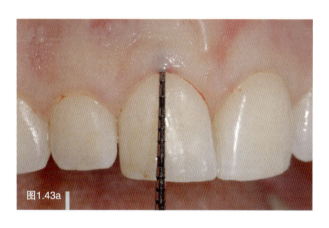

图1.43a～c
正常龈沟：牙龈虽有炎症，但无附着丧失，探诊深度2mm（a）。牙周袋：存在附着丧失，病理性探诊深度5mm（b）。假性牙周袋：牙龈肥大，探诊深度5mm，无附着丧失（c）。

牙周探诊也可以评估牙龈退缩的深度。健康状态下，游离龈缘位于釉牙骨质界附近，没有牙龈退缩。当游离龈缘向釉牙骨质界根方迁移时，发生牙龈退缩，通常以毫米为单位计量。此时，临床附着水平为探诊深度和牙龈退缩程度之和（图1.44a，b）。如果不存在牙龈退缩，临床附着水平与探诊深度相同。临床附着水平是监测牙周支持能力的一个重要参数，对牙周再生治疗至关重要。推荐使用美国北卡罗来纳大学设计的15mm的标准化探针（UNC-15），对龈沟或牙周袋底施加25g的压力进行探诊检查（图1.45a）。

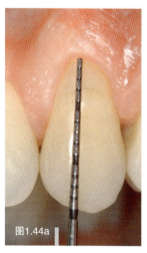

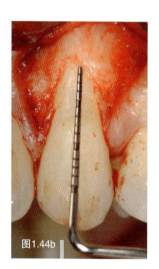

图1.44a，b
上颌尖牙牙龈退缩3mm（a）；翻瓣见上颌尖牙颊侧骨开裂，釉牙骨质界与牙槽嵴顶间的距离为5mm（b）。

根分叉处使用的是弯曲的探针，被称为Nabers探针（图1.45b）。牙周探诊可以收集到所有的参数（探诊深度、牙龈退缩和临床附着水平）以及反映牙周状态的指数〔探诊出血指数（BOP）和菌斑指数（PLI）〕。

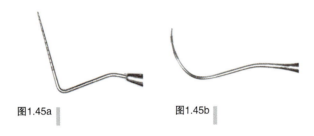

图1.45a 图1.45b

图1.45a，b
UNC–15牙周探针（**a**）；Nabers探针（**b**）。

牙齿松动度

牙周附着丧失和牙槽骨吸收会使牙齿松动度变大，甚至超过牙齿在牙周组织内的生理性动度。我们可以通过对牙齿施加水平（唇舌）向和垂直（冠根）向的可变压力来评估牙齿的松动度。以下是由Miller提出的牙齿松动度分类（1950）。

- 0级（生理性动度）：水平向0.1～0.2mm，垂直向0.2mm
- 1级（轻度松动）：水平向松动幅度≤1mm
- 2级（中度松动，无功能障碍）：水平向松动幅度＞1mm
- 3级（重度松动，伴功能障碍）：水平向和垂直向均松动

牙松动是用于诊断和评估预后的一项临床体征，可用于单纯性牙周病、殆创伤、正畸移动或牙髓感染的鉴别诊断。牙松动可能被完全逆转（可逆性松动），也可能无法被完全逆转（不可逆性松动），这与牙槽骨吸收程度有关。不可逆性松动也可以被分为稳定性和进展性。稳定性松动可以在咬合重建过程中保持稳定，并可能通过牙周夹板逆转。进展性松动通常与继发性殆创伤有关。

一般病史

收集患者的个人资料是诊断过程中的重点，可以为鉴别诊断和病理分类提供基本信息。在这一阶段，收集的患者信息包括年龄、健康状况、心理状况、生活方式和不良习惯等。家族史也很重要，包括调查家族成员是否有牙周病或牙齿早期脱落的病史，能够提示患者有罹患牙周炎的遗传易感性。一般病史必须记录全身病史和服药史，如糖尿病、代谢综合征和心血管疾病，这些疾病与牙周炎密切相关。此外，妊娠和药品摄入与牙龈炎密切相关，高血压、双膦酸盐、抗凝剂抗血小板聚集剂等药物摄入会影响牙周治疗。一些药品与牙龈肥大的发生有关，如抗癫痫药（苯妥英钠和丙戊酸钠）、降压药钙通道阻滞剂（硝苯地平和维拉帕米）和免疫调节药物（环孢霉素）。病史采集还需记录患者的每日吸烟量等生活方式。

影像学检查

影像学检查可以收集有关牙槽骨高度、剩余牙周支持组织、骨密度、骨硬板的存在情况及水平等信息。影像学检查时患者要接受一定的辐射，因此仅对探诊深度增加的患者进行影像学检查，而对没有附着丧失的牙龈炎患者不应进行影像学检查。曲面体层片特异性不强，不应作

为牙周病检查的首选。牙周病影像学检查的方法首选口内平行定位投照技术。X线检查能够判断是否存在牙槽骨吸收，评估骨缺损形态与牙根之间的结构关系（水平型或垂直型骨吸收）（Papelassi et al, 2000）。我们可以拍摄全口16张根尖片，完成对上下牙弓的全面评估（图1.46）。从理论上而言，牙周影像学诊断的阳性预测值较高，但阴性预测值较低。放射检查提供的是三维解剖结构的二维成像，将牙槽骨、牙齿和软组织等不同结构叠加在一起，因此对于解析牙槽骨影像学图像是复杂的，牙周组织破坏的发生往往要早于影像学可视化的组织破坏。这是因为早期病损在影像学上难以察觉，而晚期病损在影像学上会出现解剖结构重叠，从而掩盖牙周组织破坏（Papapanou and Tonetti, 2000）。然

而，适当的影像学检查对牙周病的诊断、非手术和手术治疗计划的制订、预后判断、疗效评价及病程监测至关重要（Corrente et al, 2003）。例如，骨下袋的影像学是再生治疗的一个预后指标（Tsitoura et al, 2004）。随着数字化时代的来临，口腔影像学检查图像的质量和患者接受射线的剂量都经历了革新（Fortuna et al, 2008），并出现了颌骨解剖结构的三维图像。

如今，锥形束电子计算机断层扫描（Cone Beam Computed Tomography，CBCT）是另一个有效的牙周病影像学检查方法，尽管与常规的口内X线检查相比，CBCT存在着某些限制（Misch et al, 2006; Vandenberghe et al, 2007）（图1.47a～d），但它能够在三维空间上提供更精确的解剖细节。

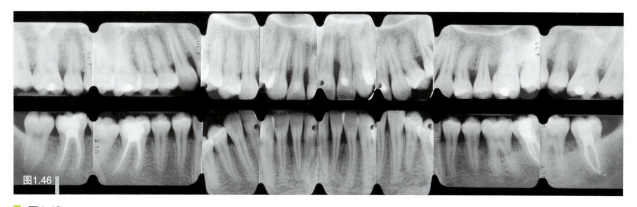

图1.46

图1.46
全口根尖片检查图像，通过平行定位投照技术获取16张口内根尖片，每个牙弓8张，4张3cm×4cm的图像显示后牙区域，4张2cm×3cm的图像显示前牙区域。

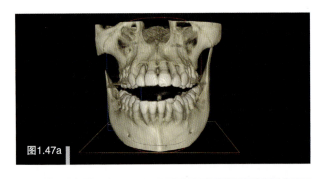

图1.47a

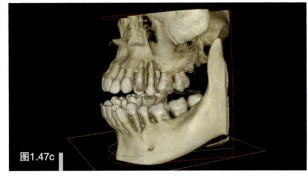

图1.47c

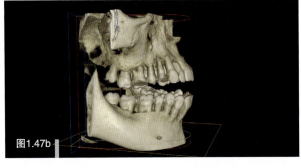

图1.47b

图1.47a～d
一位伴有重度牙槽骨吸收的女性牙周炎患者的CBCT检查结果。三维重建图像消除了根尖片通过二维成像显示三维结构的不足，能够准确地展现边缘骨水平和骨缺陷的真实解剖结构（a～c）。同一病例的全口根尖片与CBCT获得的信息一致（d）。

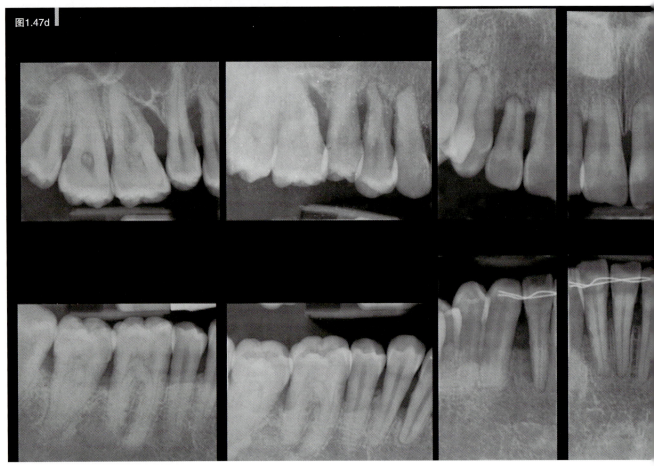

图1.47d

微生物学和基因检测

　　一个完善的诊断过程还应包括牙周袋内菌斑生物膜的微生物成分检测以及评估个体对牙周病的易感性。

　　微生物学检查旨在对图1.9中属于红色、橙色或绿色复合体的重要牙周致病菌进行检测。新一代的检测方法需要使用核酸探针。采集龈下菌群样本时，首先需刮除龈上菌斑，然后将无菌纸尖插入牙周袋内进行取样。将单位点或多位点采样纸尖装入无菌试管内，转运到实验室进行细菌

DNA扩增。微生物学检测结果可以定性和定量的方式展现龈下菌群的特征，从而辅助诊断并提高患者的依从性。

　　基因检测旨在识别与牙周病易感性有关的基因多态性。白细胞介素-1（IL-1）基因多态性能够改变牙周支持组织的破坏机制，从而促进炎症介质的释放，提高患者的牙周炎易感性。具体方法为收集颊黏膜脱落上皮细胞，通过PCR方法检测IL-1A、IL-1B和IL-1RN基因簇（图1.48a～f）。

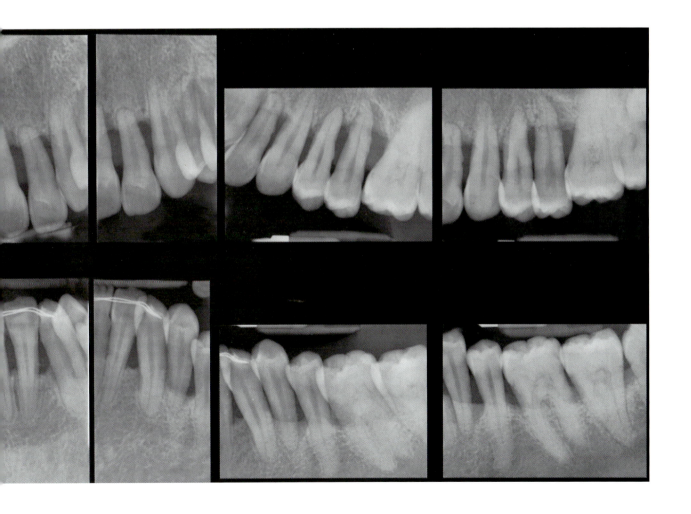

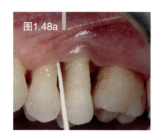

图1.48a

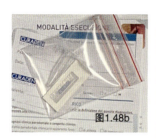

MODALITÀ ESECU...

图1.48b

检测编号	
患者	
出生日期	
性别	
采样日期	
牙医办公室	

复合体	细菌名称	数量	DNA含量占总细菌DNA的百分比	显著性
■	伴放线菌团聚杆菌	4.66E+05	4.66E−02	++
■	福赛斯坦纳菌	3.13E+05	3.13E−02	+
■	牙龈卟啉单胞菌	4.94E+05	4.94E−02	+
■	中间普雷沃菌	5.85E+05	5.85E−02	−
■	齿垢密螺旋体	3.81E+06	3.81E−01	+

病原体	临床意义
伴放线菌团聚杆菌 绿色复合体	与牙周病关系密切；有侵袭性；细菌负荷相对较低；与病理过程中的侵袭性形态相关，即便是在年轻人或在局部病变中也能观察到
福赛斯坦纳菌 红色复合体	与牙周病关系密切；具有蛋白分解活性的病原体；常与顽固性牙周炎相关
牙龈卟啉单胞菌 红色复合体	与牙周病关系密切；有侵袭性；细菌负荷相对较低；与病理过程中的侵袭性状态相关
中间普雷沃菌 橙色复合体	与牙周病关系密切；在顽固性牙周炎的病例中能够被检测到；可能与坏死性溃疡性龈炎相关
齿垢密螺旋体 红色复合体	与牙周病关系密切；有侵袭性；推测它可能作为内源性因素，引起牙周病患者再感染

复合体	细菌名称	阈值
■	伴放线菌团聚杆菌	1.E+04
■	福赛斯坦纳菌	1.E+05
■	牙龈卟啉单胞菌	1.E+05
■	中间普雷沃菌	1.E+06
■	齿垢密螺旋体	1.E+05

在图表中，每种细菌都标注上了一种颜色；圆柱的高度表示"阈值"。超出阈值的细菌数量用红色突出表示。

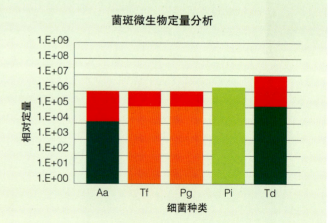

菌斑微生物定量分析

结果	阳性
检测到4种致病菌超过阈值。说明正处于感染或再感染的过程	

图1.48c

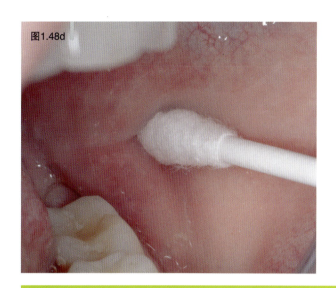

图1.48d

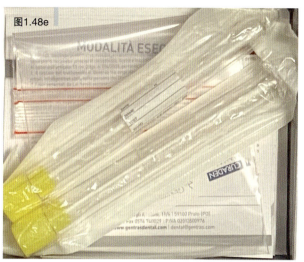

图1.48e

个体牙周炎遗传风险

检测编号		性别	
患者		采样日期	
出生日期		牙医办公室	

位点	IL−1β +3954
结果	阳性

位点	IL−1β −511
结果	杂合子阳性

位点	IL−1β −899
结果	阴性

位点	IL−1 RN
结果	杂合子阳性

个体牙周炎遗传风险	风险等级3

风险等级3：在所分析的位点中，检测到多个DNA变异，这些变异通过过度产生促炎细胞因子和对炎症强度控制不当导致炎症反应改变。遗传成分显示患者有较高的牙周病遗传易感性

白细胞介素−1 RN：与白细胞介素受体拮抗活性相关的标记，其阳性结果在文献中常与种植体丧失相关联，这种情况虽然不是治疗禁忌，但是一个需要谨慎评估的危险因素

图1.48f

图1.48a～f
牙周微生物学检查是通过在牙周袋中插入无菌纸尖来收集龈下菌斑样本（**a**）。将纸尖放入无菌管中连同病例资料一同送检（**b**）。该报告（图中所示病例）显示了牙周致病菌及其定量分析结果（**c**）。基因检测是用无菌棉签擦拭颊黏膜上皮2分钟，以收集脱落的细胞（**d**）。将棉签放入无菌塑料管中与包装袋一同送检（**e**）。该报告（图中所示病例）显示了患者的牙周风险水平（**f**）。

牙周病的分类

2018年6月，第9届欧洲牙周研讨会在阿姆斯特丹举行，在此期间欧洲牙周病学联合会（EFP）和美国牙周病学会（AAP）提出了牙周病的新分类。新的分类方法以最新的技术和知识水平为依托，不断适应新证据的出现，为全球学术团体进行病例诊断提供明确框架，该诊断系统可用于临床实践、科学研究和流行病学监测（Caton et al，2018）。

新分类区分了牙周组织完整和牙周组织受损的健康牙周状态，强调牙周病患者即便成功治疗后依然需要终生坚持维护治疗。

牙龈炎的特征是探诊出血，可分为菌斑性龈炎和非菌斑性牙龈疾病（Chapple et al，2018；Trombe-lli et al，2018）。

牙周炎可分为3种形式：坏死性牙周病、反映全身疾病的牙周炎和严格意义上的牙周炎。以往的慢性牙周炎和侵袭性牙周炎统称为牙周炎（Papapanou et al，2018）。受个性化病例诊断和定义系统的启发，新分类的分期和分级遵循了个性化诊疗的原则，同时考虑到了疾病的多因素病因、管理的复杂程度以及疾病的复发或进展风险，有助于开展最佳治疗并改善预后（Tonetti et al，2018）（表1.1a，b）。

如果满足以下条件，患者将被诊断为"牙周炎"：

- 2颗或2颗以上不相邻牙齿的邻面存在附着丧失
- 2颗或2颗以上牙齿的颊侧或舌侧附着丧失≥3mm，探诊深度＞3mm

此外，附着丧失不是来自牙周炎以外的原因，如：

- 创伤性牙龈退缩
- 龋坏波及牙颈部
- 通过牙周组织引流的牙髓病损
- 第三磨牙错位或拔除导致的第二磨牙远中附着丧失
- 存在牙根纵裂

牙周炎分类将考虑以下因素：

- 严重程度（牙周组织破坏程度）
- 复杂程度（水平型或垂直型骨吸收、探诊深度、根分叉病变、牙齿松动度、缺失牙数量、咬合与功能方面）
- 范围（存在附着丧失的牙齿数目和分布）
- 进展速度（牙周组织破坏速度的直接和间接证据）
- 危险因素（吸烟、糖尿病、全身健康状况、依从性）

分期将评估以下各因素：

- 疾病范围和严重程度（包括牙齿缺失）
- 功能和美学修复的复杂程度

分级的依据：

- 基于病史的牙周炎进展速度
- 牙周炎进一步发展的风险
- 治疗效果低于预期
- 疾病或其治疗可能存在对患者全身健康状况产生负面影响的风险
- 存在危险因素，如吸烟或糖尿病

简而言之，分期评估了疾病的严重程度、复

杂程度和范围。4个分期如下：

（1）Ⅰ期：轻度牙周炎（早期）。

（2）Ⅱ期：中度牙周炎。

（3）Ⅲ期：重度牙周炎（牙齿有进一步缺失的可能性）。

（4）Ⅳ期：晚期牙周炎（大量牙齿缺失，

以及存在牙列缺失的倾向）。

另外，分级以初始标准为基础，辅以进展的直接或间接证据，强调疾病进展的风险、治疗的预期效果和对全身健康的影响。此外，还存在级别调节因素，如吸烟和糖尿病。分为3个级别：

（1）A级：慢速。

表1.1a，b　牙周炎分期（a）和分级（b）的新分类表

牙周炎分期		Ⅰ期	Ⅱ期	Ⅲ期	Ⅳ期
严重程度	邻面CAL（最重位点）	1～2mm	3～4mm	≥5mm	≥5mm
	影像学骨丧失	根冠1/3区（＜15%）	根冠1/3区（15%～33%）	延伸至根中1/3区及以上	延伸至根中1/3区及以上
	因牙周炎失牙	无		≤4	≥5
复杂程度		最大探诊深度≤4mm。水平型骨吸收为主	最大探诊深度≤5mm。水平型骨吸收为主	除Ⅱ期复杂程度外：最大探诊深度≥6mm 垂直型骨吸收≥3mm Ⅱ°或Ⅲ°。根分叉病变。中度牙槽嵴缺损	除Ⅲ期复杂程度外：还需调整的因素，咀嚼功能障碍，继发性拾创伤（牙齿松动度≥Ⅱ°）、重度骨嵴顶缺损，咬合紊乱，移位，散在间隙，余留牙＜20颗（10对对颌牙）
范围		作为分期的补充描述	在每一期，将程度划为局限型（累及牙＜30%）、广泛型和切磨牙型		

（a）

牙周炎分级			A级：慢速	B级：中速	C级：快速
初始标准	进展直接证据	影像学骨丧失或CAL	5年以上无骨丧失	5年以上＜2mm	5年以上≥2mm
	进展间接证据	%骨丧失/年龄	＜0.25	0.25～1	＞1
		表型	大量的生物膜沉积伴低水平破坏	破坏程度与生物膜沉积量相称	破坏程度超过生物膜沉积量；特殊临床型提示快速进展和/或早发疾病（如切磨牙型；缺乏对标准菌斑控制治疗的预期反应）
级别调节因素	危险因素	吸烟	不吸烟	＜10支/天	≥10支/天
		糖尿病	血糖正常/未诊断为糖尿病	糖尿病患者HbA1c＜7%	糖尿病患者HbA1c≥7%

（b）

（2）B级：中速。

（3）C级：快速。

分级可以在不同阶段进行修改。在对病因治疗的反应、依从性和危险因素控制的再评估后，

分级可以进行调整。

牙周炎发病机制如图1.49a，b所示。图1.50a～d中的两个临床病例应用了新分类的诊断标准。

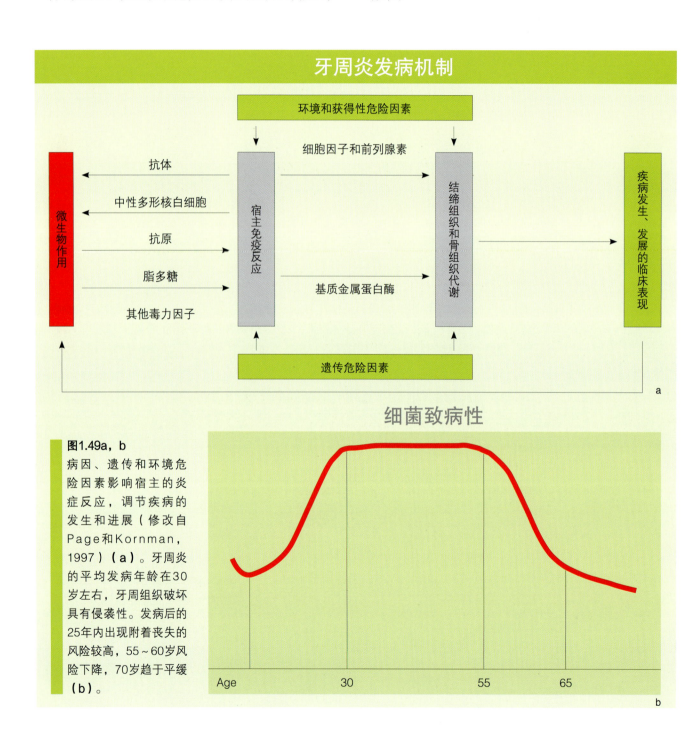

牙周炎发病机制

环境和获得性危险因素

细胞因子和前列腺素

抗体

中性多形核白细胞

抗原

脂多糖

其他毒力因子

微生物作用

宿主免疫反应

基质金属蛋白酶

结缔组织和骨组织代谢

遗传危险因素

疾病发生、发展的临床表现

a

细菌致病性

Age   30   55   65

b

图1.49a，b
病因、遗传和环境危险因素影响宿主的炎症反应，调节疾病的发生和进展（修改自Page和Kornman，1997）（a）。牙周炎的平均发病年龄在30岁左右，牙周组织破坏具有侵袭性。发病后的25年内出现附着丧失的风险较高，55～60岁风险下降，70岁趋于平缓（b）。

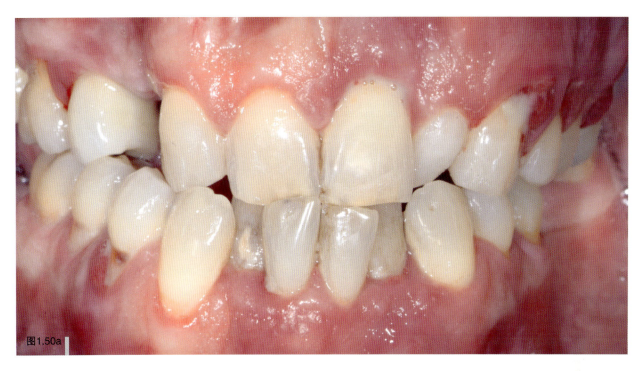

图1.50a

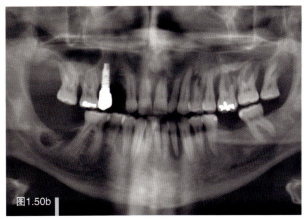

图1.50b

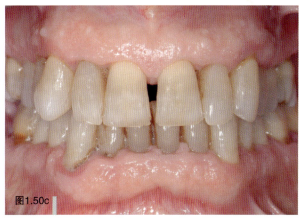

图1.50c

图1.50a～d

患者42岁，牙周炎Ⅲ～Ⅳ期，处于附着丧失高风险时期。此外，该患者口腔卫生维护不佳，因此很难控制病情并保留牙齿（a）。曲面体层片显示重度牙槽骨吸收（b）。患者，73岁，牙周炎Ⅰ～Ⅱ期，目前疾病侵袭性较低。附着丧失进展很慢。若该患者对病因治疗反应良好，则保留患牙的可能性很高（c）。曲面体层片显示轻中度牙槽骨水平型吸收（d）。

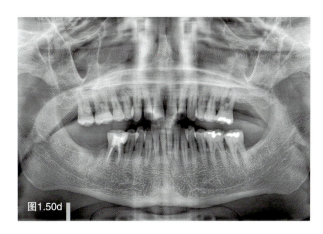

图1.50d

临床病例1.1

牙周炎Ⅰ~Ⅱ期

患者男性，62岁，上颌切牙扇形移位，21和22之间存在间隙。患者自诉刷牙时偶尔出血（图1）。

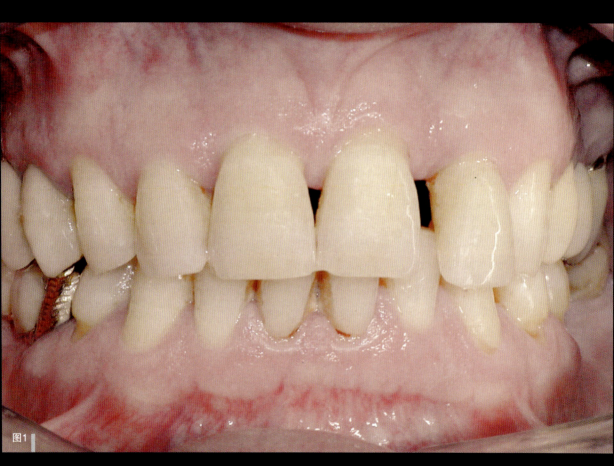

图1

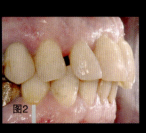

图2

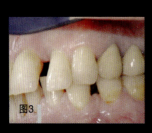

图3

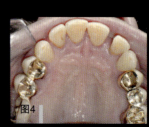

图4

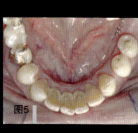

图5

侧面观和口内像显示上下牙列均存在陈旧不良修复体。牙周探诊结果显示存在多个4~6mm的牙周袋，BOP和PLI＜50%（图2~图5）。

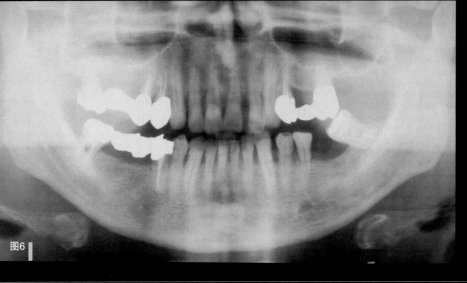

初诊曲面体层片显示上下颌牙槽骨存在轻至中度水平型骨吸收（图6和图7）。

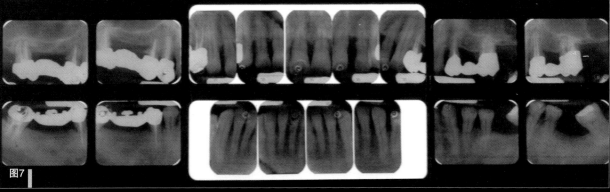

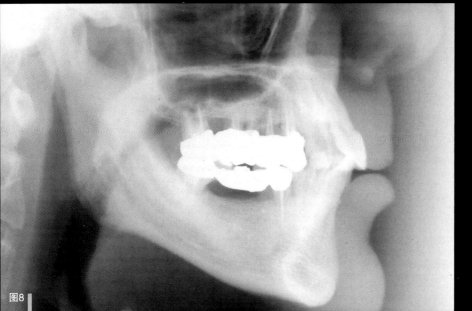

头颅侧位片显示上颌切牙的位置（图8）。

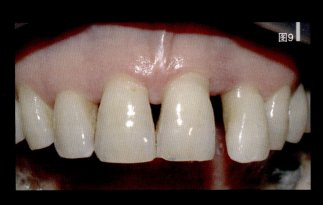

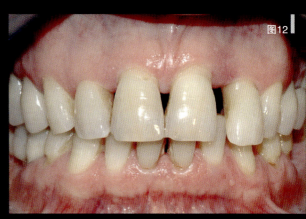

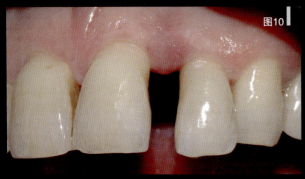

上颌前牙因继发性殆创伤出现进行性松动和移位。22松动Ⅱ°，扇形移位，近中邻面探诊深度6mm，牙龈退缩3mm（**图9和图10**）。

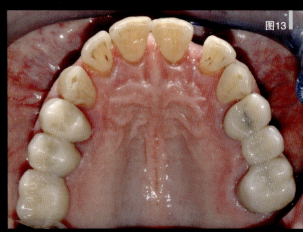

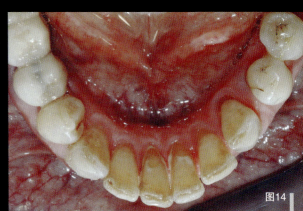

患者初诊诊断为广泛型中度慢性牙周炎，新分类为牙周炎Ⅱ期A级。按象限进行龈下刮治和根面平

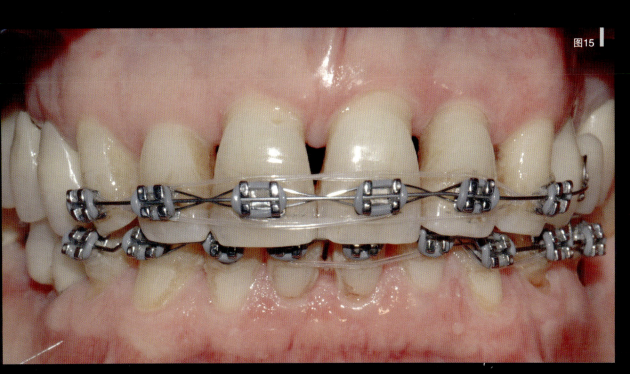

图15

最终治疗方案需要正畸治疗重新排齐病理性移位的牙齿，在36和46缺牙区植入2颗种植体，Ⅰ、Ⅱ、Ⅳ象限重新进行金属烤瓷固定桥修复（**图15**）。

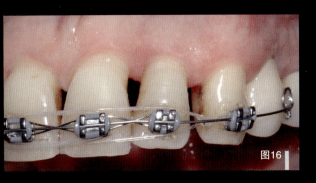

图16

随着正畸牵引，22向近中移动（**图16**），根尖片显示牙根在剩余牙槽骨内移动（**图17**）。

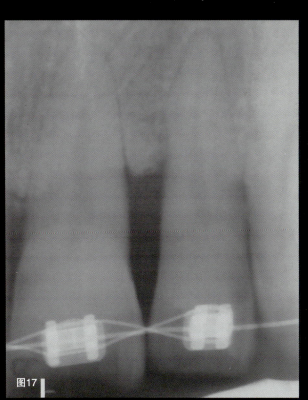

图17

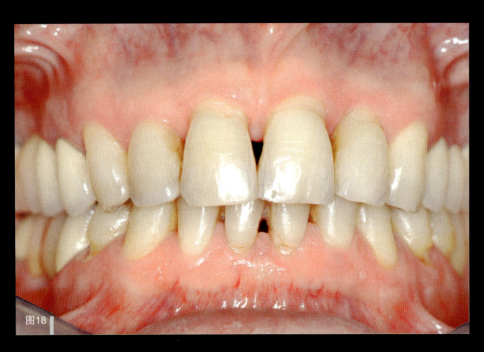

8个月后正畸治疗结束，治疗效果达到预期目标。同时，患者开始牙周维护治疗，每4个月进行一次回访和复诊。后牙区重新修复。上颌前牙区粘接金属马里兰桥夹板固定，下颌前牙区采用加强型复合材料进行夹板固定（**图18~图22**）。

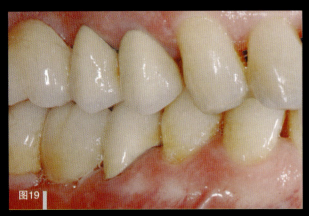

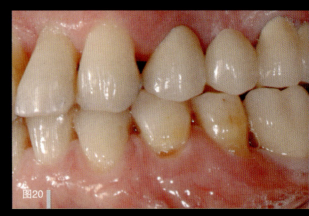

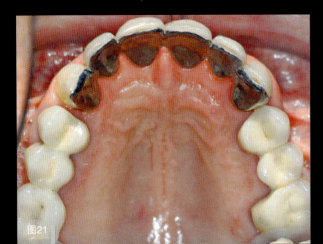

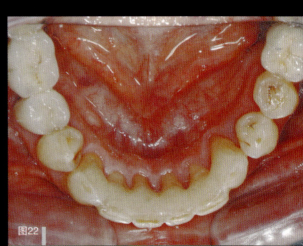

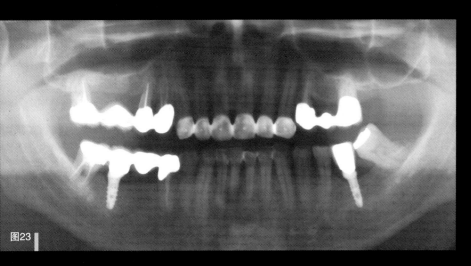

图23

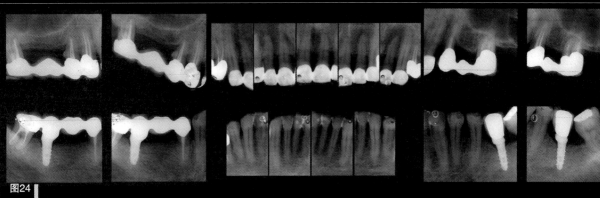

图24

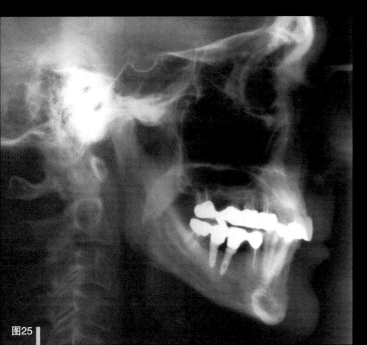

图25

最终影像学检查显示边缘骨水平稳定，钛种植体与骨结合良好（图23～图25）。

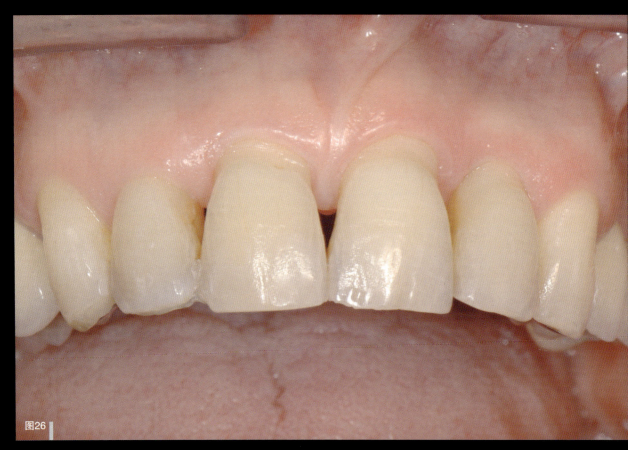

图26

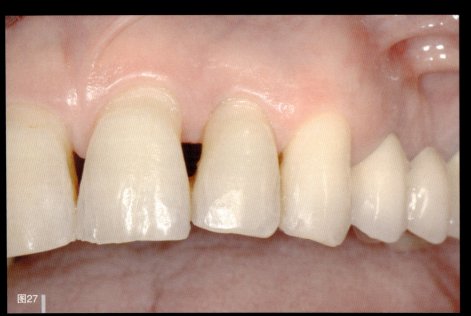

图27

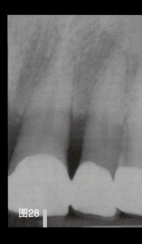

图28

前牙区软组织健康稳定，美学效果良好，22近中骨缺损有所改善（**图26～图28**）。

1年后随访

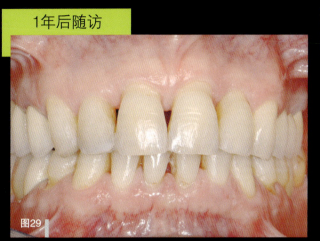

图29

5年后随访

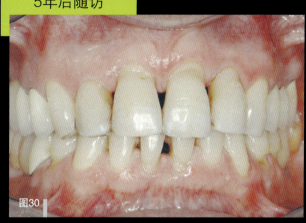

图30

7年后随访

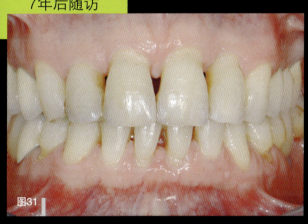

图31

15年后随访

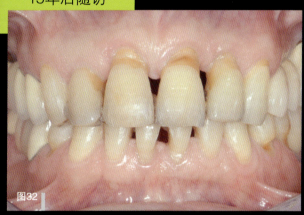

图32

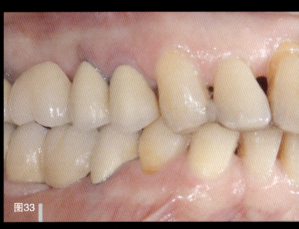

图33

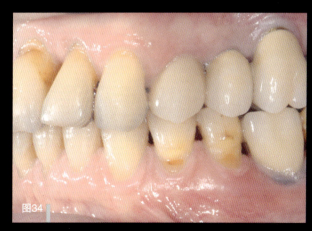

图34

1年（**图29**）、5年（**图30**）和7年（**图31**）随访证实治疗效果稳定，牙周炎得到良好控制，15年后随访仍然展现出健康的牙周组织（**图32**）。右上象限和右下象限的固定桥修复体情况稳定（**图33**），左上象限植入了3颗骨结合种植体（**图34**）。

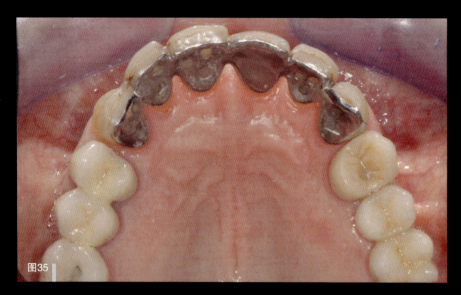

图35

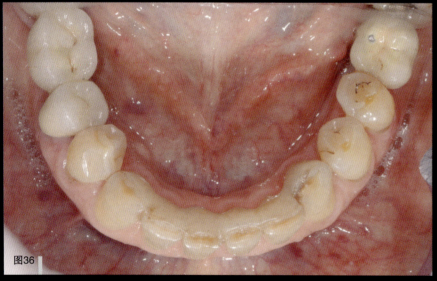

图36

上下颌前牙区马里兰夹板重新粘接后仍保留在口腔内（**图35和图36**）。

15年后随访的曲面体层片显示全口包括种植体周围的边缘骨水平稳定（**图37**）。

15年后随访

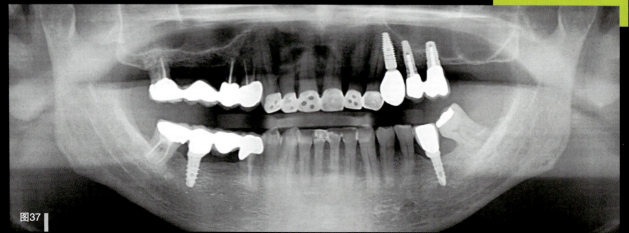

图37

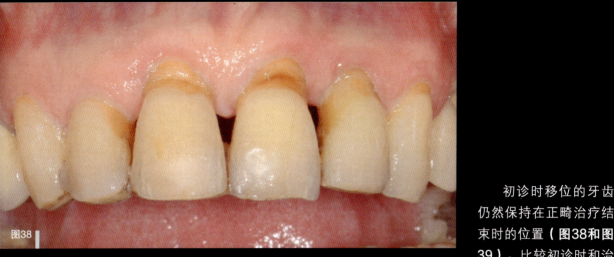

图38

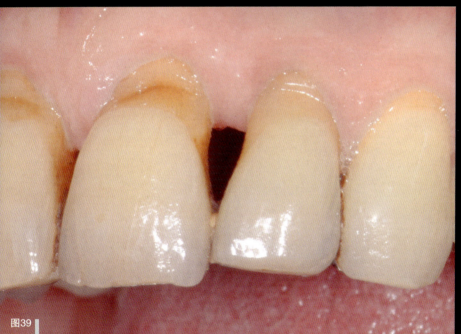

图39

初诊时移位的牙齿仍然保持在正畸治疗结束时的位置（**图38和图39**）。比较初诊时和治疗结束后的微笑照片显示成年患者的牙周治疗仍然需要跨学科联合治疗以达到功能和美学的良好效果（**图40和图41**）（正畸治疗由Dr. S. Re, Turin完成）。

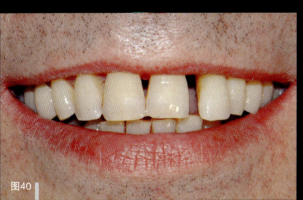

图40

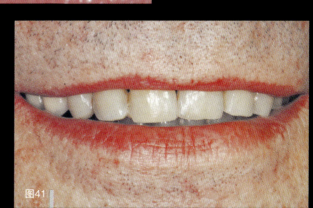

图41

临床病例1.2
牙周炎Ⅲ ~ Ⅳ期

　　患者男性，33岁，上下颌前牙移位且存在散在间隙，松动度增加，刷牙时出血且咀嚼不适（**图1**）。全口根尖片（**图2**）和曲面体层片（**图3**）显示重度水平型骨吸收，16远中根分叉病变，21存在严重的骨下缺损。

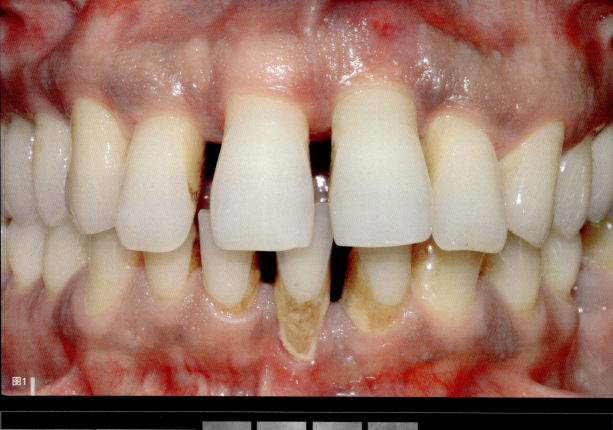

图1

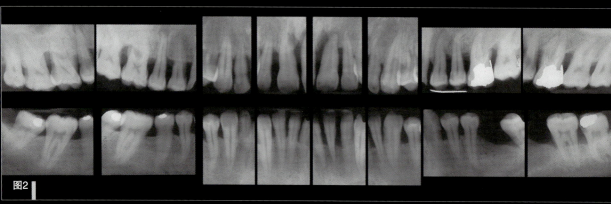

图2

　　头颅侧位片（**图4**）显示患者上下颌前突，由于前牙区继发性殆创伤，上颌切牙唇倾。

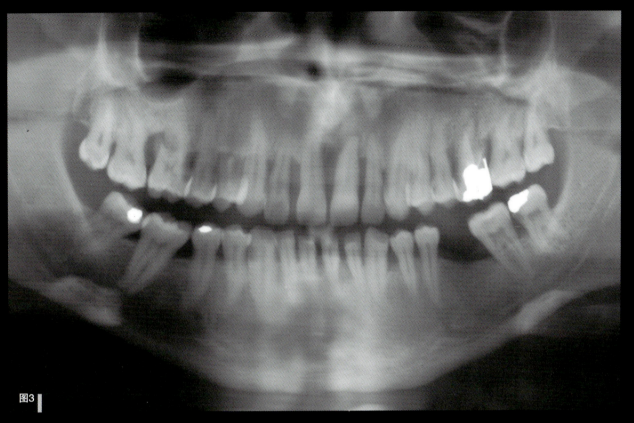

图3

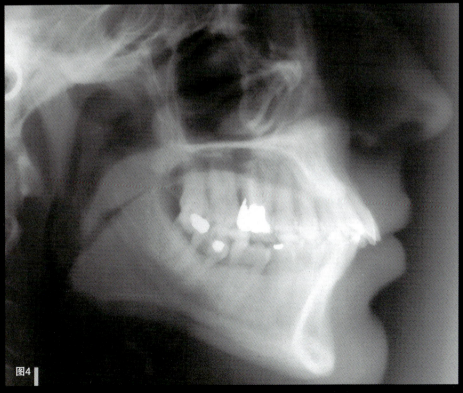

图4

初诊时探诊检查显示探诊深度为4～12mm，附着丧失最高可达17mm。探诊出血指数（BOP）为78%，菌斑指数（PLI）为42%（**图5**）。

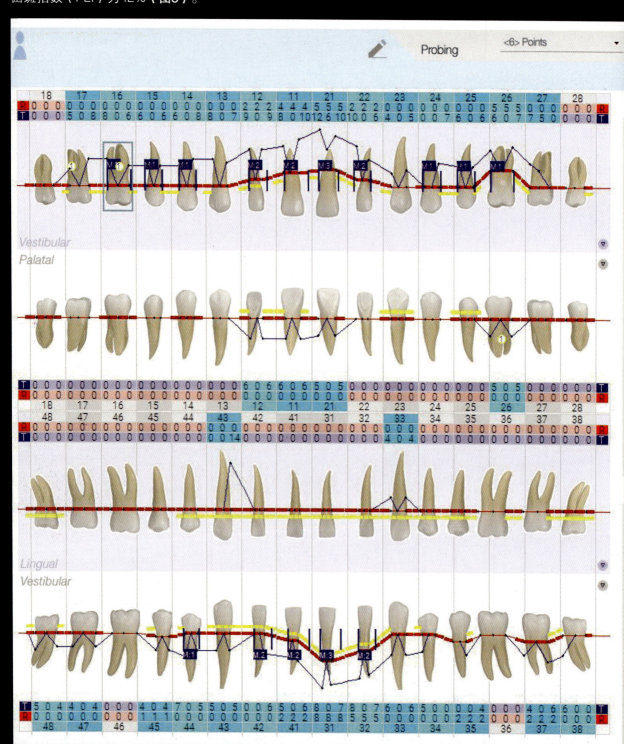

图5

　　根据病史和临床资料，初诊诊断为广泛型重度侵袭性牙周炎，新分类为牙周炎Ⅳ期C级。上颌前牙区最为严重。特别是21近中探诊深度为12mm，进行性松动Ⅱ°（**图6**），骨下缺损累及根尖（**图7**）。

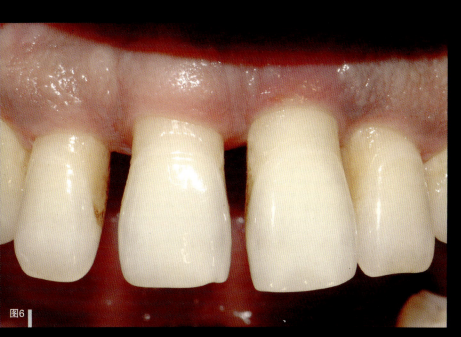

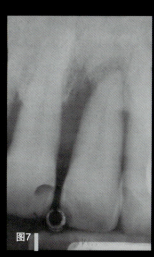

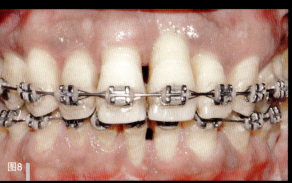

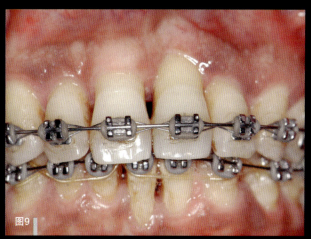

　　骨上缺损比骨下缺损严重。21牙髓活力测试为阴性。治疗计划为全口抗感染治疗（FMD）联合24小时内全身使用抗生素（van Winkelhoff方案）。21术前行根管治疗。病因治疗6周后，牙周状况再评估显示探诊深度减小，BOP和PLI均低于20%。最后上下颌行固定矫治，重新排齐牙列，关闭间隙，改善前牙区扇形移位，并在36缺牙区植入种植体（**图8和图9**）。

根尖片显示21骨缺损明显改善，同时因完善的根管治疗，根尖区骨密度增强（**图10**）。

10个月后正畸治疗结束，保留了所有牙齿，探诊无病理性牙周袋，患者每3个月复诊进行维护治疗（**图11a**）。

为了维持正畸疗效并减轻牙齿松动度，上下颌前牙区采用加强型复合材料进行马里兰桥夹板固定（**图11b，c**）。

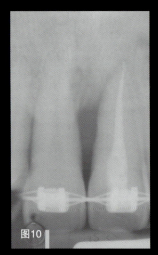

图10

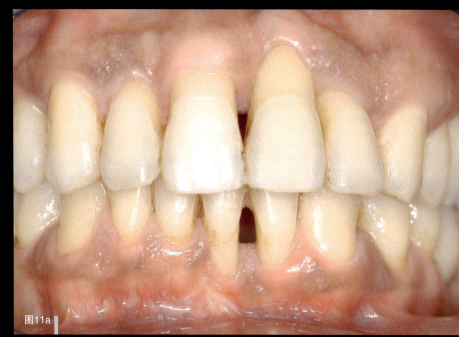

图11a

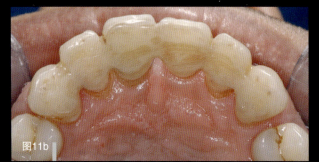

图11b

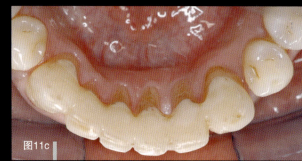

图11c

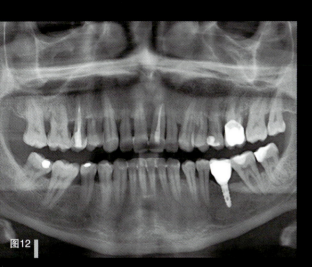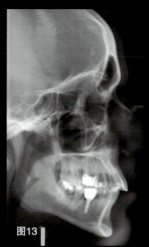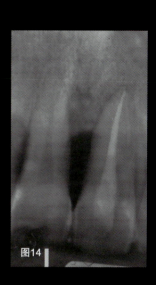

图12 图13 图14

最终影像学评估显示牙槽嵴顶密度增强（**图12**）。

此外，头颅侧位片显示切牙的术后位置，上颌中切牙的唇侧皮质骨完整（**图13**）。

根尖片显示21骨缺损恢复（**图14**）。

21附着丧失较重导致唇侧牙龈退缩比11更重，多个牙位出现Miller Ⅲ类牙龈退缩，造成了龈缘不对称的美学问题（**图15**）。

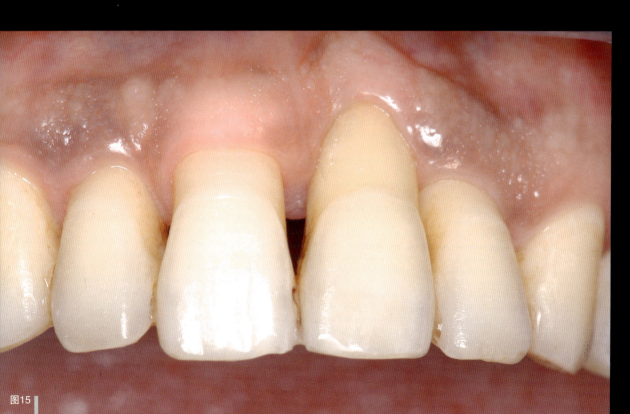

图15

我们决定采用隧道技术，在21唇侧牙龈组织瓣深部放置结缔组织瓣，实现21根面的部分覆盖，从而改善21唇侧牙龈退缩（**图16～图20**）。

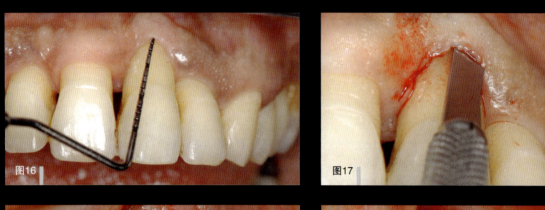

图16

图17

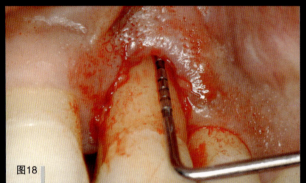

图18

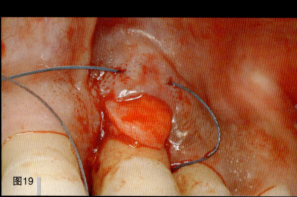

图19

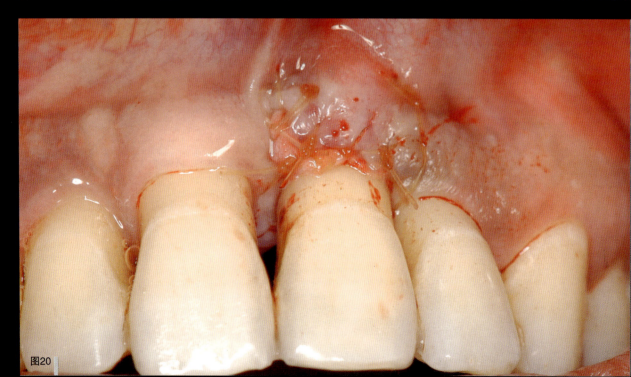

图20

术后6个月

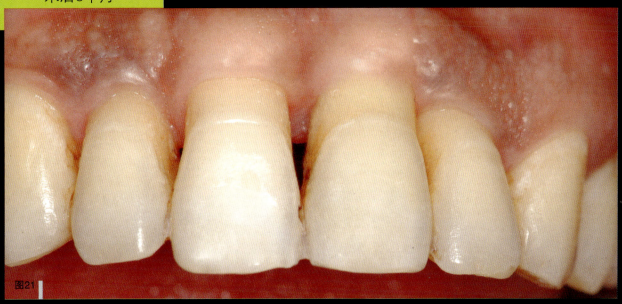

图21

术后6个月可见前牙牙龈轮廓对称，美学效果良好（**图21**）。

正畸治疗8年后随访，患者依从性好，每3个月复诊并接受维护治疗（**图22**）。

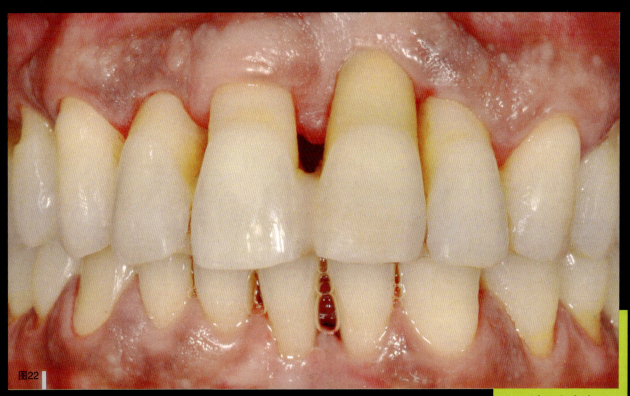

图22

8年后随访

10年后随访

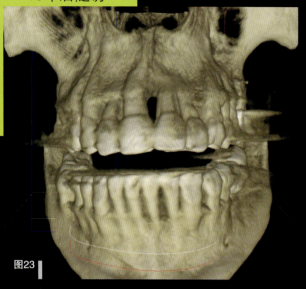

图23

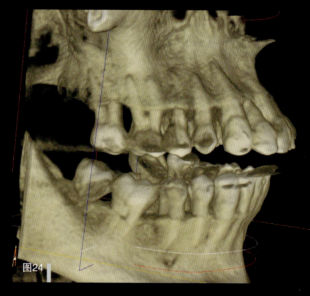

图24

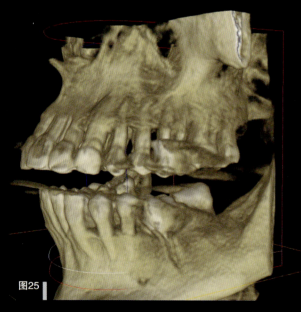

图25

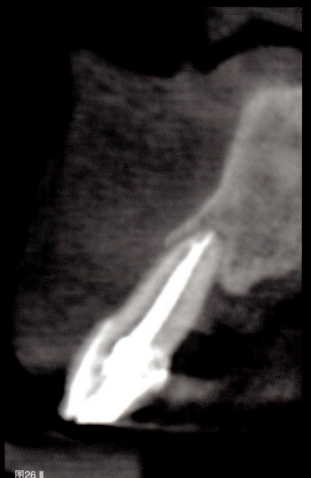

图26

　　10年后CBCT检查发现与治疗结束时比较边缘骨水平稳定（**图23~图25**）。

　　21矢状切面影像显示水平型骨吸收，边缘骨水平稳定，根尖1/3存在侧支根管，初诊时牙髓病变可能源于牙周感染（**图26**）（正畸治疗由Dr. S. Re，Turin完成）。

参考文献

American Academy of Periodontology. Parameter on chronic periodontitis with advanced loss of periodontal support. Am Acad Periodontol. 2000a;71(Suppl 5):856-8.

American Academy of Periodontology. Parameter on chronic periodontitis with slight to moderate loss of periodontal support. J Periodontol. 2000b;71(Suppl 5):853-5.

American Academy of Periodontology. Parameter on plaque-induced gingivitis. J Periodontol. 2000c;71(Suppl 5):851-2.

Baelum V, López R. Periodontal disease epidemiology - learned and unlearned? Periodontol 2000. 2013;62(1):37-58.

Berglundg T, Zitzmann NU, Donati M. Are peri-implant lesions different from periodontitis lesions? J Clin Periodontol. 2011, 38 (Suppl 11): 188-202.

Cardaropoli G, Araújo M, Lindhe J. Dynamics of bone tissue formation in tooth extraction sites. An experimental study in dogs. J Clin Periodontol. 2003;30(9):809-18.

Caton JG, Armitage G, Berglundh T et al. A new classification scheme for periodontal and peri-implant diseases and conditions – Introduction and key changes from the 1999 classification. J Clin Periodontol. 2018;45(Suppl 20):S1-S8.

Corrente G, Abundo R, Re S et al. Orthodontic movement into infrabony defects in patients with advanced periodontal disease: a clinical and radiological study. J Periodontol. 2003;74:1104-9.

Chapple ILC, Mealey BL, Van Dyke TE et al. Periodontal health and gingival diseases and conditions on an intact and a reduced periodontium: Consensus report of workgroup 1 of the 2017 World Workshop on the Classification of Periodontal and Peri-Implant Diseases and Conditions. J Clin Periodontol. 2018;45 (Suppl 20):S68-S77.

Darveau RP. Periodontitis: a polymicrobial disruption of host homeostasis. Nat Rev Microbiol. 2010;8(7):481-90.

Eke PI, Dye BA, Wei L, Thornton-Evans GO, Genco RJ. CDC Periodontal Disease Surveillance workgroup:

James Beck, Gordon Douglass, Roy Page. Prevalence of periodontitis in adults in the United States: 2009 and 2010. J Dent Res. 2012 Oct;91(10):914-20.

Gargiulo AW, Wentz FM, Orban B. Dimension of the dentogingival junction in humans. J Periodontol. 1961;32(3):261-7.

Jepsen S, Caton JG, Albandar JM et al. Periodontal manifestations of systemic diseases and developmental and acquired conditions: Consensus report of workgroup 3 of the 2017 World Workshop on the Classification of Periodontal and Peri-Implant Diseases and Conditions. J Periodontol. 2018;89(Suppl 1):S237-S248.

Johnson GK, Guthmiller JM. The impact of cigarette smoking on periodontal disease and treatment. Periodontol 2000. 2007;44:178-94.

Kassebaum NJ, Bernabé E, Dahiya M, Bhandari B, Murray CJL, Marcenes W. Global Burden of Severe Periodontitis in 1990-2010: A Systematic Review and Meta-regression. J Dent Res. 2014;93(11):1045-53.

Kinane DF, Preshaw PM, Loos BG. Working Group 2 of Seventh European Workshop on PeriodontologyHost-response: understanding the cellular and molecular mechanisms of host-microbial interactions-consensus of the Seventh European Workshop on Periodontology. J Clin Periodontol. 2011;38 (Suppl 11):44-8.

Kornman KS, Page RC, Tonetti MS. The host response to the microbial challenge in periodontitis: assembling the players. Periodontol 2000. 1997;14:33-53.

Miller SC. Textbook of Periodontia. 3rd ed. Philadelphia: Blackston; 1950.

Misch KA, Yi ES, Sarment DP. Accuracy of cone beam computed tomography for periodontal defect measurements. J Periodontol. 2006;77(7):1261-6.

Olsson M, Lindhe J. Periodontal characteristics in individuals with varying form of the upper central incisors. J Clin Periodontol. 1991;18(1):78-82.

Page RC, Kornman KS. The pathogenesis of human periodontitis: an introduction. Periodontol. 2000. 1997 Jun;14:9-11.

Papapanou PN, Sanz M, Buduneli N et al. Periodontitis: Consensus report of workgroup 2 of the 2017 World Workshop on the Classification of Periodontal and Peri-Implant Diseases and Conditions. J Clin Periodontol. 2018;45(Suppl 20):S162-S170.

Papapanou PN, Tonetti MS. Diagnosis and epidemiology of periodontal osseous lesions. Periodontol 2000, 2000;22:8-21.

Pepelassi EA, Tsiklakis K, Diamanti-Kipioti A. Radiographic detection and assessment of the periodontal endosseous defects. J Clin Periodontol. 2000;27(4):224-230.

Sanz M, van Winkelhoff A. Working Group 1 of Seventh European Workshop on Periodontology. Periodontal infections: understanding the complexity-consensus of the Seventh European Workshop on Periodontology. J Clin Periodontol. 2011;38(Suppl 11):3-6.

Slots J, Ting M. Actinobacillus actinomycetemcomitans and Porphyromonas gingivalis in human periodontal disease. occurrence and treatment. Periodontol 2000. 1999;20:82-121.

Socransky SS, Haffajee AD, Cugini MA, Smith C, Kent RL Jr. Microbial complexes in subgingival plaque.J Clin Periodontol. 1998 Feb;25(2):134-44.

Taylor JJ, Preshaw PM, Lalla E. A review of the evidence for pathogenic mechanisms that may link periodontitis and diabetes. J Periodontol. 2013;84(4 Suppl):S113-34.

Tonetti MS, Greenwell H, Kornman KS. Staging and grading of periodontitis: Framework and proposal of a new classification and case definition. J Clin Periodontol. 2018;45(Suppl 20):S149-S161.

Trombelli L, Farina R, Silva CO, Tatakis DN. Plaque-induced gingivitis: Case definition and diagnostic considerations. J Clin Periodontol. 2018;45(Suppl 20):S44-S67.

Tsitoura E, Tucker R, Suvan J et al. Baseline radiographic defect angle of the intrabony defect as a prognostic indicator in regenerative periodontal surgery with enamel matrix derivative. J Clin Periodontol. 2004;31(8):643-7.

Vandenberghe B, Jacobs R, Yang J. Diagnostic validity (or acuity) of 2D CCD versus 3D CBCT-images for assessing periodontal breakdown. Oral Surg Oral Med Oral Pathol Oral Radiol Endod. 2007;104(3):395-401.

Zdesar U, Fortuna T, Valantic B, Skrk D. Is digital better in dental radiography? Radiat Prot Dosimetry. 2008;129(1-3):138-9.

第2章

病因治疗、感染控制和疗效再评估
CAUSE–RELATED THERAPY, INFECTION CONTROL AND REVALUATION

前言

牙周炎是一种由细菌引起的炎症性疾病。因此，为了减缓炎症进程，必须首先解决细菌感染的问题。现代牙周治疗的理念中，治疗目标的预估尤为重要，主要包括以下3个方面：

- 控制感染
- 修复炎症造成的解剖结构破坏
- 维护功能性牙列

因此，控制感染是所有牙周治疗路径的起点，通过**病因治疗**有序开展。炎症造成的解剖结构破坏（包括骨缺损），通过**牙周手术治疗**可恢复或重建骨形态，通过牙周支持治疗可长期保留患牙。每个阶段详细的治疗目标均应该以牙周治疗的终极目标即保存天然牙为核心。

牙周手术治疗和非牙周手术治疗不是对立或冲突的，在必要时起互补和协同的作用。

牙周治疗路径必须遵循意大利牙周病学和种植学会（The Italian Society of Periodontology and Implantology，SIdP）提出的决策树进行（图2.1）。

当诊断为**牙周健康**时，患者接受一级预防方案，持续保持这种临床状况。当诊断为**牙龈炎**

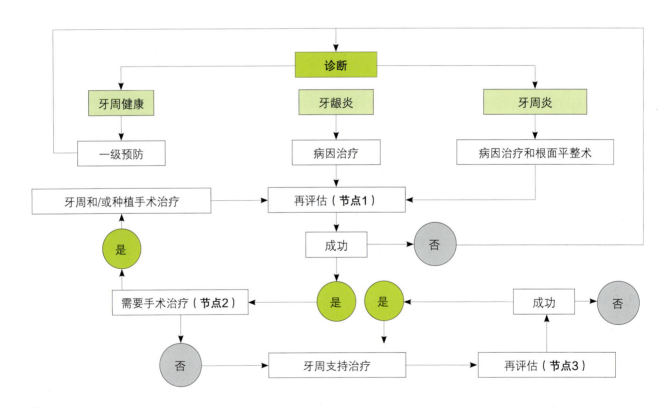

图2.1
SIdP决策树。牙周领域的治疗路径，从诊断开始，节点1位于病因治疗后的再评估，节点2位于是否需要手术治疗，节点3位于将患者引入牙周支持治疗后的再评估。

时，患者应接受简单的病因治疗。而当诊断为**牙周炎**时，患者应接受病因治疗和根面平整术。在病因治疗结束后，患者将接受再评估，这是节点1。

病因治疗

从概念上讲，病因治疗的目的是去除致病因素，即菌斑。

根据定义，牙龈炎无附着丧失，不形成牙周袋，菌斑位于游离龈边缘的冠方。此情况下，病因治疗包括专业的口腔卫生宣教，同时要提高患者积极性，指导患者进行适当的家庭口腔卫生保健。菌斑及其钙化沉积物必须通过机械和化学方法从牙齿表面彻底清除。牙龈炎的主要临床症状（如牙龈出血）在专业治疗后可能仍然存在，但7～10天后会消失，最终组织浅表炎症消退并恢复到正常的状态（图2.2a～h）。

牙齿表面的清洁可以借助内置超声波设备，它能够清除菌斑和软垢沉积物，而预防性喷砂

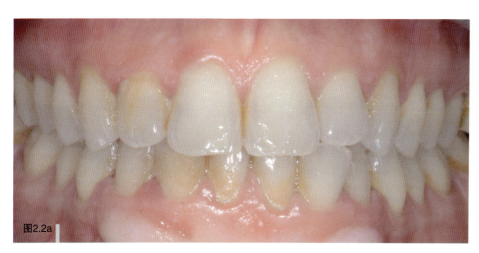

图2.2a

图2.2a～h
患者女性，42岁，诊断为菌斑性龈炎。初诊口内像显示菌斑控制不佳，龈缘出现明显炎症（a～c）。

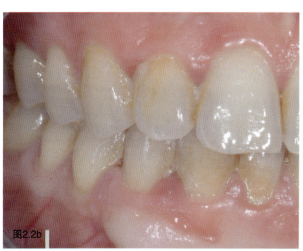

图2.2b

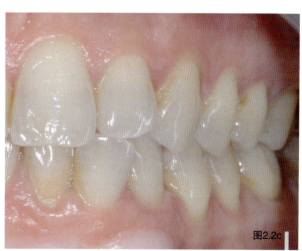

图2.2c

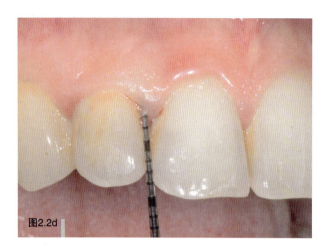

图2.2d

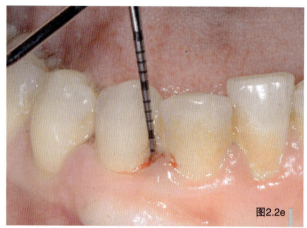

图2.2e

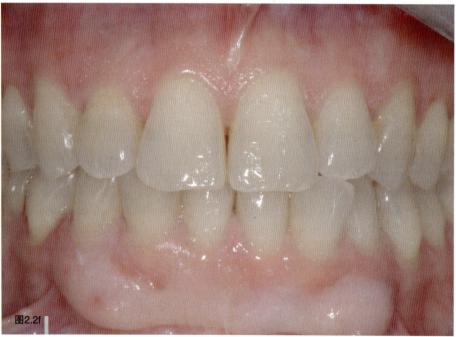

图2.2f

图2.2a~h（续）
尽管探诊出血，但持续地探诊过程中并没有发现牙周袋（d，e）。病因治疗结束后14天，随着病原因素的消除和患者口腔卫生维护的加强，牙龈组织恢复至无附着丧失的健康水平（f~h）。

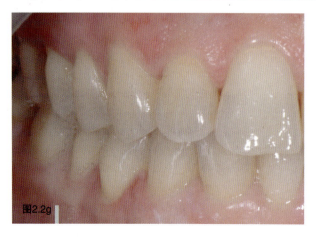

图2.2g

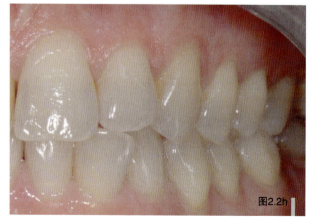

图2.2h

能够通过机械的方式去除菌斑生物膜。此外，通过抗菌牙膏和漱口液进行化学控制也是牙面清洁的一种方式。同时，患者必须在家中使用手动或电动牙刷进行机械菌斑控制，并用牙线或牙间隙刷清洁邻间隙。在控制菌斑和减少牙龈出血方面，电动牙刷比手动牙刷更有效（Sicilia et al，2002）（图2.3a～c）。

实验表明菌斑的堆积是导致牙龈炎症的始动因素，而炎症的消退与菌斑的清除有关（Loe，1965）。

正确的家庭口腔卫生指导可显著减少菌斑堆积，促进牙龈健康的恢复和维护（Slot et al，2012）。与牙龈炎和牙周炎相关的炎性病变主要出现在牙间区与邻间隙（Hugoson和Koch，

1979），因此清除这些区域的菌斑是家庭口腔卫生保健的关键环节。当诊断为牙龈炎时，龈乳头完整，或者牙齿邻接紧密形成极小牙间隙，这种情况下通常首选牙线。最近，有文献回顾了牙线在牙周炎治疗中的有效性，目前可能不建议牙周炎患者使用牙线（Berchler et al，2008）。事实上，在牙周炎的治疗中，由于牙与牙之间邻间隙更大，故应首选牙间隙刷（Slot et al，2008）（图2.4a，b）。

含氟牙膏不仅能减少龋齿的发生，还能阻碍菌斑堆积，从而减轻牙龈炎症（Chapple et al，2015）。

漱口液是一种具有杀菌作用和抑制菌斑活性的液体抗菌剂，用于口腔内含漱，对龈上菌斑的

图2.3a～c
Oral-B iO™电动牙刷。这种摆动和旋转的设计已被一种新型的"线性磁驱动系统"所取代，该系统为刷毛的尖端提供动力，使牙刷产生微振动，便能轻松地从1颗牙齿滑到另1颗。压力传感器引导患者施加正确的刷牙力度，而交互式显示屏可以设置刷牙模式，查看持续时间，所有这些功能都由连接智能手机的应用程序支持（a）。这种特殊的刷头采用"簇中簇"技术。刷毛交错式倾斜、外簇较短，以确保彻底清洁牙面，而内簇较细长，以便最大限度地穿过邻间隙（b）。刷毛轻微扭转，可更好地适应每颗牙的牙面弧度，以便最大限度地覆盖牙面和清洁牙面（c）。

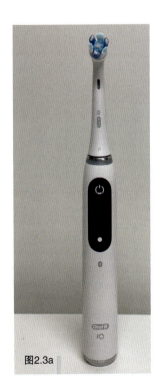
图2.3a

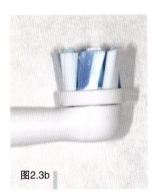
图2.3b

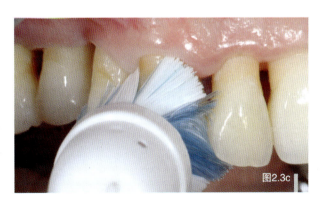
图2.3c

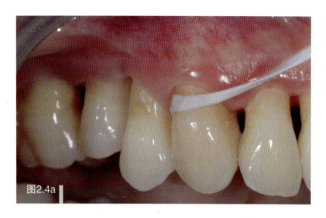

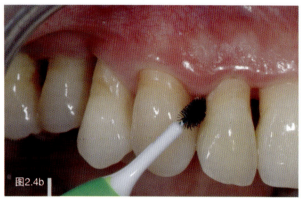

图2.4a，b
邻间隙的清洁。当龈乳头充满相邻两牙之间的间隙，且不存在邻面附着丧失时，则首选牙线（a）。对于牙周病患者存在邻面附着丧失、邻间隙敞开时，应选择尺寸合适的牙间隙刷，清洁更有效（b）。

化学控制起着十分重要的作用。漱口液的使用始终是牙刷和邻面清洁工具的补充，不能替代任何机械清洁方式。

氯己定是一种难溶于水的阳离子双胍类化合物，它与葡萄糖酸结合形成盐类后，可溶于水并发挥控制菌斑的效应。因此，这种化合物以氯己定二葡糖酸盐的商品形式存在，具备广谱长效的杀菌和抑菌特性，亲和性高，能够在口腔内保持活性长达12小时（Tomas，2010）。精油是一种酚类氯己定替代品，低浓度精油可使菌细胞

凋亡；高浓度会破坏细菌细胞壁。然而，与氯己定相比，精油在菌斑控制方面的效果相对较差（van Leeuwen et al，2011），但在减轻牙龈炎症方面效果相似。鉴于其副作用相对较少，因此可长期使用。

科学研究试图确定激光的牙周治疗效果，但激光作为单一疗法的证据不足。在所有的二极管激光器中，Er：YAG和Nd：YAG具有杀菌能力，能够凝血和气化牙周袋内壁上皮，是最适合控制牙周感染的激光器（Nevins et al，2012；Slot et al，2014）。除使用常规器械进行机械治疗外，激光治疗也是一种临床辅助治疗方法。

菌斑性龈炎的病因治疗

牙龈炎患者经过专业的口腔卫生宣教和适当的引导，能够获得有效的治疗（图2.5a～d）。欧洲牙周病学联合会（EFP）已将此治疗定义为"专业的机械性菌斑清除（Professional Mechanical Plaque Removal，PMPR）"，该术语指使用手动和机械方法清除龈上和龈下菌斑沉积物。根据市场上最近推出的治疗设备，这种专业的控制口腔生物膜的方法被定义为"以菌斑控制为导向的牙周治疗方案（Guided Biofilm Therapy，GBT）"（EMS）（图2.6）。GBT方案协议包括8个步骤，可归纳如下：

（1）对患者进行检查和探诊，确定感染来源并做出诊断。

（2）使用菌斑显示剂识别并暴露生物膜。

（3）教育并鼓励患者，增强患者的口腔卫生维护意识。

（4）使用预防性喷砂去除生物膜、色渍以及新形成的牙石。

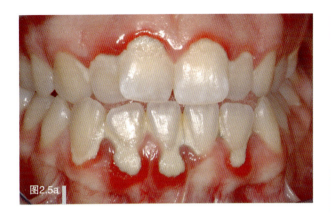

图2.5a

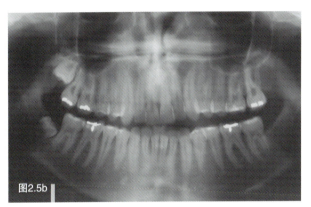

图2.5b

图2.5a~d

患者，骨性Ⅲ类错殆畸形，前牙开殆并伴有口呼吸不良习惯，表现出典型的牙龈炎症状，即牙龈炎症和出血（a）。曲面体层片显示牙槽骨无吸收（b）。病因治疗包括专业的口腔卫生宣教和提高患者维护口腔卫生的积极性。在这一阶段结束时，牙周组织仍处于炎症状态（c）。2周后，龈缘炎症消失，牙周组织恢复，无附着丧失（d）。

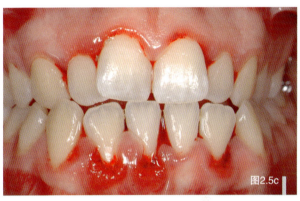

图2.5c

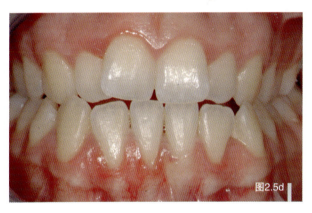

图2.5d

（5）清除牙周炎患者牙周袋内的生物膜。

（6）超声去除残留牙石。

（7）最终检查。

（8）定期随访复诊。

这种治疗方案具有高效性和很好的应用前景，但前提是在治疗阶段首先使用菌斑显示剂（生物膜显示剂，EMS），以便直视下识别菌斑生物膜覆盖的区域。操作顺序通常首先使用喷砂手柄（AirFlow®，EMS）（技术数据表2.1）

图2.6

用于口腔生物膜控制的GBT方案示意图。

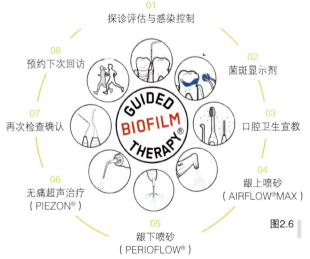

图2.6

01 探诊评估与感染控制
02 菌斑显示剂
03 口腔卫生宣教
04 龈上喷砂（AIRFLOW®MAX）
05 龈下喷砂（PERIOFLOW®）
06 无痛超声治疗（PIEZON®）
07 再次检查确认
08 预约下次回访

GUIDED BIOFILM THERAPY®

和14μm小粒径喷砂粉（如赤藓糖醇）（Air-Flow® powder Plus，EMS）进行预防性龈上喷砂，以去除龈上菌斑生物膜。然后，使用安装Piezon超声工作尖（Instrument P，EMS）的超声器械（Piezon Led，EMS）去除龈上和龈沟内的牙石、软垢沉积物。最后，用磨损性低的

赤藓糖醇粉末或具有较大粒径（约40μm）的喷砂粉（如碳酸氢钠）（AirFlow® Powder Classic Comfort，EMS）去除牙面上的色渍。牙周治疗结束时，牙龈仍有出血和炎症。患者必须立即开始进行家庭菌斑控制，建议使用带旋转头的电动牙刷（Genius 10000，OralB）、含精油的牙膏（DayCare Protezione Completa，Curasept）和牙线（Floss PTFE，Curasept）。此外，可以辅助使用含精油的漱口液（DayCare Protezione Completa，Curasept）。通常2周后牙龈炎症会得到缓解，恢复到健康水平。在这一治疗阶段中，GBT方案能够提高菌斑的可见性，实现选择性去除硬质沉积物，从而缩短治疗时间和提高患者舒适度（图2.7a～f）。

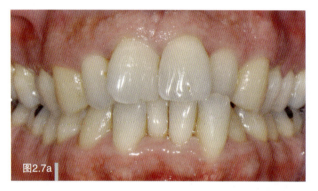

图2.7a

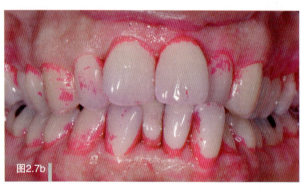

图2.7b

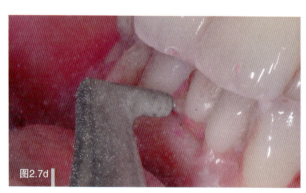

图2.7d

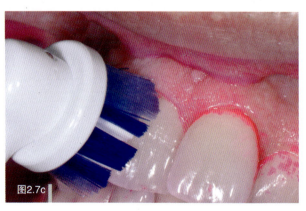

图2.7c

图2.7a～f
采用GBT治疗方案的临床病例。 患者男性，39岁（a）。菌斑显示剂指示出菌斑控制不足的区域，直视下可见牙石、软垢，借此可以选择性去除菌斑生物膜（b）。增强患者菌斑控制的意识，更加直观地指导他们哪些区域需要使用牙刷和牙间辅助清洁工具进行彻底的清洁，这一点是非常重要的（c）。使用预防性喷砂可去除龈沟内的菌斑生物膜、新沉积的牙石和色素（d）。

牙周炎的病因治疗

牙周炎的病因治疗是一种采用传统的机械清洁方式进行的"非手术治疗"。牙周炎患者在完成专业的龈上洁治后，即去除龈上菌斑和软垢沉积物，必须进行龈下菌斑、牙石的清洁（图2.8a～d）。去除所有妨碍患者实现有效菌斑控制的局部危险因素，如不良修复体边缘或修复体悬突，是病因治疗的重要组成部分。在进行龈下

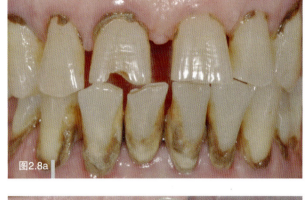

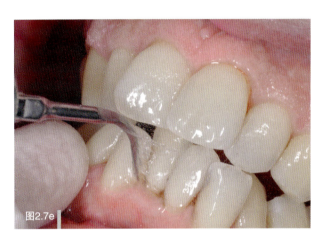

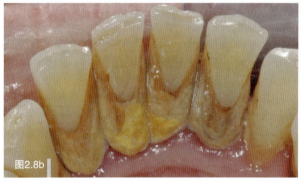

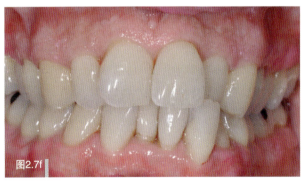

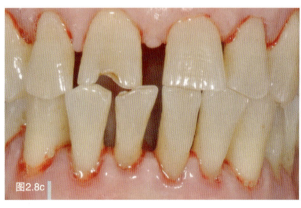

图2.7a～f（续）
使用超声微创去除钙化沉积物（e）。评估患者的菌斑控制情况并安排复诊（f）。

图2.8a～d
牙周炎患者。 临床口内像显示大量的牙石、软垢（a，b）。治疗的第一步是必须做好口腔卫生控制，去除牙石和软垢，并检查龈上菌斑生物膜，了解患者的依从性（c，d）。

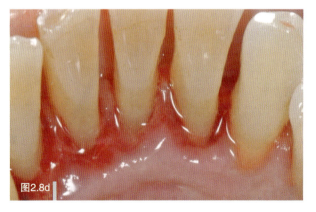

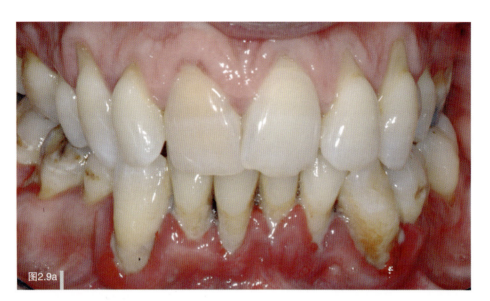

图2.9a～c
诊断为Ⅲ期牙周炎患者（译者案）。细菌感染导致牙周组织炎症（a）。通过病因治疗控制感染，炎症缓解（b）。患者通过牙周支持治疗维持了治疗后的状态（c）。

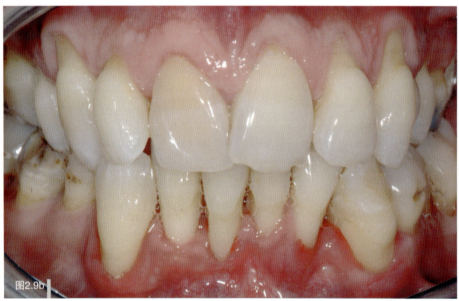

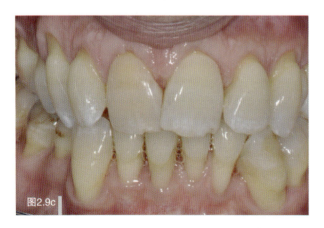

刮治和根面平整之前，必须去除边缘封闭差的旧修复体，并使用边缘封闭良好的临时冠进行修复。同样，此阶段必须拔除能够导致菌斑堆积、治疗无望的患牙。

图2.10a ~ zh
患者男性，罹患牙周炎。初诊口内像显示边缘性龈炎明显，伴有牙龈退缩和邻面附着丧失（a~g）。

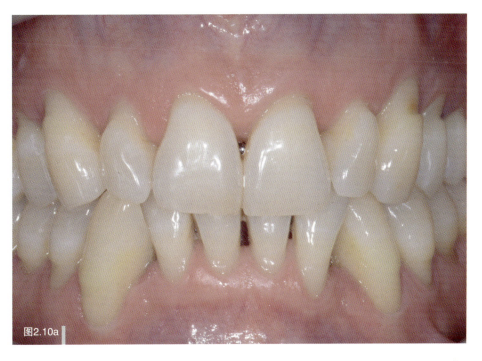

图2.10a

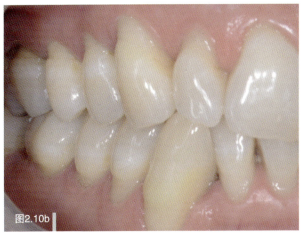

图2.10b

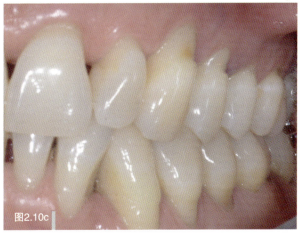

图2.10c

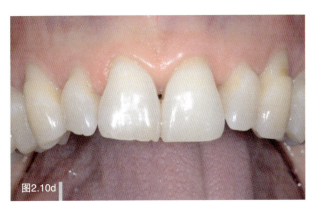

图2.10d

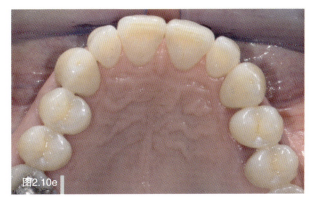

图2.10e

牙周炎病因治疗的主要目标是控制感染、减轻炎症（图2.9a～c和图2.10a～zh）。探诊出血（Bleeding on Probing，BOP）阳性率是评估牙周组织炎症状况的临床指标，是指探诊出血位点占牙弓内所有牙齿检测位点的百分比。菌斑指数（Plaque Index，PLI）是必须通过病因治疗来改善的第二个临床指标，是指存在菌斑的位点占牙弓内所有牙齿检测位点总数的百分比。

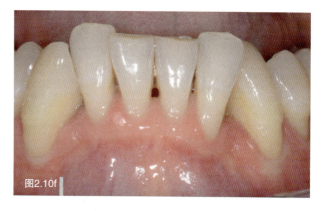

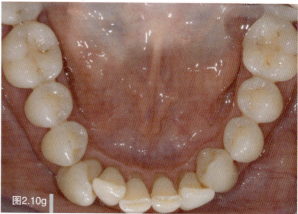

图2.10a～zh（续）
曲面体层片显示上下颌牙槽骨呈水平型吸收，16远中牙槽骨缺损（h）。

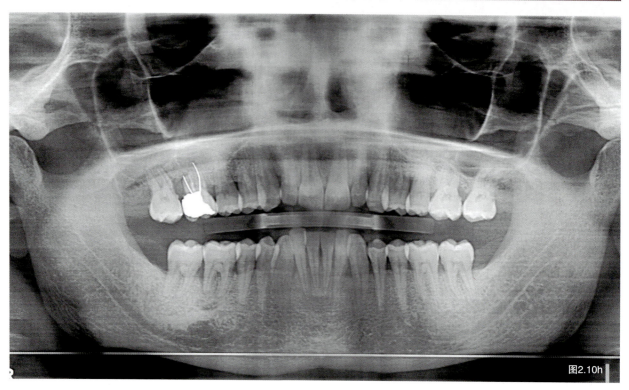

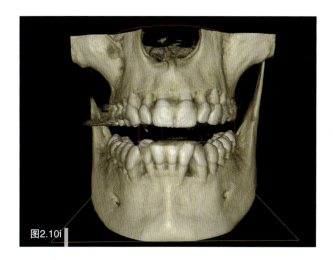

图2.10i

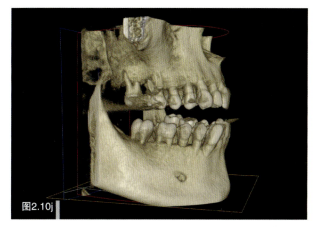

图2.10j

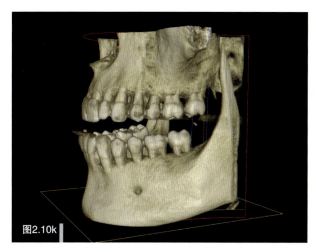

图2.10k

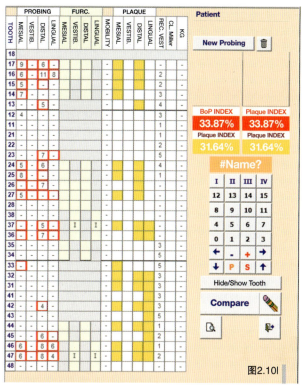

图2.10l

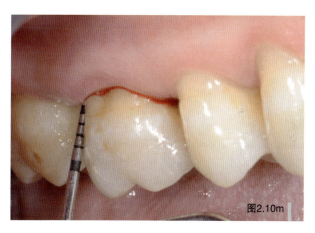

图2.10m

图2.10a~zh（续）

牙周检查表显示所有象限都有探诊深度＞4mm的深牙周袋，探诊出血阳性率＞33%，PLI为31%（I）。16颊侧远中位点为探诊最深的部位，此处为牙周牙髓联合病变（m）。

图2.10a~zh（续）

相较于全口X线片，CBCT能够更加清晰地显示牙槽骨的状态（i~k）。

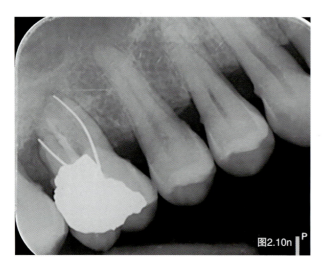
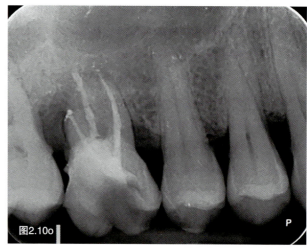

图2.10a~zh（续）

口内根尖片显示16近远中根管内银尖充填，腭根充填不完善，远中邻面骨缺损较大，可见龈下牙石（n）。为了去除病因，首先行根管再治疗，30天后行龈下刮治和根面平整术（o）。

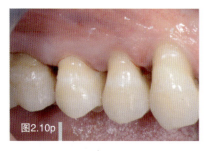
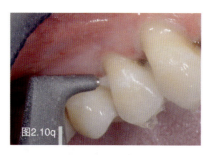
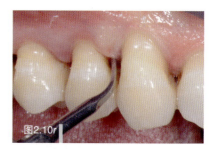

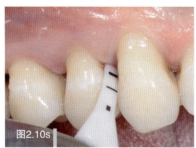
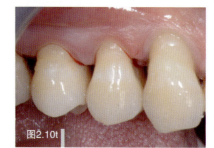
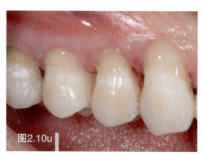

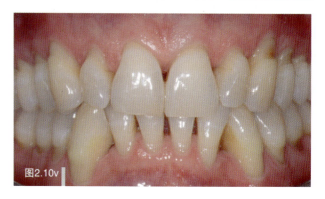

图2.10a~zh（续）

患者按象限进行4次治疗，每次间隔1周。治疗包括龈上喷砂、牙周袋内超声清创术、龈下喷砂以及使用富含氨基酸和透明质酸的凝胶（Aminogam，Professional Dietetics）保护龈缘。14近中根面"8字形"解剖形态加大了机械清洁的难度（p~u）。最后一次治疗结束6周后，再评估患者的牙周状况。龈缘炎症减轻，菌斑控制良好（v）。

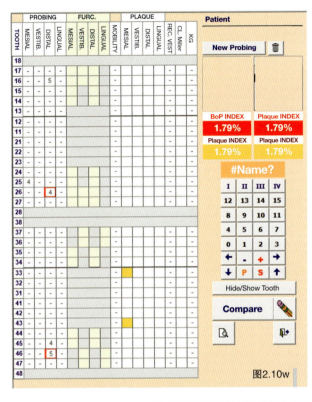

图2.10w

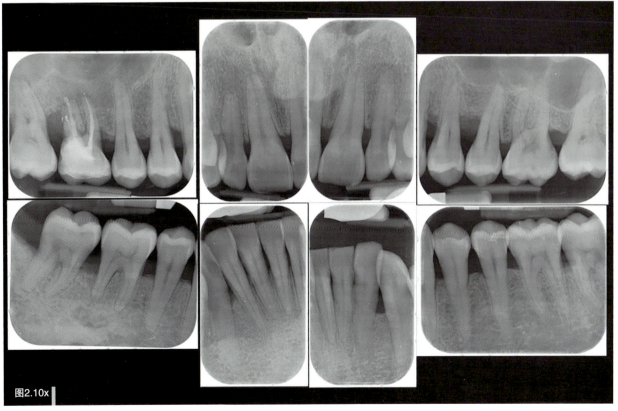

图2.10x

图2.10a～zh（续）

牙周检查表显示BOP和PLI均显著下降，但仍存在探诊深度为4～5mm的位点，有针对性地再次进行龈下刮治和根面平整（w）。再评估时，根尖片显示边缘骨密度增强（x）。

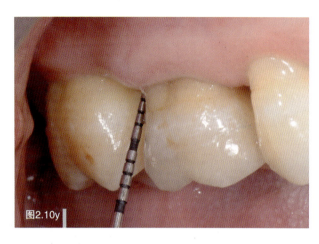
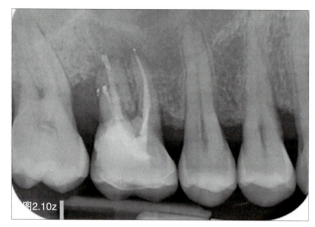
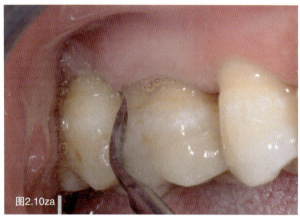
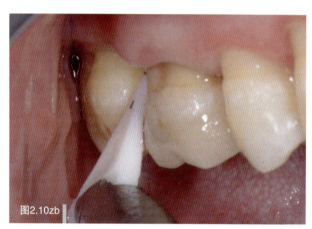

图2.10a~zh（续）
16远中探诊深度5mm（y），仅存在部分骨缺损（z）。牙周袋内再次使用超声和喷砂进行清理（za，zb）。

　　PLI是用来衡量患者依从性或治疗积极性的评价指标。通常来说，牙周炎患者的BOP和PLI远高于50%。

　　对于**局限型牙周炎**，发生附着丧失的位点少于30%，通常可以一次完成龈下刮治术。

　　对于**广泛型牙周炎**，发生附着丧失的位点超过30%，可以根据诊断情况选择分象限或全口进行龈下刮治。**分象限机械治疗**（临床病例2.1），即将口腔分为4个象限，每次完成一个象限的治疗，复诊间隔通常为1周。复诊间隔时间不宜太久，否则会增加已治疗位点再感染的风险。分象限治疗适用于Ⅰ期和Ⅱ期牙周炎；然而，侵袭性牙周炎（Ⅲ期和Ⅳ期牙周炎）最好采用1次治疗，或者24小时内完成2次治疗。这种治疗方法称被为**全口抗感染治疗**（Full Mouth Disinfection，FMD）（临床病例2.2）（Quirynen et al，1995）。

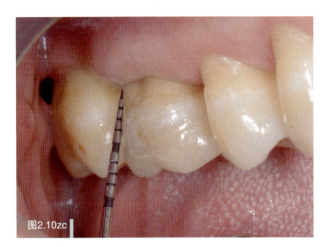

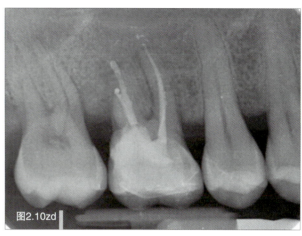

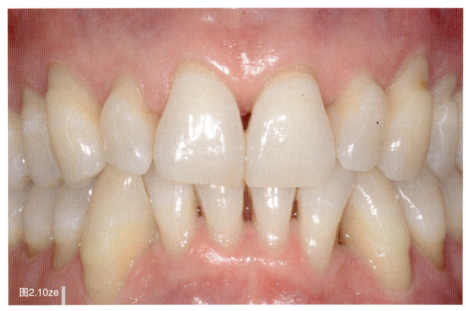

图2.10a～zh（续）
6个月后探诊深度稳定在4mm（zc），影像学显示骨缺损区域出现明显的骨充盈（zd）。12个月随访显示牙周状况较为稳定（ze～zg）。

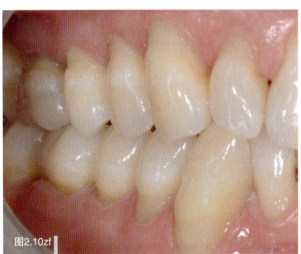

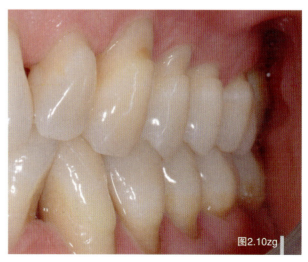

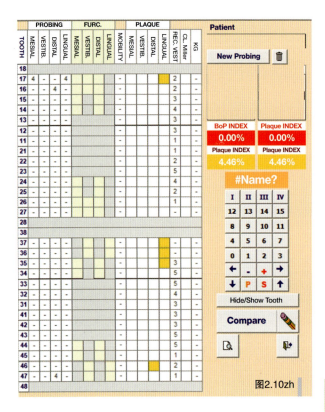

图2.10zh

图2.10a～zh（续）
牙周检查表显示12个月后所有牙周指标均有明显改善（zh）。

牙周袋内机械清洁术

　　任何分期、分级的牙周炎都需要通过牙周袋内非手术机械清洁来实现感染的控制。治疗效果受多种因素影响，如探诊深度、牙根形态和治疗器械的类型，术者的能力也起到了很大的作用（Heitz-Mayfield et al，2002）。从技术上讲，机械清洁可分为两个步骤：一是刮治，目的是打碎和清除矿化沉积物；二是清创，目的是破坏和清除细菌生物膜。目前认为牙周袋机械清洁的目标是降低患者的发病率，提高治疗舒适度，更好地保护软硬组织，获得良好疗效。因此，作者提出以下牙周袋机械清洁方案：

　　（1）局部浸润麻醉和/或牙周膜麻醉。
　　（2）使用特定的喷砂手柄（AirFlow®，EMS）和14μm赤藓糖醇喷砂粉（AirFlow® powder Plus，EMS）精细去除龈上菌斑生物膜。
　　（3）使用配有特定工作尖（PS Instrument，EMS）的超声手柄（Piezon® Led，EMS）进行牙周袋内机械清洁，步骤如下：
　　a. 牙周袋深度达6mm，牙周袋内机械清洁5分钟。
　　b 在上述基础上，牙周袋深度每增加1mm，机械清洁需要延长1分钟。
　　（4）牙周袋内使用14μm赤藓糖醇喷砂粉（AirFlow® powder Plus，EMS），在喷砂手柄（Perio Flow®，EMS）上安装3mm、5mm、7mm和10mm刻度标记的龈下喷砂工作尖，治疗持续5秒。
　　（5）使用3%过氧化氢冲洗牙周袋。
　　（6）使用0.2%氯己定二葡萄糖酸盐冲洗牙周袋。
　　（7）龈沟内放置Aminogam®凝胶（Professional Dietetics）。

　　治疗步骤除菌斑生物膜的控制、牙周袋内机械清洁和0.2%氯己定冲洗外，还包括刷牙和0.2%氯己定漱口液含漱，清除舌面和扁桃体的菌斑，以减少整个口腔的细菌负荷。

　　van Winkelhoff方案（van Winkelhoff et al，1989）提倡机械治疗联合全身药物治疗，从而控制牙周致病菌（临床病例2.3）。该治疗方案需要每8小时口服500mg阿莫西林和250mg甲硝唑，从首次治疗的早晨开始计算，整个疗程持续7天。对于青霉素过敏的患者，推荐使用500mg环丙沙星和250mg甲硝唑。

牙周袋内机械清洁会伴随一些不适症状，为了实现最大清洁效力，治疗必须在局部麻醉下完成。超声治疗在牙周袋内机械清洁方案中发挥着重要作用，在牙周非手术治疗中的临床疗效已经得到证实（Rosling et al，2001）。超声不仅能够直接从牙根表面分离并粉碎牙石（刮治的主要目标），同时还能破坏细菌的细胞壁导致细菌死亡，减少细菌量（清创的主要目标）。此外，超声波产生的空穴现象和冲洗作用有利于将机械清创所产生的碎屑冲出牙周袋（Baehni et al，1992）。与手工刮治器械相比，超声治疗在曲度较大的根面或手工器械难以到达的部位（如根分叉区域）具有诸多的优势（Leon and Vogel，1987）。最后，为了获得真实的临床疗效，超声过程必须在牙周袋内操作足够长的时间（Leonhardt et al，2006）。使用赤藓糖醇等预防性喷砂完成清创，能显著减少细菌量。牙周非手术治疗的目的不是完全清除细菌，而是将

细菌浓度降低到一个阈值以下（被称为**临界细菌量**）时，机体的免疫防御系统可以抵抗细菌攻击（Cobb，2002）。使用推荐的治疗时间能够保证临床疗效，并且符合微创治疗理念、降低发病率，无须使用手工刮治器械（如刮治器和刮匙），因此提高了患者的舒适度。此外，从临床角度来看，为了实现牙周袋的愈合而行根面平整术刮除牙根表面牙骨质是非必要的。实际上，细菌毒素仅松散地吸附在牙骨质表面，无须根面平整将其清除（Nakib et al，1982）。从软组织层面来看，仅使用超声和喷砂的牙周机械清洁足以显著减少牙龈退缩（图2.11a～n）。

牙周基础治疗后探诊深度的减小源于软组织退缩和临床附着的获得。软组织退缩是炎症反应减轻、组织水肿消失的结果，通常在薄龈生物型中更为明显。然而，随着结合上皮细胞向根方迁移形成**长结合上皮**，牙周袋愈合，从而获得临床附着。

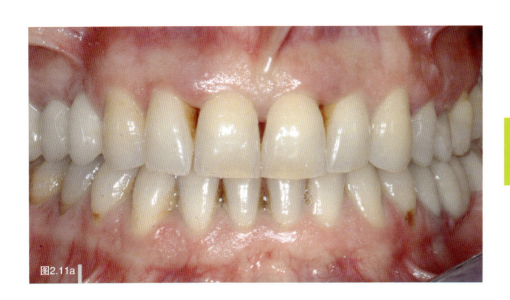

图2.11a～n
患者女性，48岁，诊断为广泛型牙周炎。初诊时口内像（a）。

图2.11a

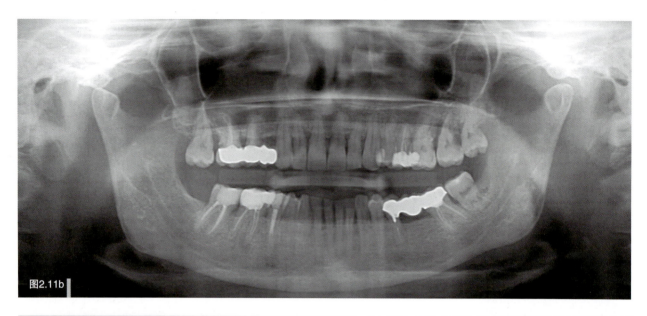

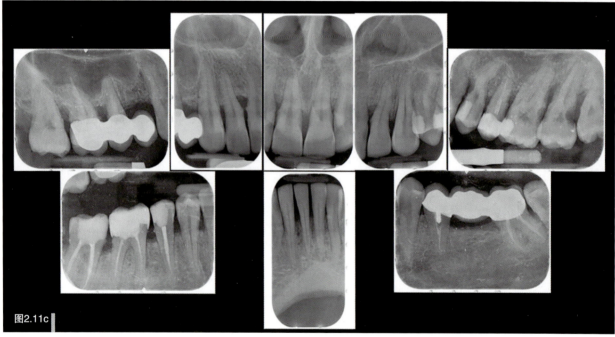

这一愈合过程通过组织修复（Caton et al，1979）得以实现，虽然不能将其定义为新附着，但长结合上皮在一定程度上能够抵御细菌的再定植（Magnusson et al，1983）。

图2.11a~n（续）

曲面体层片（b）和全口根尖片（c）显示下颌牙槽骨轻至中度骨吸收，上颌牙槽骨中至重度骨吸收，以水平型骨吸收为主。

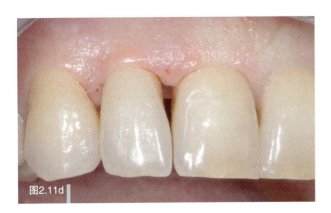

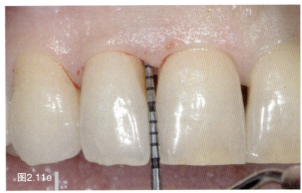

图2.11a~n（续）

12近中颊侧位点探诊深度为6mm，伴软组织退缩，邻面附着丧失9mm（d，e）。

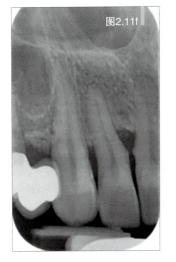

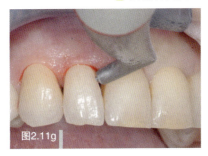

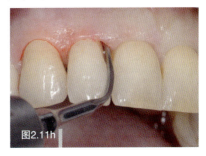

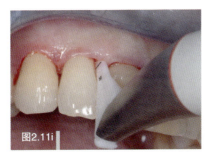

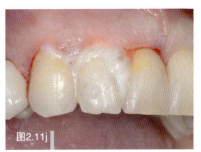

图2.11a~n（续）

根尖片显示骨缺损形态，4mm骨上缺损伴＜3mm的骨下缺损。可见龈下牙石影像（f）。

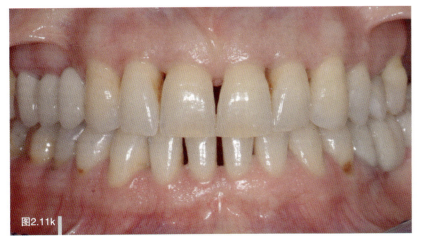

图2.11a~n（续）

病因的治疗从使用赤藓糖醇喷砂去除菌斑生物膜开始（g）。随后使用超声在牙周袋内作用5分钟（h），龈下使用赤藓糖醇喷砂5秒（i）。最后使用过氧化氢和氯己定溶液冲洗牙周袋（j），并使用富含透明质酸和氨基酸的凝胶加以保护。再评估时，发现牙周炎已得到控制（k）。

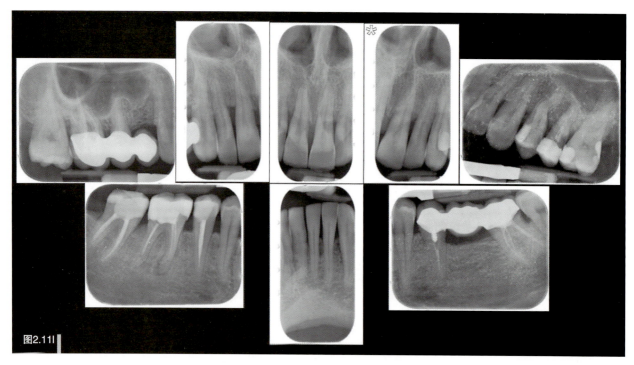

图2.11l

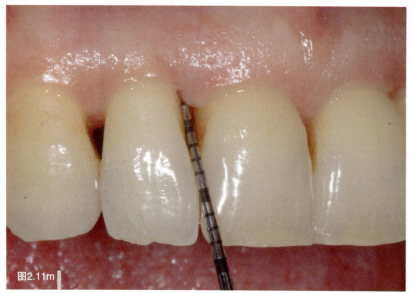

图2.11m

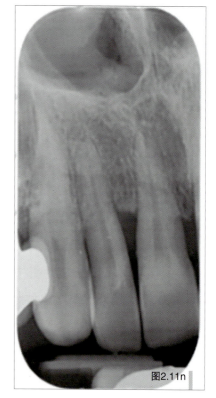

图2.11n

图2.11a~n（续）

再评估时，全口根尖片显示缺损区骨密度增强（l）。12探诊深度已减小至3mm，且龈缘软组织不再进一步退缩。病因治疗后的临床附着增加3mm（m）。12个月后口内根尖片显示水平型的骨缺损边缘存在骨充盈（n）。

激光辅助治疗

技术的进步为临床医生提供了新的治疗方法，其中激光辅助治疗无疑是一种创新性的治疗方式。迄今为止，没有文献证实激光作为单一治疗手段的有效性；然而，激光与传统治疗相结合是一种可行的治疗方法。从这个角度来看，最新一代纳米铒激光（Nano YAG，DMT）（技术数据表2.2）的使用非常有趣。在上述传统机械治疗方案中，纳米铒激光推荐在赤藓糖醇喷砂之后，过氧化氢和氯己定溶液冲洗牙周袋之前使用。将300μm光导纤维伸入牙周袋内，与软组织接触60秒，从而降低细菌浓度，气化牙周袋内壁溃烂的上皮，进而减缓结合上皮向根方迁移，以利于结缔组织细胞的爬行，并提高血凝块的稳定性（图2.12a～zg）。

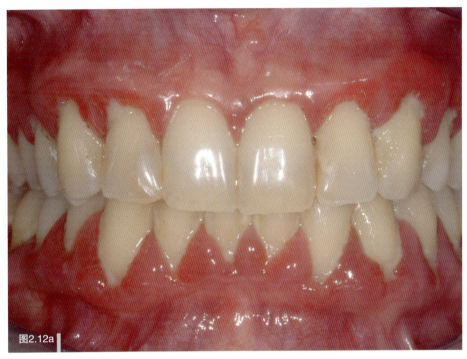

图2.12a～zg
患者女性，47岁，诊断为Ⅲ期牙周炎。初诊口内像显示牙龈组织大范围的炎症、出血与渗出（a～c）。

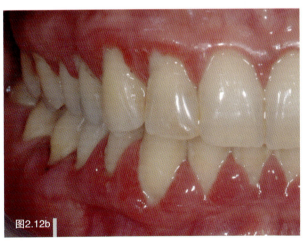

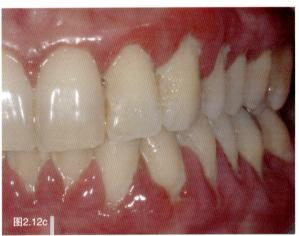

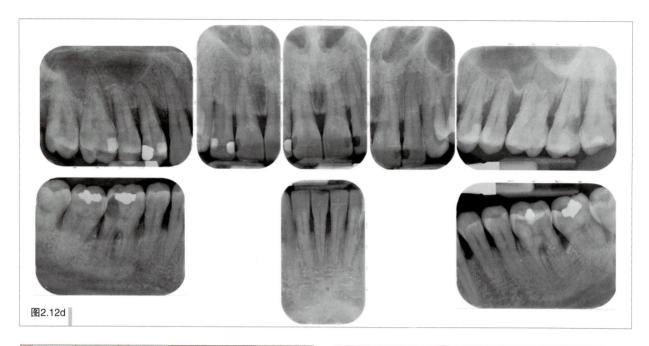

图2.12d

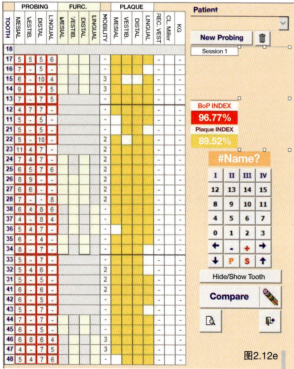

TOOTH	PROBING MESIAL	VESTIB.	DISTAL	LINGUAL	FURC.	MOBILITY	PLAQUE
18							
17	5	5	5	6		-	
16	7	-	5	-		-	
15	6	-	10	4		3	
14	9	-	7	5		3	
13	7	-	7	5		-	
12	4	7	7	-		-	
11	5	-	5	-		-	
21	5	-	5	-		-	
22	5	-	10	-		2	
23	11	4	7	-		2	
24	7	4	7	-		-	
25	6	5	7	6		2	
26	6	6	-	-		2	
27	6	6	-	-		2	
28	7	-	-	8		2	
38	4	6	4	6		-	
37	4	-	8	4		-	
36	5	4	7	-		-	
35	6	-	4	-		-	
34	8	-	7	-		-	
33	5	-	7	-		-	
32	5	4	6	-		2	
31	5	-	5	-		2	
41	6	-	6	-		2	
42	6	-	5	-		-	
43	5	-	5	-		-	
44	7	-	7	-		-	
45	6	-	5	-		-	
46	6	8	6	4		3	
47	6	-	5	-		3	
48	5	4	7	6		-	

Patient

New Probing
Session 1

BoP INDEX **96.77%**
Plaque INDEX **89.52%**

#Name?

I	II	III	IV
12	13	14	15
8	9	10	11
4	5	6	7
0	1	2	3

Hide/Show Tooth
Compare

图2.12e

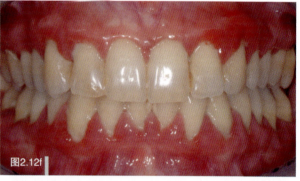

图2.12f

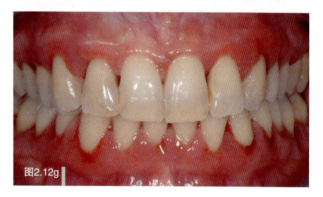

图2.12g

图2.12a~zg（续）

全口根尖片显示上下颌牙槽骨重度吸收（d）。牙周检查表显示PLI为89%，探诊出血阳性率为96%。大部分位点的牙周袋深度在6mm以上，最深可达11mm（e）。首次治疗需要检查龈上生物膜并了解患者的治疗诉求（f，g）。

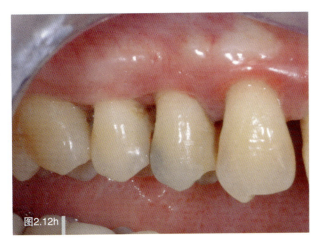

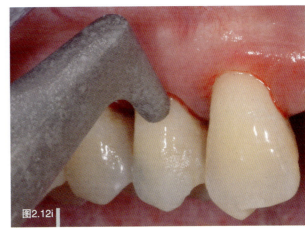

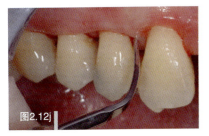

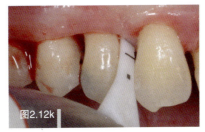

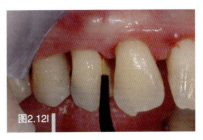

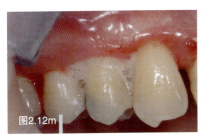

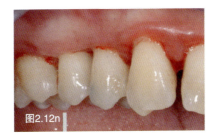

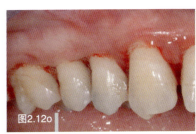

图2.12a～zg（续）

应用FMD的方法，根据van Winkelhoff方案，服用全身抗生素，24小时内联合激光辅助治疗完成所有牙周袋的机械清洁。第一天，从右上象限开始治疗（h），去除龈上菌斑生物膜（i）。之后，在牙周袋内进行超声治疗（j），龈下使用赤藓糖醇喷砂（k），再使用激光。具体操作是使用带有纳米铒激光（Nano YAG，DMT）的光导纤维（300μm）在每个牙周袋内作用60秒（l），再用过氧化氢（m）和氯己定（n）分别冲洗牙周袋，并采用富含透明质酸的凝胶加以保护（o），同时对右下象限进行相同的处理（p）。

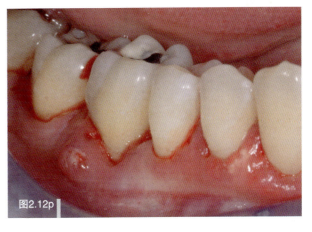

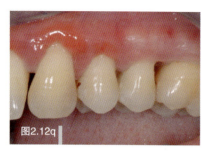

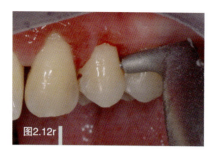

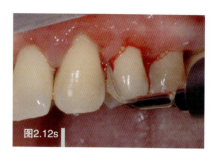

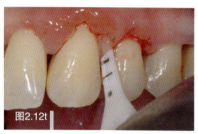

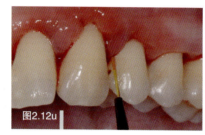

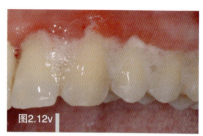

图2.12a～zg（续）
第二天复诊对左上象限（q～v）和左下象限（w）进行同样的处理。

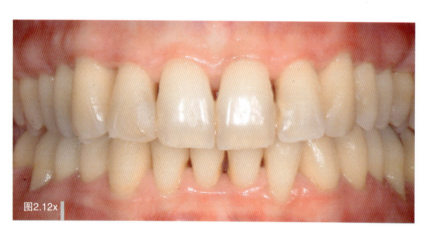

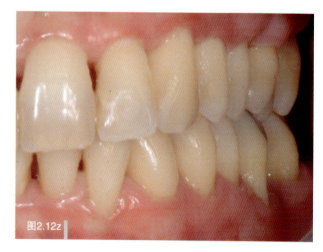

图2.12a～zg（续）
12周后复诊再评估显示临床症状显著改善（x～z）。

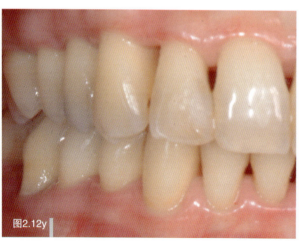

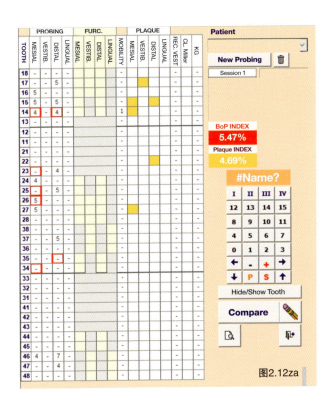

图2.12za

图2.12a~zg（续）
通过牙周检查表确定临床症状改善效果，牙周检查表显示牙周袋深度减小、探诊出血阳性率和PLI均降低（za）。

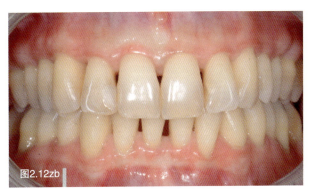

图2.12zb

图2.12a~zg（续）
12个月后随访证实治疗效果较为稳定（zb~zf）。

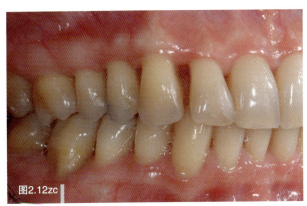

图2.12zc

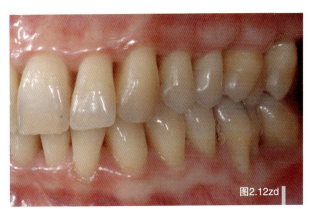

图2.12zd

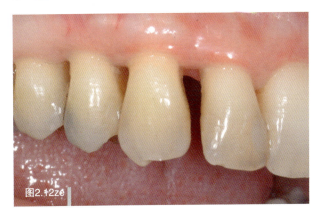

图2.12ze

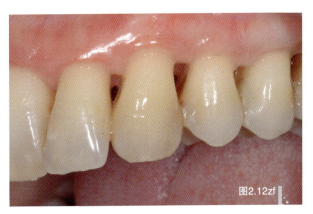

图2.12zf

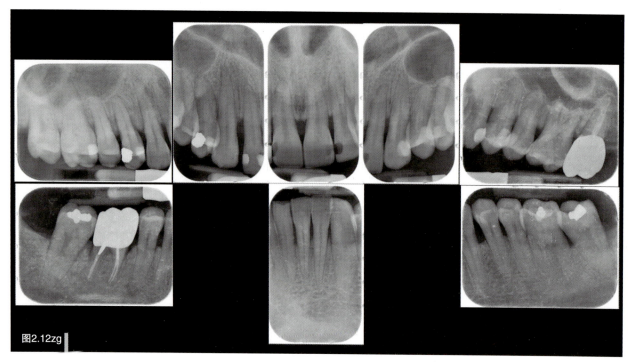

图2.12zg

图2.12a~zg（续）
12个月后全口根尖片牙槽骨边缘高度增加（zg）。

再生手术首要前提——病因治疗

通常牙周病最终治疗计划需要根据病因治疗的效果确定，但有些病例在制订牙周治疗计划的初始阶段就已经确定需要进行再生性治疗。这样的病例在进行病因治疗时建议采用个性化的方案，再生性牙周治疗的效果取决于是否能够在生物材料上创造理想的黏膜封闭。因此，保护牙槽嵴顶上方软组织的高度至关重要，建议采用微创的方式，使用较细工作尖的超声仪器（PS工作尖，EMS）完成牙周袋内清创，特别注意应避免使用任何手工器械刮治。

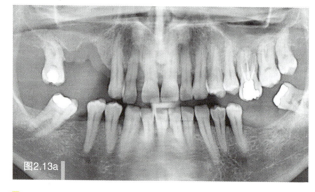

图2.13a

图2.13a~t
Ⅳ期牙周炎的成年患者（译者案）。初诊曲面体层片显示重度牙槽骨吸收和多颗牙齿缺失。需要采用多学科联合治疗方案来恢复牙列完整和控制牙周感染。正畸治疗在病因治疗结束之后进行，但也需要再生性牙周手术治疗和伴骨增量的种植手术（a）。

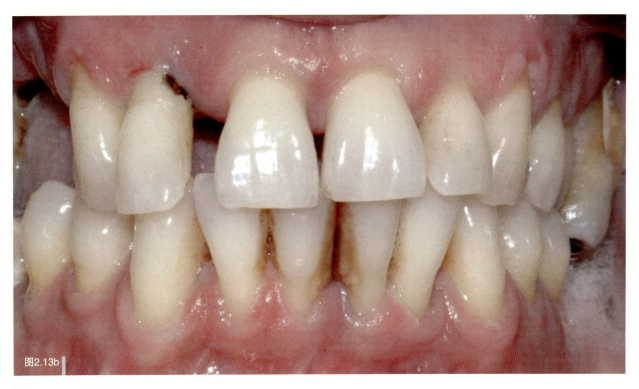

图2.13a~t（续）
初诊口内像显示菌斑和牙石堆积，龈缘炎症，上颌前牙倾斜移位伴有散在间隙（b）。12远中移位并伸长，龈边缘存在牙石和炎症（c）。首次探诊时，12近中探诊深度为6mm，伴出血和渗出。表层牙周组织的炎症是手术的禁忌证，术前必须先进行病因治疗（d）。

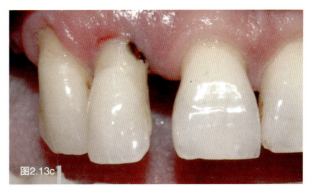

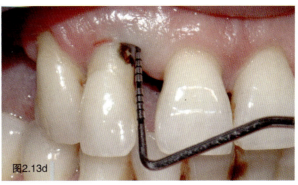

此外，建议只刮治骨上袋部分，以减少术后边缘龈的炎症，不要触及骨下袋部分，因为骨下袋需要进行翻瓣术清创。为了避免"袖口效应"（牙周袋冠方的菌斑被清除，但根方仍有菌斑残存）导致牙周脓肿的风险，应在病因治疗结束后2周进行再生性牙周手术（图2.13a~t）。

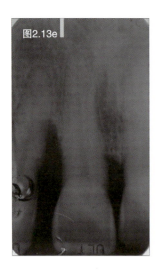

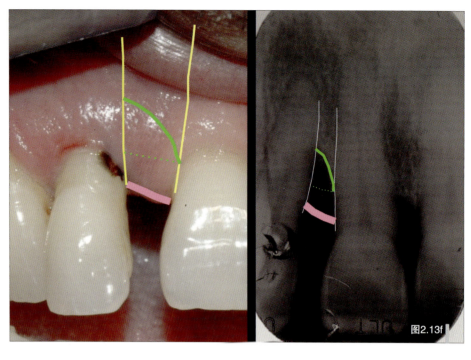

图2.13a~t（续）
根尖片显示深的骨缺损，其中骨内缺损部分超过3mm，X线提示一壁骨缺损。这种类型的骨缺损可能只有通过再生性牙周手术才能实现骨量的增加（e）。

图2.13a~t（续）
绿色实线模拟缺损的骨壁，绿色虚线连接邻间隙剩余牙槽嵴顶与侧切牙牙根表面，软组织冠方到虚线的部分对应牙槽嵴顶上方的部分。这一部分将只采用超声进行机械治疗，目的是去除组织浅表炎症，为后续开展牙周手术创造条件。缺损的深部不做处理（f）。

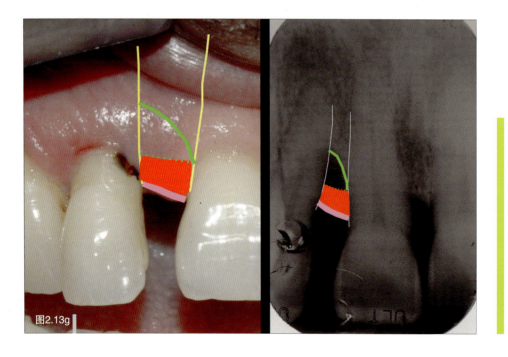

图2.13a~t（续）
红色充填的部分是牙槽嵴顶上方结缔组织，这一部分组织不在缺损内，而是位于骨缺损冠方的健康组织。维持软组织的完整性至关重要，因为手术结束后，它们将在移植物上方形成封闭，有利于缝合。以上是不提倡术前对这部分组织实行刮治术的原因（g）。

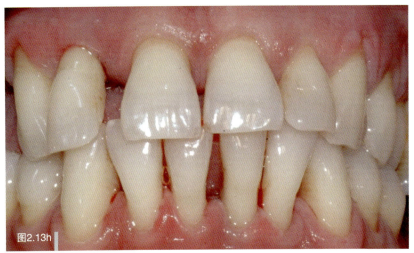

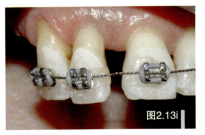

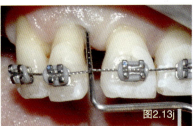

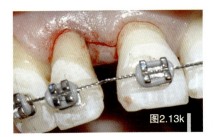

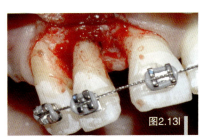

图2.13a~t（续）

病因治疗后的临床口内像：牙周炎症已经消退（h）。术前使用正畸托槽和无矫治力的麻花丝进行松动牙固定（i）。牙周探诊时，边缘龈质地坚韧，无出血。病因治疗已达到预期结果，该位点可以进行手术（j）。采用简化龈乳头保存技术进行再生性牙周手术（k）。翻全厚瓣，暴露骨内袋部分的菌斑和牙石。这一部分组织在根面平整阶段不进行刮治，以避免软组织的退缩，具有十分重要的美学意义（l）。翻瓣后，很容易进行骨缺损内和牙根表面的清洁（m）。

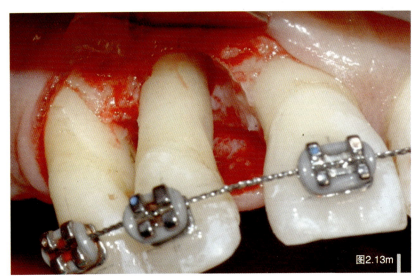

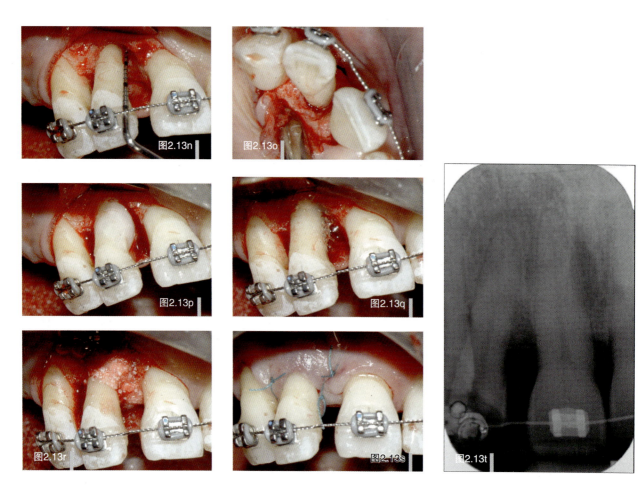

图2.13a～t（续）

较宽的重度一壁骨下缺损，深7mm（n）。此外，骨缺损环绕牙根累及腭侧（o）。组织再生需要联合应用釉原蛋白和生物材料。首先用24%EDTA处理根面2分钟（Prefgel，Straumann）（p），之后涂布釉原蛋白（Emdogain，Straumann）（q），最后植入小牛源性胶原骨替代物（Bio-Oss® Collagen，Geistlich）（r）。牙龈瓣采用改良Laurell Gottlow方式缝合（s）。术后即刻根尖片显示骨缺损内充满骨移植物（t）。

疗效再评估

非手术治疗并非总能达到使牙周袋恢复正常且探诊深度≤3mm的预期疗效，因此非手术治疗的主要目标是减小探诊深度，减轻牙龈炎症。临床上可采用探诊出血阳性率评估治疗效果。此外，PLI能够有效体现患者的口腔卫生控制状况。病因治疗后，上述两个指数必须低于20%（O'Leary，1972）。另外，不同牙周袋的治疗效果与初诊探诊深度、牙周袋的解剖结构（骨上袋或骨下袋）、骨缺损的类型（水平型或垂直型）、根分叉病变的程度以及牙齿松动情况有直接关系。牙周炎患者再评估是指在牙周治疗期间进行探诊深度、探诊出血阳性率和PLI的监测。

再评估是SIdP决策树的节点1，常在病因治疗后进行，并可以据此确定最终的治疗计划。再评估必须在机械治疗后牙周组织达到临床和组织学愈合时执行，最早在病因治疗后4周开展，此时结合上皮能够获得组织学愈合。此外，还需要评估患者维护口腔卫生的积极性。因此，建议在龈下刮治后6～12周进行再评估。再评估时，如果残留的牙周袋探诊深度≥4mm，则选择切除性、保守性或再生性牙周手术方式。病因治疗旨在控制感染和消除炎症，而手术治疗旨在解决由牙周病造成的牙周组织解剖结构的破坏（Tonetti et al，2000）（图2.14a～y）。

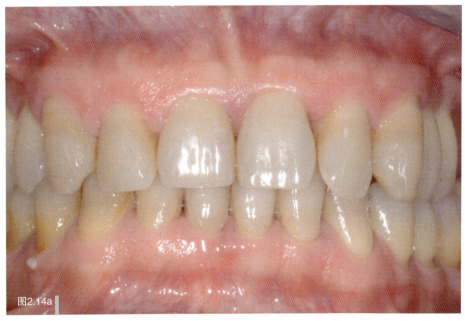

图2.14a～y
患者男性，42岁，诊断为Ⅲ期牙周炎（译者案）。初诊口内像显示菌斑控制不佳，伴有牙龈缘炎症。26、27近期已被拔除（a～c）。

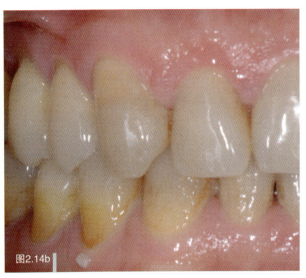

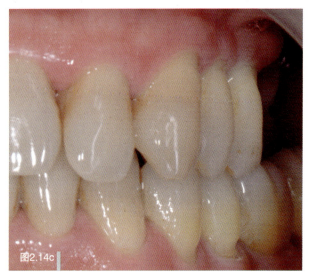

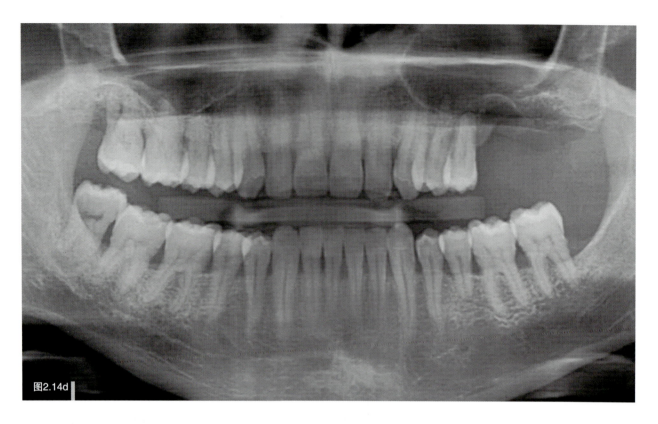

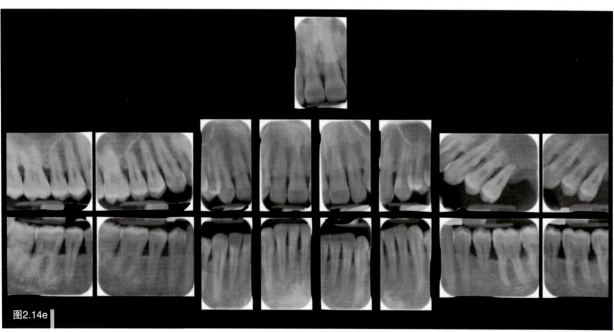

图2.14a~y（续）
初诊曲面体层片显示中等程度的水平型骨吸收，部分位点伴有垂直型骨吸收和根分叉病变（d，e）。

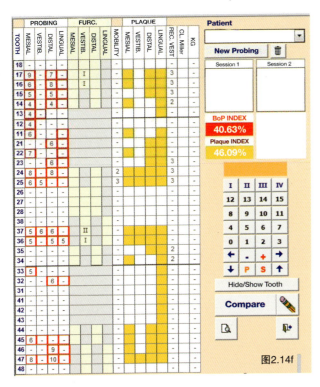

图2.14f

TOOTH	PROBING MESIAL	VESTIB	DISTAL	LINGUAL	FURC. MESIAL	VESTIB	DISTAL	LINGUAL	MOBILITY	PLAQUE MESIAL	VESTIB	DISTAL	LINGUAL	REC. VEST	CL.Miller	KG
18	-	-	-	-										-		-
17	9	-	7	-	I									3		-
16	6	-	8	-	I									3		-
15	5	-	5	-										3		-
14	4	-	4	-										2		-
13	4	-	-	-												
12	4	-	-	-												
11	6	-	-	-												
21	-	-	6	-												
22	7	-	-	-												
23	-	-	6	-										3		-
24	8	-	8	-					2					3		-
25	6	5	-						3					3		-
26	-	-	-											-		-
27														-		-
28														-		-
38														-		-
37	5	6	6	-	II											-
36	5	-	5	5	I											-
35	-	-	-											2		-
34	-	-	-											2		-
33	5	-	-											-		-
32	-	6	-											-		-
31														-		-
41														-		-
42														-		-
43														-		-
44														-		-
45	6	-	-											-		-
46	-	-	9	-										-		-
47	8	-	10	-										-		-
48														-		-

Patient

New Probing

Session 1　Session 2

BoP INDEX **40.63%**

Plaque INDEX **46.09%**

I	II	III	IV
12	13	14	15
8	9	10	11
4	5	6	7
0	1	2	3
←	-	+	
↓	P	S	↑

Hide/Show Tooth

Compare

图2.14a~y（续）
牙周检查表显示存在很深的牙周袋，磨牙区尤为严重，右上象限和左下象限存在根分叉病变（f）。

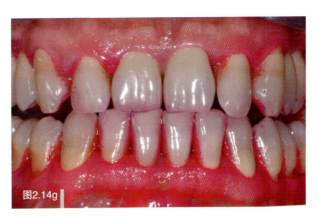

图2.14g

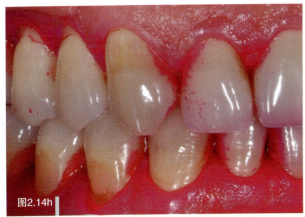

图2.14h

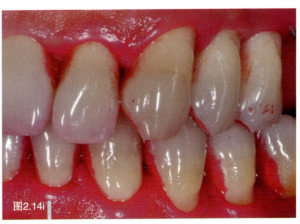

图2.14i

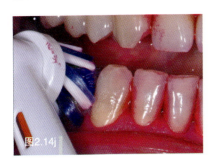

图2.14j

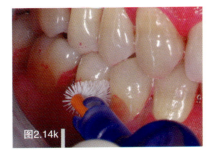

图2.14k

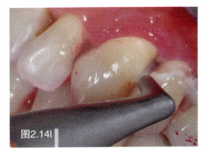

图2.14l

图2.14a~y（续）
使用GBT（以菌斑生物膜为导向的牙周治疗）的方法，鼓励患者进行口腔卫生控制并接受病因治疗（g~l）。

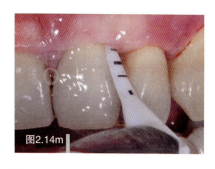
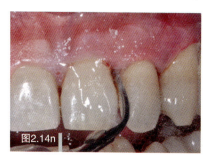
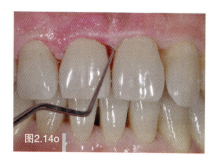

图2.14a～y（续）

使用超声器械和喷砂，按象限分四步完成龈上和龈下的机械治疗（m～o）（译者案）。

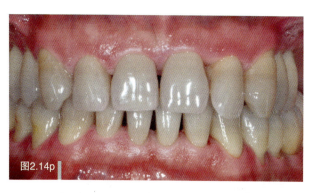

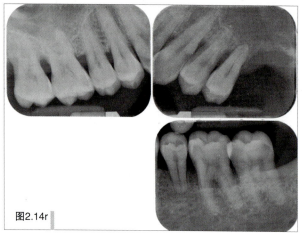

TOOTH	PROBING MESIAL	VESTIB.	DISTAL	LINGUAL	FURC. MESIAL	VESTIB.	DISTAL	LINGUAL	MOBILITY	PLAQUE MESIAL	VESTIB.	DISTAL	LINGUAL	REC. VEST.	CL. Miller	KG
18	-	-	-	-				-					-	-		-
17	6	-	-	-				-					-	-		-
16	-	-	5	-				-					-	-		-
15	-	-	-	-				-					-	-		-
14	-	-	-	-				-					-	-		-
13	-	-	-	-				-					-	-		-
12	-	-	-	-				-					-	-		-
11	-	-	-	-				-					-	-		-
21	-	-	-	-				-					-	-		-
22	-	-	-	-				-					-	-		-
23	-	-	-	-				-					-	-		-
24	-	-	-	-				-					-	-		-
25	-	-	-	-				-					-	-		-
26	-	-	-	-				-					-	-		-
27	-	-	-	-				-					-	-		-
28	-	-	-	-				-					-	-		-
38	-	-	-	-				-					-	-		-
37	-	5	-	-			I						-	-		-
36	-	-	-	-			I						-	-		-
35	-	-	-	-				-					-	-		-
34	-	-	-	-				-					-	-		-
33	-	-	-	-				-					-	-		-
32	-	-	-	-				-					-	-		-
31	-	-	-	-				-					-	-		-
41	-	-	-	-				-					-	-		-
42	-	-	-	-				-					-	-		-
43	-	-	-	-				-					-	-		-
44	-	-	-	-				-					-	-		-
45	-	-	-	-				-					-	-		-
46	-	-	-	-				-					-	-		-
47	-	-	-	-				-					-	-		-
48	-	-	-	-				-					-	-		-

Patient

New Probing

BoP INDEX **6.25%**

Plaque INDEX **7.81%**

#Name?

I	II	III	IV
12	13	14	15
8	9	10	11
4	5	6	7
0	1	2	3
←	-	+	→
↓	P	S	↑

Hide/Show Tooth

Compare

图2.14q

图2.14a～y（续）

再评估时，口内像可见临床症状明显改善（p），在16、17、36和37（q）仍存在深牙周袋。除此之外，患者需要在左上象限进行种植修复。根尖片显示，随着炎症的控制，牙槽骨密度增强（r）。对于牙周炎患者而言，通过病因治疗使炎症指标得到控制后，方可进行种植手术。

图2.14a~y（续）
16和17手术治疗骨下缺损（s，t），36和37手术治疗受累的根分叉（u，v），最后26和27区域进行上颌窦提升术，同期植入种植体（w，x）。

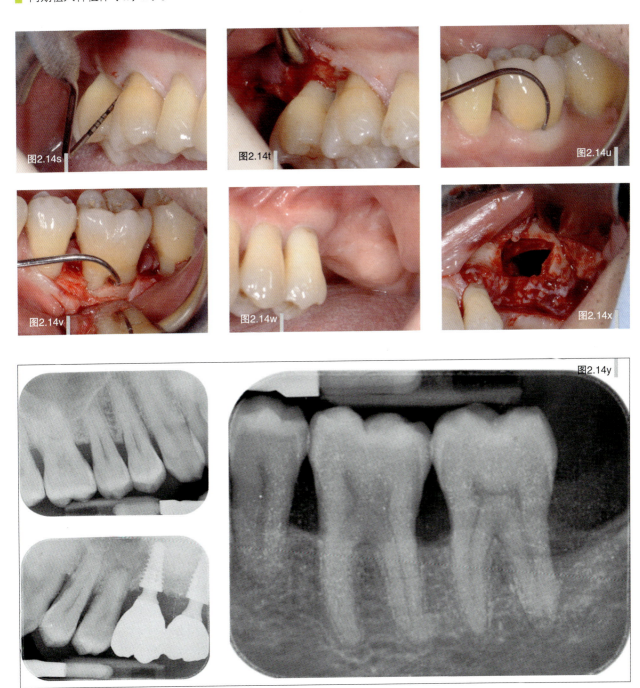

图2.14a~y（续）
1年后再评估，根尖片显示接受手术的3个区域边缘骨组织有非常好的稳定性（y）。

临床病例2.1
分象限机械治疗

患者42岁，诊断为Ⅱ期牙周炎（译者案）。初诊口内像显示菌斑控制欠佳，特别是邻间隙区，龈缘有轻微炎症（**图1～图5**）。

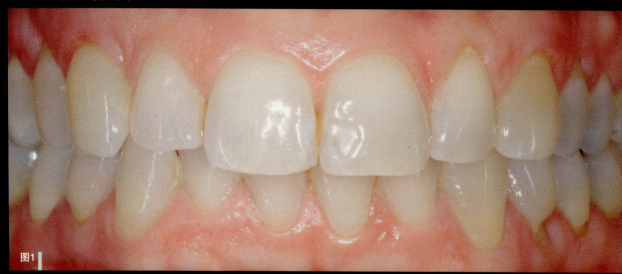

图1

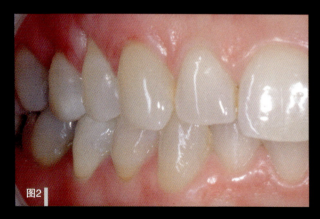

图2

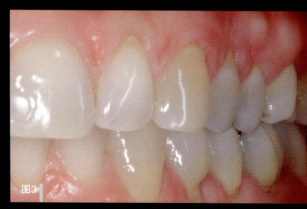

图3

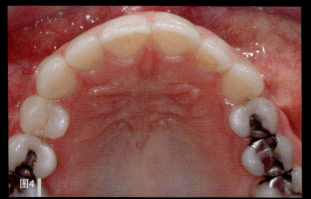

图4

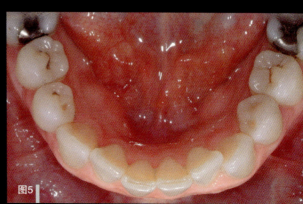

图5

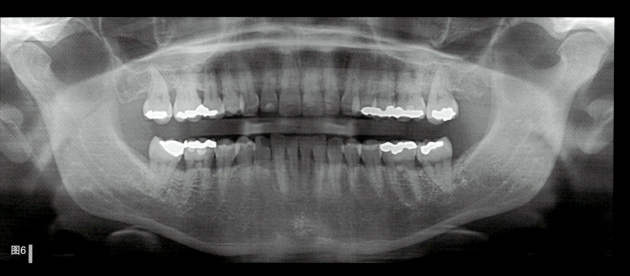

图6

初诊曲面体层片显示轻度水平型骨吸收伴垂直型骨吸收，在15、16、17、36、45、46、47处均有＜3mm的骨下缺损（**图6**）。

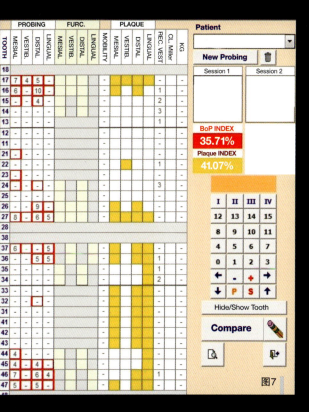

图7

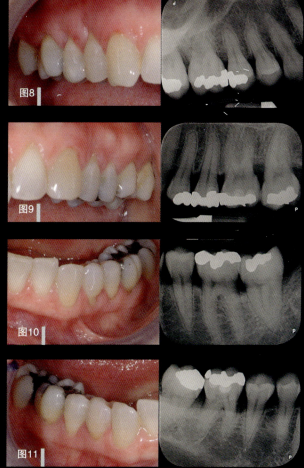

图8

图9

图10

图11

初诊最大探诊深度达10mm，探诊出血阳性率35%，PLI约为41%（**图7**）。图中详细地展示了4个象限的口内像及对应的根尖片（**图8～图11**）。

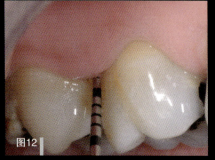

图12

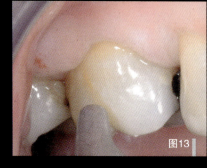

图13

在诊断性评估的基础上，分象限施行机械治疗。治疗每周1次，共4次。首先，按照龈上喷砂、龈下超声刮治和赤藓糖醇喷砂的步骤对右上象限进行机械治疗（图12~图15）。

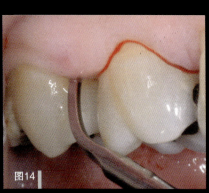

图14

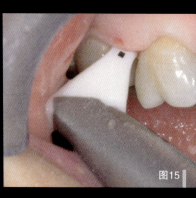

图15

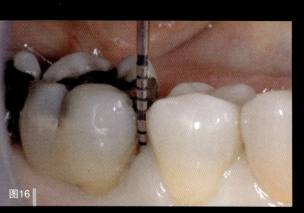

图16

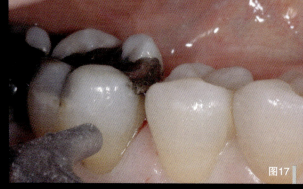

图17

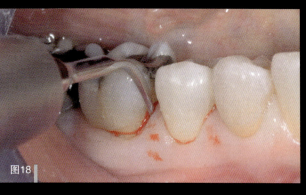

图18

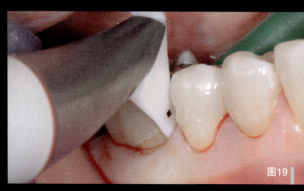

图19

然后对右下象限进行治疗（图16~图19）。

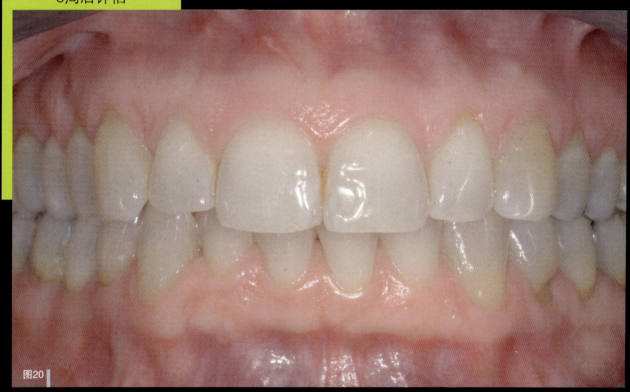

6周后评估

图20

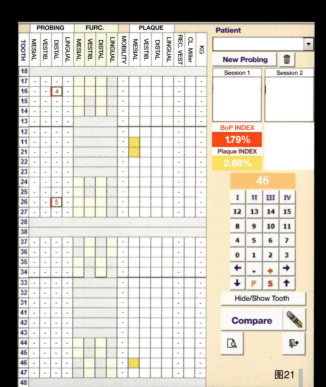

图21

在最后一次龈下机械治疗后6周进行再评估。牙周检查表显示牙周各项指标均有改善，牙周袋恢复正常，PLI和探诊出血阳性率降低。

16和26分别存在4mm和5mm的牙周袋，每4个月进行一次牙周维护治疗将其消除（**图20和图21**）。

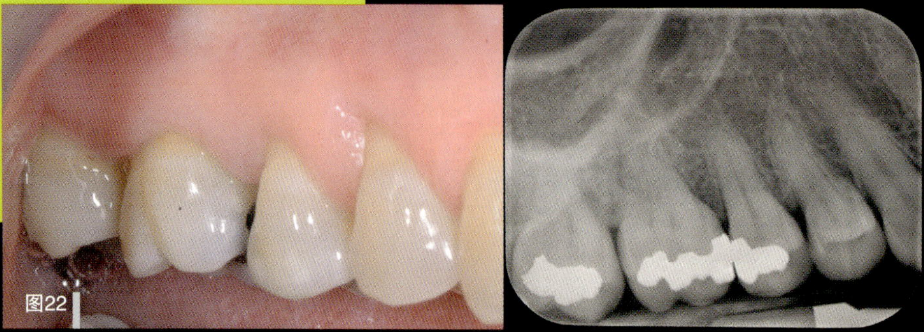

图22

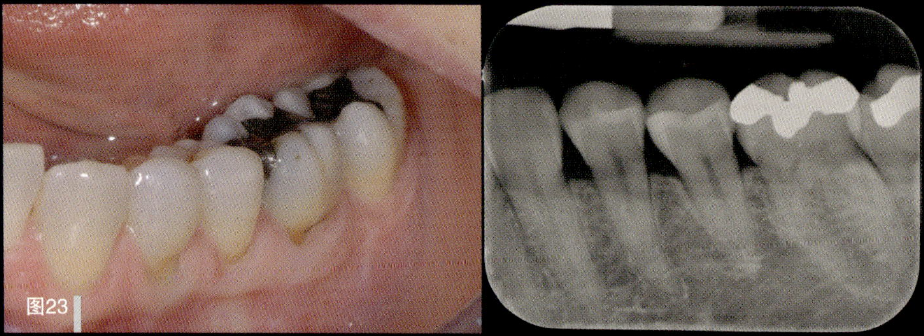

图23

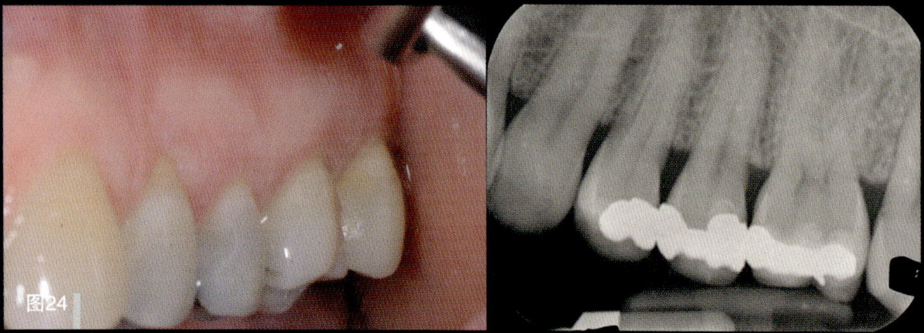

图24

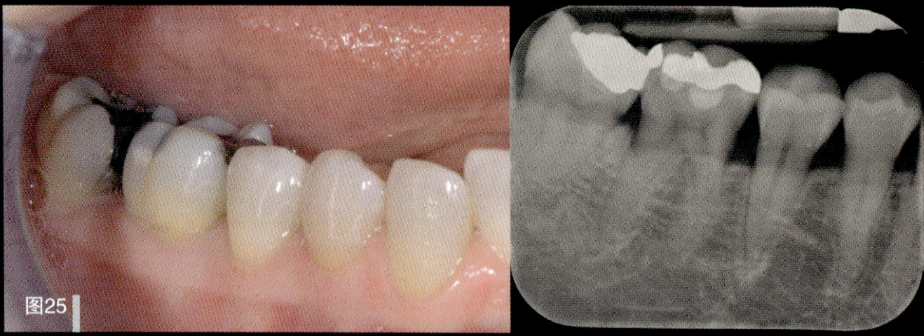

图25

治疗后1年复诊，即第三次维护治疗，证实治疗效果的稳定性，根尖片显示骨密度增强，表明炎症已得到控制（**图22～图25**）。

1年后复诊

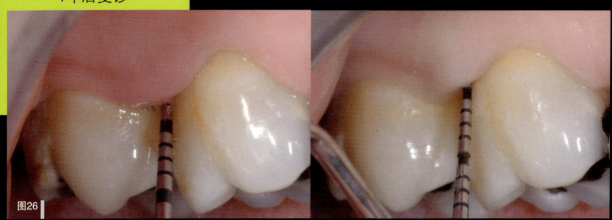

图26

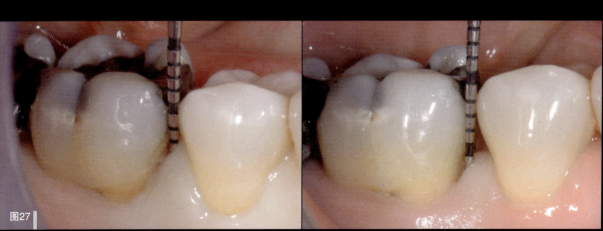

图27

对比16、46初诊和治疗后12个月的变化情况，可以看出单独的病因治疗能够有效降低牙周袋深度（**图26和图27**）。

临床病例2.2

全口抗感染治疗

患者22岁，诊断为Ⅲ期牙周炎（译者案）。初诊口内像显示软组织形态正常。下颌切牙区存在轻度炎症，伴菌斑和牙石堆积（**图1和图2**）。

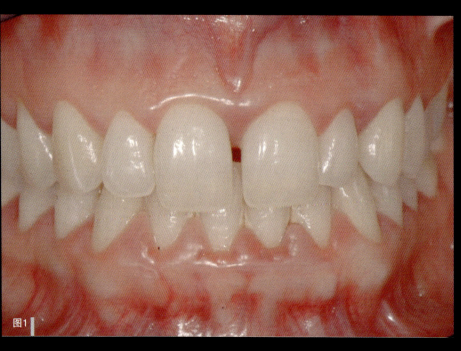

图1

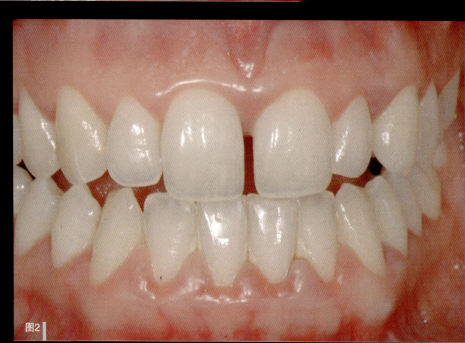

图2

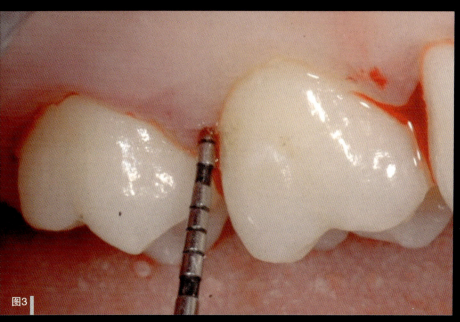

与实际的临床情况相比，初诊时视觉上所见的牙周健康可能具有误导性。探诊检查显示多个位点存在深牙周袋，且探诊出血（图3~图7）。

图3

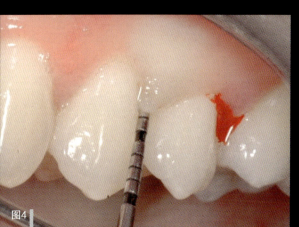

图4

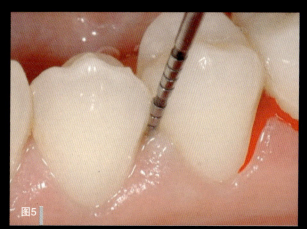

图5

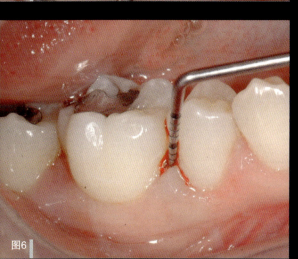

图6

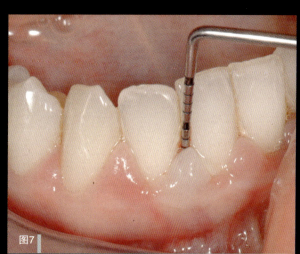

图7

图8

	m	b	d	l	forc	mob
18						
17	7*	5*	5*	5*		
16	6*	-	10*	-		
15	5*	-	5*	-		
14	5*	-	7*	-		
13	-	-	6*	-		
12	-	-	-	-		
11	5*	-	*	-		
21	4*	-	*	-		
22	*	-	5*	-		
23	6*	-	5*	-		
24	-	-	8*	-		
25	8*	-	7	-		
26	6*	-	6*	-		
27	5*	5*	5*	6*		
28						

	m	b	d	l	forc	mob
38						
37	6*	-	7*	4*		
36	7*	-	5*	-		
35	5*	-	8*	-		
34	4*	-	5*	-		
33	-	-	4*	-		
32	6*	-	5*	-		1
31	5*	-	6*	-		1
41	4*	-	7*	-		1
42	6*	-	6*	-		1
43	5*	-	4*	-		
44	-	-	5*	-		
45	4*	-	6*	-		
46	6*	-	6*	-		
47	5*	-	8*	-		
48						

PLI: 48%
BOP: 72%

牙周检查表显示存在深达10mm的牙周袋，PLI相对较低，为48%，探诊出血阳性率为72%（图8）。

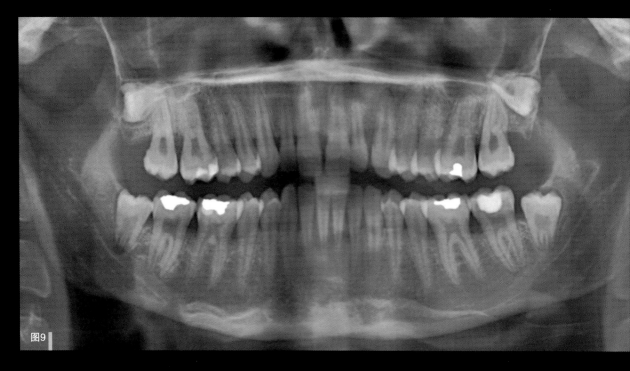

图9

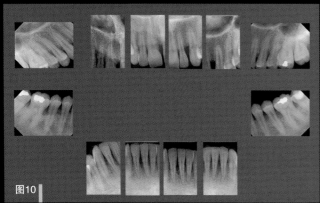

图10

曲面体层片和全口根尖片均显示上下颌水平型骨吸收伴角形骨缺损（**图9和图10**）。

	细菌	数量	占总细菌DNA%	显著差异性
🟩	伴放线菌团聚杆菌	4.66E+05	4.66E−02	++
🟥	牙龈卟啉单胞菌			
🟥	福赛斯坦纳菌	3.13E+05	3.13E−02	+
🟥	齿垢密螺旋体	4.94E+05	4.94E−02	+
🟧	中间普雷沃菌	5.85E+05	5.85E−02	−
🟧	具核梭杆菌属	3.81E+06	3.81E−01	+
⬜	总细菌负荷			

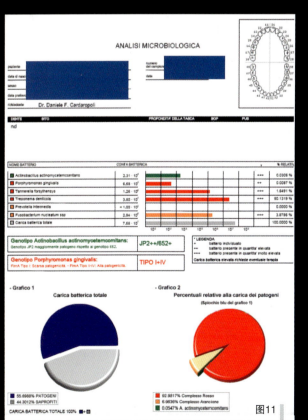

图11

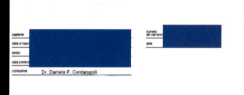

图12

考虑到患者年轻，临床表现特殊，需要进行实验室检查。微生物检测显示红色复合体检出率高于90%，同时存在绿色复合体（**图11**），基因检测显示为具有显著牙周病易感性的基因3型（**图12**）。

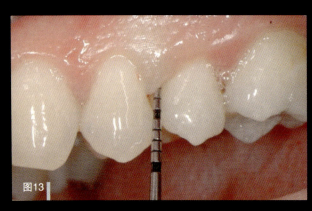
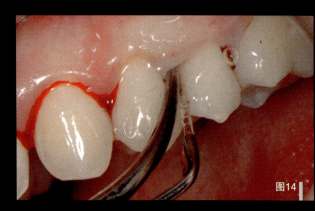

根据既往史、临床检查、影像学检查以及实验室数据，该患者诊断为重度广泛型侵袭性牙周炎。根据van Winkelhoff方案制订治疗计划，采用全口抗感染方式进行病因治疗。间隔24小时分2次完成四个象限的机械治疗。图像显示25近中牙周袋探诊深度8mm（**图13**），使用磁致伸缩式超声器械进行龈下刮治（Odontogain，XO）（**图14**）。

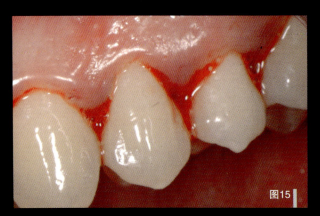
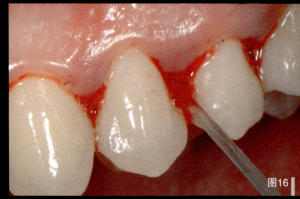

治疗结束时，涂布氯己定凝胶保护牙龈边缘（**图15和图16**）。

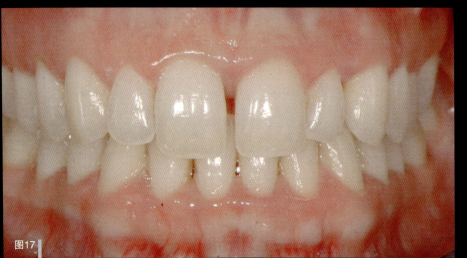

治疗后3个月进行再评估，在患者积极配合的前提下，病因治疗方案有效控制了牙周组织炎症（**图17和图18**）。

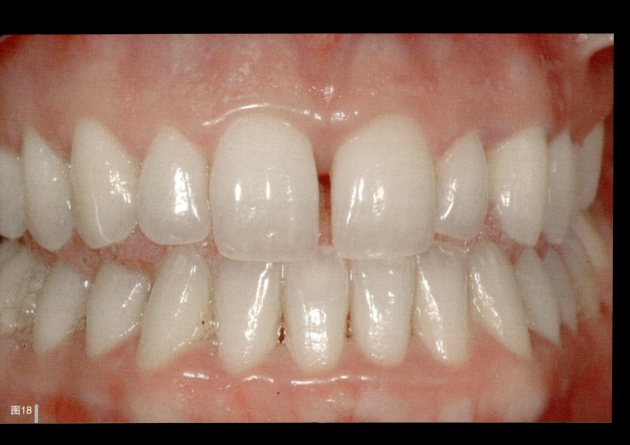

图18

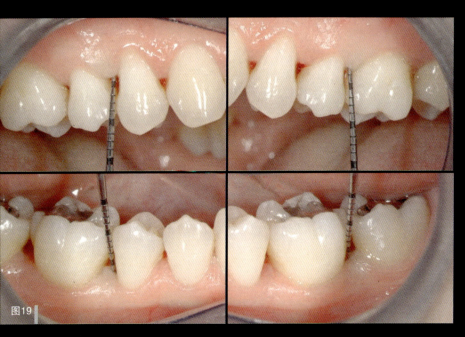

图19

所有位点的探诊深度均减小，恢复到正常范围内，同时PLI和探诊出血阳性率均低于10%（**图19**）。

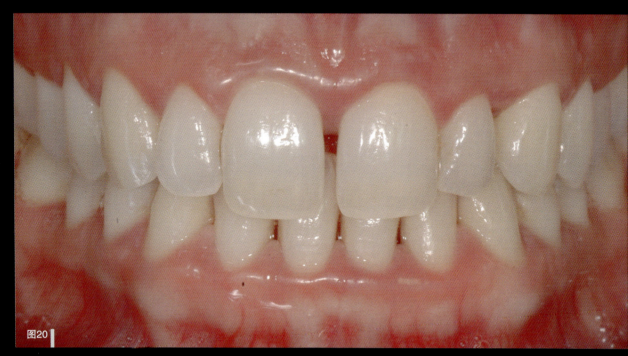

由此，患者进入牙周支持治疗阶段，每3个月复诊1次。6个月后牙周状况依然稳定（**图20**）。

1年后随访

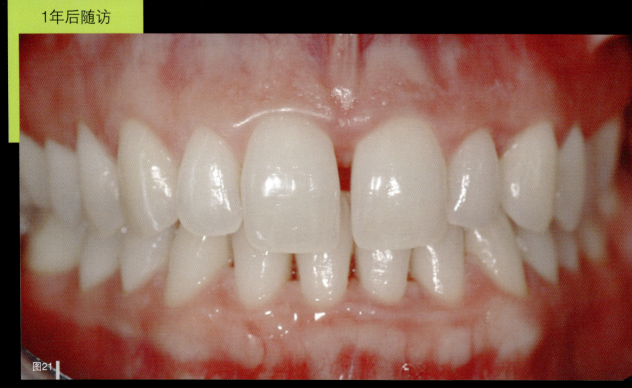

1年后的随访证实治疗效果和所有牙周指标均保持稳定（**图21**）。

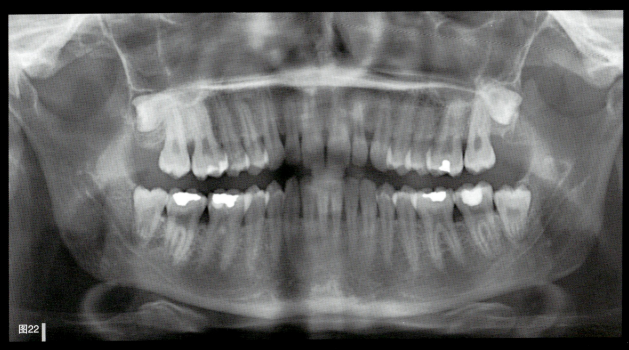

图22

X线片显示边缘骨密度增高（**图22**）。

2年后随访

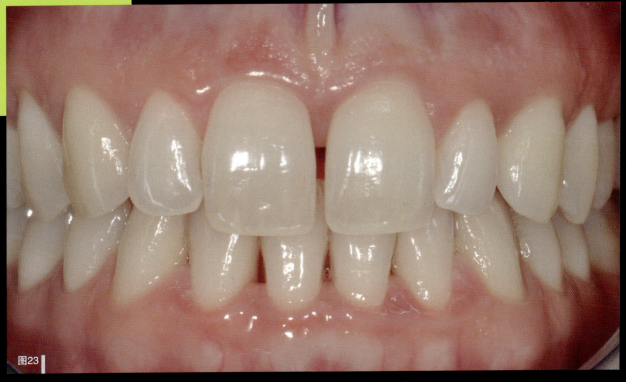

图23

2年后牙周状况仍保持稳定（**图23**）。

临床病例2.3
感染控制和多学科联合治疗

患者女性，42岁，自觉牙龈广泛出血并且牙齿发生移位，来诊。口内像显示口腔卫生控制不佳，局部因素显著。龈缘肿胀。

部分位点牙周溢脓。12、22牙齿病理性移位，其中12伸长，22唇侧移位（**图1~图4**）。

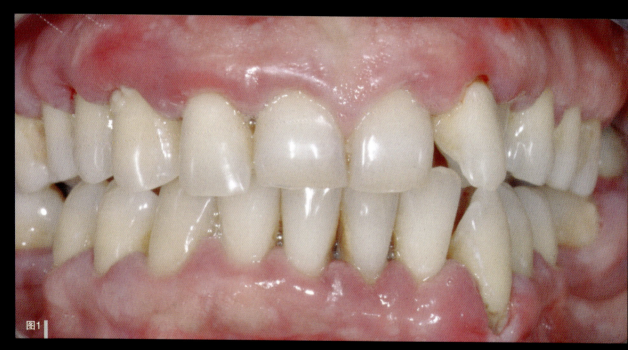

图1

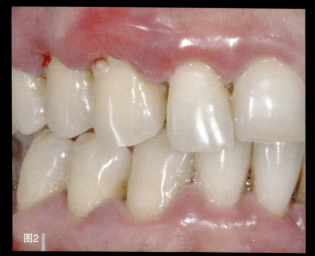

图2

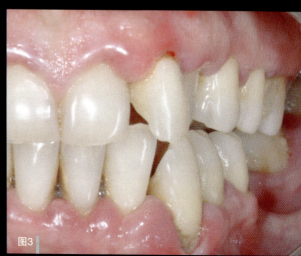

图3

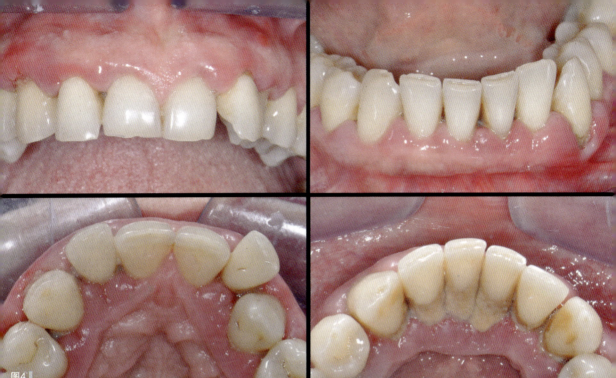

图4

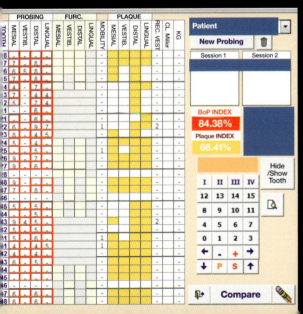

牙周检查表显示所有位点的探诊深度都非常深，探诊出血阳性率为84%，PLI为66%（**图5**）。

图5

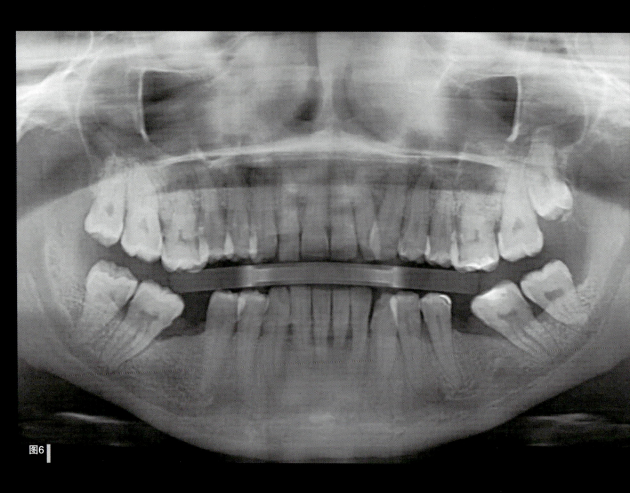

图6

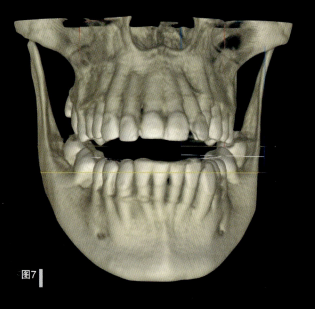

图7

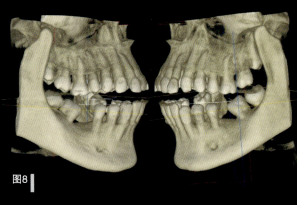

图8

　　CBCT检查的二维和三维影像都显示水平型骨吸收，伴有骨下缺损。下颌第一磨牙早期拔除导致第二磨牙和第三磨牙近中移位，缺牙间隙变小（图6~图8）。

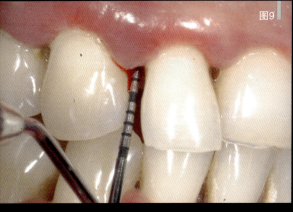
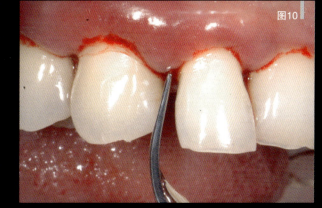

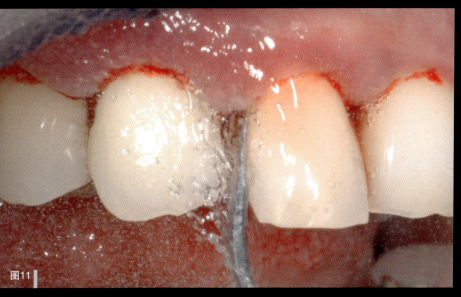

诊断为广泛型Ⅳ期牙周炎（译者案），需要多学科联合治疗。使用van Winkelhoff方案进行全口抗感染治疗（**图9～图11**）。

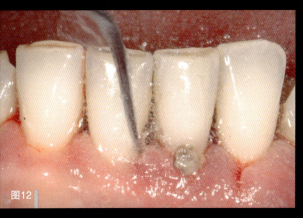
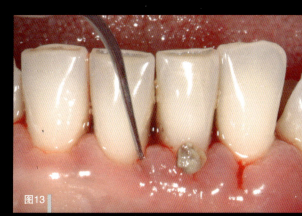

这串串去左左上具扣下牙下，田岬使田超主哭械术为重要（**图12和图13**）。

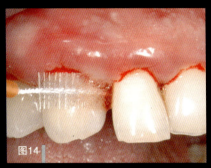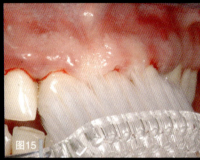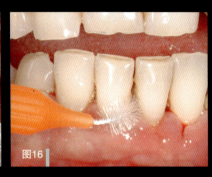

适当地鼓励患者良好的维护口腔卫生（**图14～图16**）。

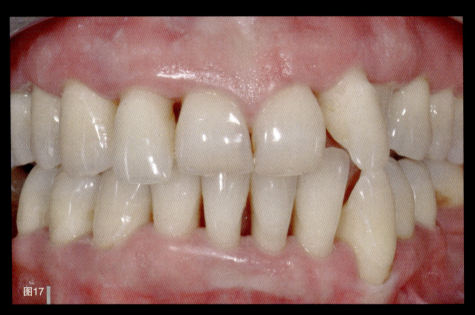

在全口抗感染治疗后6周进行再评估，结果显示通过控制感染来消除炎症的病因治疗切实有效。牙龈无红肿和出血。患者菌斑控制良好（**图17～图21**）。

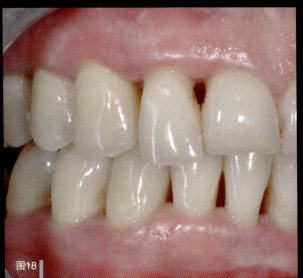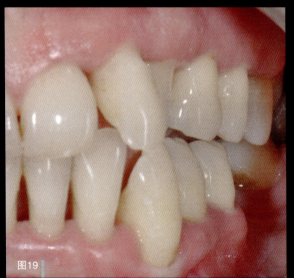

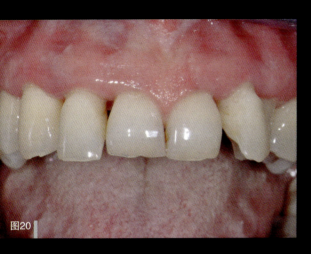

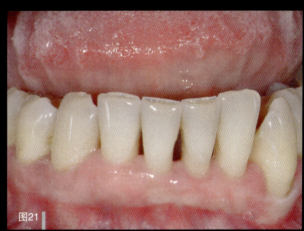

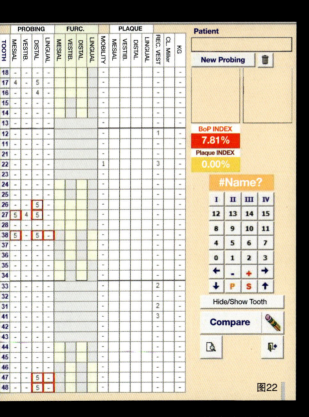

图22

再评估时牙周检查表显示仅少数位点的探诊深度为4~5mm，这些位点将通过维护治疗消除炎症（**图22**）。

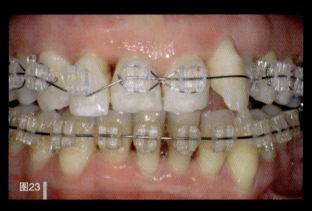

此时开始正畸治疗既能够排齐牙齿又起到了夹板固定的作用（**图23**）。

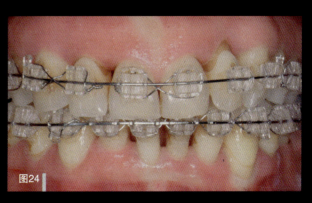

正畸排齐改善牙龈轮廓。值得注意的是22的舌倾移动将诱导游离龈边缘冠向移位（**图24**）。

12个月后复诊

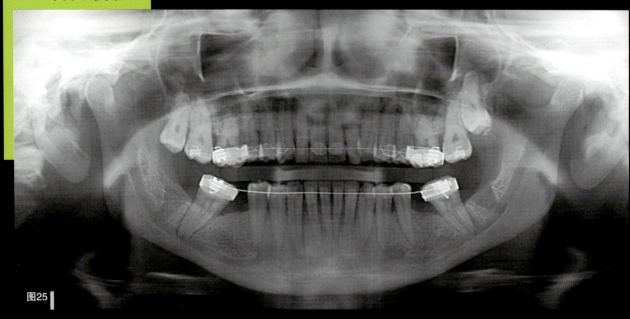

图25

12个月后复诊，曲面体层片显示边缘骨组织稳定。通过拔除下颌第三磨牙，直立第二磨牙，为第一磨牙打开空间（**图25**）。

18个月复诊

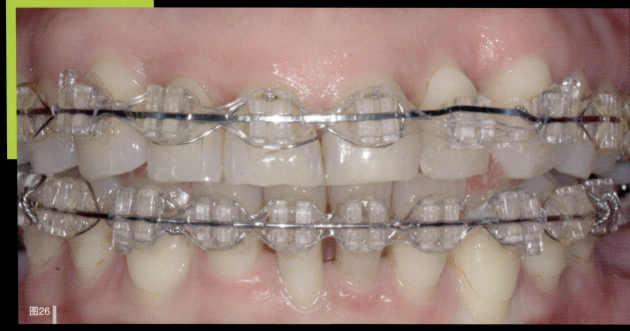

图26

18个月复诊显示在重新排齐阶段，牙周组织的炎症控制同样保持稳定（**图26~图28**）。

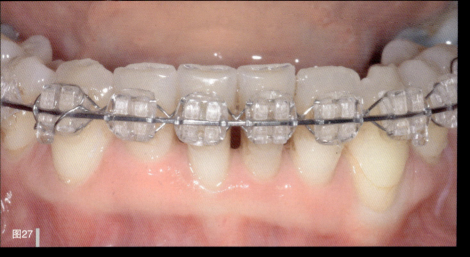

图27

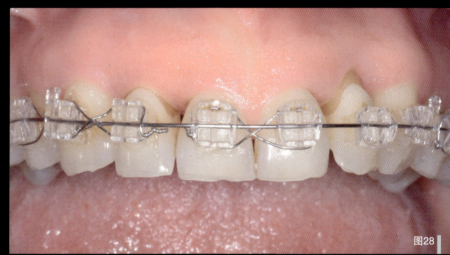

图28

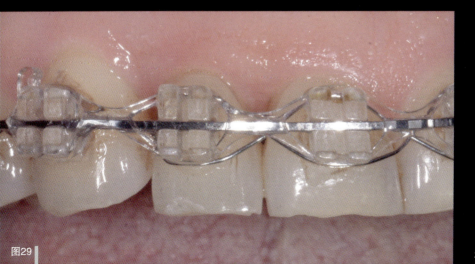

与初诊口内像相比，12牙周组织获得很好的预后（图29）。

图29

18个月后复诊

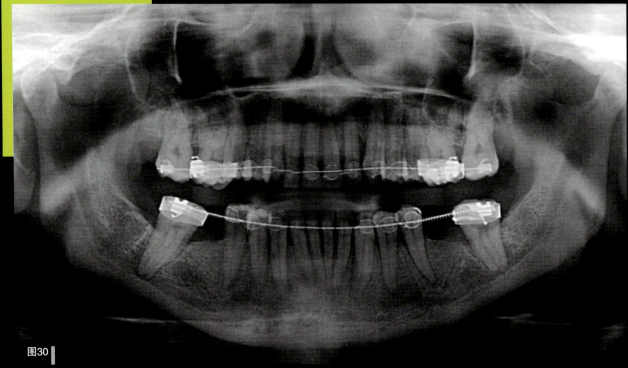

图30

18个月后复诊时的曲面体层片显示第二磨牙处于直立过程中，逐渐为第一磨牙打开空间（图30）。

24个月后复诊

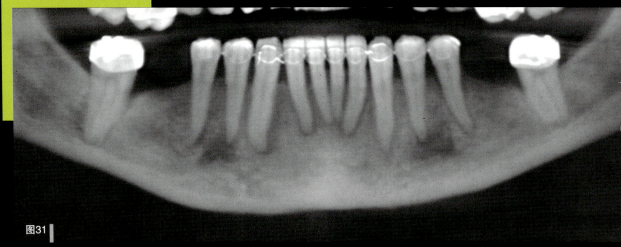

图31

24个月后复诊时，曲面体层片和CBCT结果均显示第一磨牙空间已充分打开（图31～图34），可以进行种植手术。

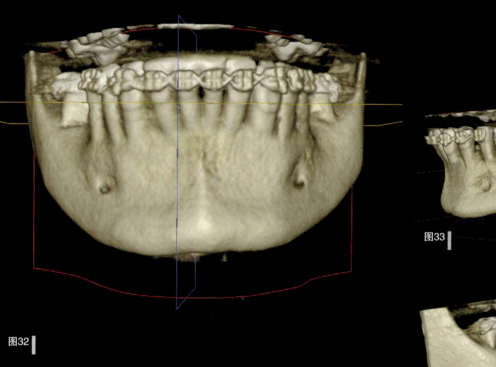

图32

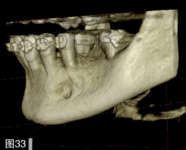

图33

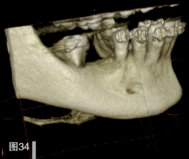

图34

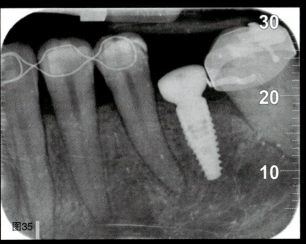

图35

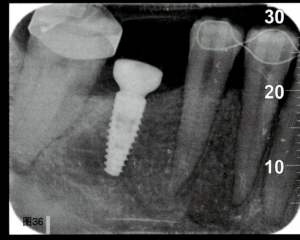

图36

在36和46处植入2颗锥形种植体（4.1mm×10mm BLT SLActive，Straumann）（图35和图36）

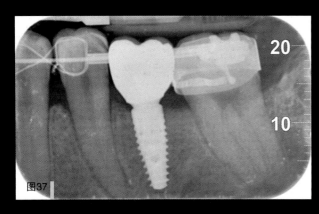
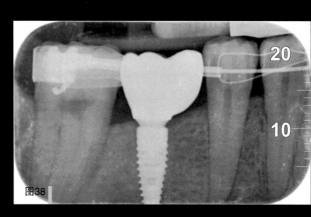

牌冠修复6个月后，种植体边缘骨水平稳定。应注意到，由于正畸直立第二磨牙，第二磨牙近中获得新附着（**图37**和**图38**）。

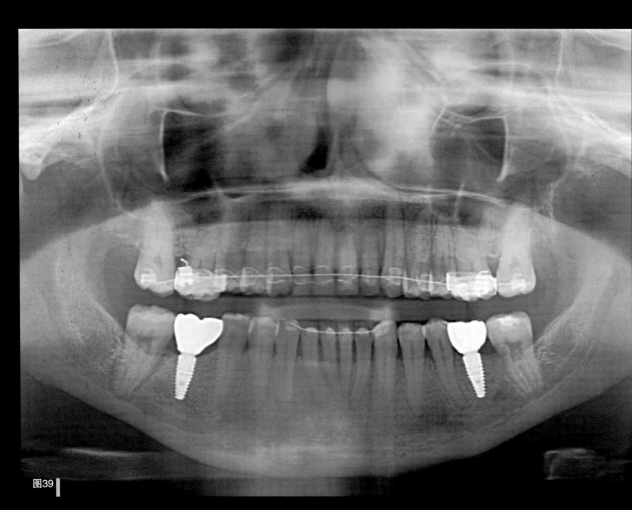

治疗结束时的曲面体层片显示多颗牙骨白线形成（**图39**）。

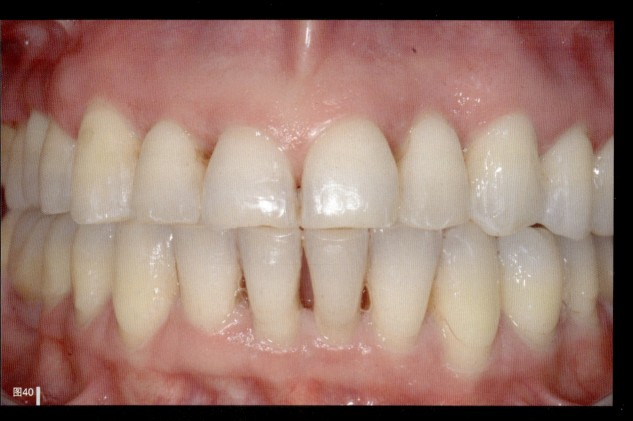

图40

　　最终的口内像展现了多学科联合治疗的成果。软组织健康，探诊深度均≤4mm，患者每4个月复诊1次，定期接受牙周支持治疗。与初诊相比，牙龈炎症得到明显改善（**图40**）。

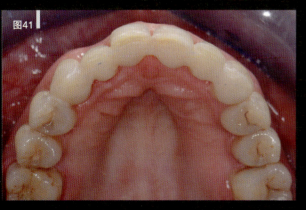

图41

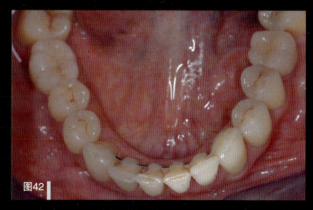

图42

　　在上颌前牙区进行马里兰夹板固定（**图41**），在下颌前牙区行光敏树脂加固结扎丝夹板固定术（**图42**）（正畸治疗由Dr. L. Gaveglio, Turin完成）。

牙周支持治疗

编者：Silvia Masiero

菌斑微生物是牙周炎的始动因素，近年相关研究表明牙周炎和种植体周围炎的组织破坏主要归因于宿主对细菌引起的炎症和免疫反应的失衡。因此，需要定期采取预防措施维持牙周治疗所获得的菌群状态。家庭口腔卫生维护能够干扰龈上菌斑生物膜的形成，但是对龈下区域细菌的再定植影响有限。因此，需要定期进行专业的牙周治疗，以干扰龈下区域的生物膜形成，防止在余留深牙周袋位点以及治疗后愈合的位点处牙周炎复发（图2.14）。在积极的牙周治疗结束时，治疗成功的患者分为两类：一类为全口达到临床龈健康状态且牙周组织减少的患者；另一类为大部分炎症已得到控制，但仍有一部分位点牙龈炎症未得到完全控制的患者（Caton et al, 2018）。

牙周支持治疗又被称为维护治疗，由AAP定义为"按照选定时间间隔执行的帮助牙周炎患者维持口腔健康的一系列操作"（AAP, 1998）。

不同类型的患者，牙周炎复发和进展风险特征各不相同，因此牙周支持治疗必须高度多样化。它由一系列预防和治疗措施组成，按照个性化的时间间隔执行，旨在控制局部炎症和微生物因素，监测个体系统和局部的风险，如果有残余牙周袋（PD≥5mm，PD=4mm且BOP阳性），应不断激励患者加强家庭口腔卫生维护，施行专业的机械性菌斑清除（PMPR）和局部龈下刮治。患者坚持定期接受三级预防性治疗对维持Ⅰ期、Ⅱ期牙周炎患者的牙周非手术治疗和Ⅲ期、

Ⅳ期牙周炎患者的手术与再生治疗效果至关重要。需要依据每位牙周炎患者的临床表现和依从性精心制定就诊时间表。设计牙周支持治疗的预约制度需要医生具备高水平的临床技能和情感沟通能力、专业的收集和综合分析数据的能力、丰富的牙周专科和牙齿解剖知识并掌握关键技术，通过了解患者的既往治疗史，综合分析患者对牙周微生物群以及局部和全身危险因素的易感性。

根据患者的疾病进展风险以及牙周医生和洁牙士的专业技能（即悉知如何判定牙周和种植体维护治疗的间隔；Mombelli et al, 2019），牙周支持治疗的检查应该设定为每3个月至1年的可变间隔时间（Ramseier et al, 2020；Trombelli et al, 2020；Trombelli et al, 2015）。现有文献（Trombelli et al, 2020）根据能够有效预防疾病复发的最长时间，推荐理想的牙周支持治疗频率为3~4个月，对于个体牙周风险评估（Periodontal Risk Assessment, PRA）确定为低风险特征的病例可延长至6个月（Trombelli et al, 2015）。依从性差的患者牙齿脱落和疾病进展的概率更高（Costa et al, 2014）。牙齿表面形态影响菌斑生物膜的形成；有附着丧失和既往牙周炎病史的患者，其菌斑往往滞留于牙刷和牙齿邻间清洁工具难以触及的位置。洁牙士和牙周科医生需要认真且高标准地监测患者的口腔卫生维护质量，并定期与患者一起调整口腔卫生维护措施；此外，在附着丧失伴牙龈退缩的情况下，牙根暴露部位更容易直接受到创伤的影响，形成

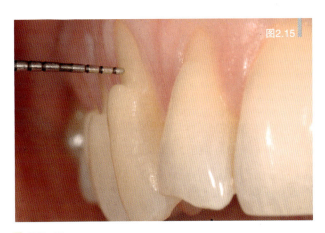

图2.15
非龋性牙颈部缺损。

上所述，支持疗法通常必须包括以下内容：

■ 修正更新患者的全身病史和口腔病史

■ 临床检查，包括评估和记录牙周与种植体周围组织体征（即牙周病历），并将其与上一次牙周支持治疗（Supportive Periodontal Theraphy，SPT）的临床和影像学情况进行比较（图2.16～图2.18）

■ 评估患者的口腔卫生状况，并对出现的问题进行纠正（图2.19）

■ 牙周风险评估（PRA，图2.20～图2.26）预测患者的变化情况

非龋性牙颈部缺损（图2.15），我们需要持续监测和评估这些缺损是否需要使用保护漆或家庭专用辅助设备进行保守修复。手动、电动和声波辅助设备能够实现高标准家庭菌斑控制的需求（Van Der Weijden et al，2015）；牙间隙刷比牙线更适合于牙周炎患者牙齿邻间隙的卫生控制（Slot et al，2020），并且必须根据患者口腔不同部位存在的邻间隙大小来选择牙间隙刷的尺寸。如果确实需要附加抗菌药物进行菌斑控制，建议定期用含有氯己定、精油或氯化十六烷基吡啶的漱口液漱口（Herrera et al，2020）。吸烟和糖尿病属于牙周炎的主要危险因素，已被纳入牙周病分类中（Papapanou et al，2018）。

　　危险因素的控制对长期维持治疗效果至关重要。其他重要因素包括健康的生活方式、合理饮食、规律运动和减轻体重（如果BMI＞25kg/m²）。虽然这些干预措施、戒烟和控制血糖不是由口腔卫生专业人员直接负责，但是在指导患者过程中必须考虑到上述因素（Ramseier et al，2020）。综

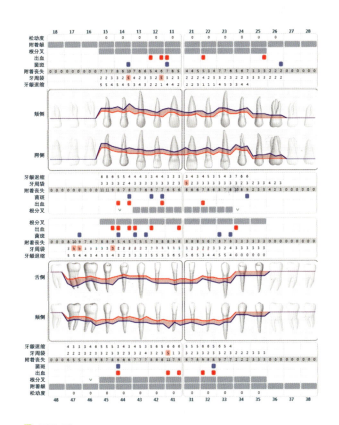

图2.16
牙周支持治疗期间的年度牙周检查表。

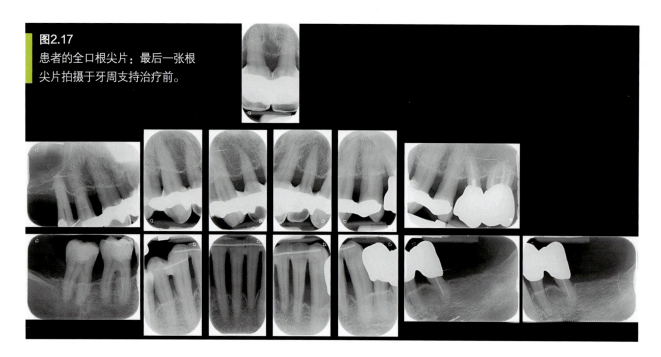

图2.17
患者的全口根尖片：最后一张根尖片拍摄于牙周支持治疗前。

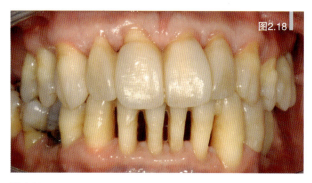

图2.18
牙周支持治疗期间未去除菌斑的口内像。

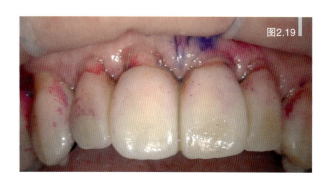

图2.19
患者口内像：使用菌斑显示剂至关重要。

- 专业性机械去除龈上、龈下菌斑和牙石；消除菌斑滞留因素，如有缺陷的或不良修复体；检查牙齿松动和继发性𬌗创伤（图2.27和图2.28）。必要时，使用抗菌药物
- X线检查并非日常维护的一部分
- 当临床检查后发现仍存在未解决的诊断相关问题，或为了完善再评估和治疗前后临床指标的对比时，可选择性地要求患者进行X线检查（图2.29）
- 改变被认为有风险的行为［建议控制菌斑和维护口腔卫生，遵医嘱定期进行SPT（译者案），建议控制吸烟、糖尿病、体重、饮食等危险因素］（图2.30）

长期反复使用钢制器械治疗可能会导致明显的附着丧失，探索和评估低侵入性并能有效去除牙周生态系统内非矿化的龈上和龈下菌斑的机械清创方法至关重要。牙周清创术是指清除牙周袋

PRA示意图（Ferrara School, prof. Trombelli）

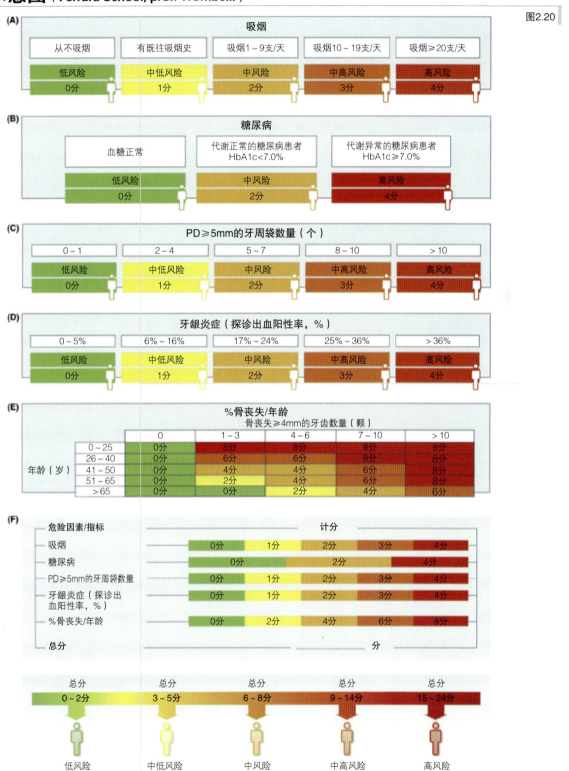

图2.20

患者PRA | 第一步：吸烟

吸烟是牙周病的第二大危险因素。

科学证据表明吸烟者更容易牙齿缺失，牙周治疗效果差。

图2.21

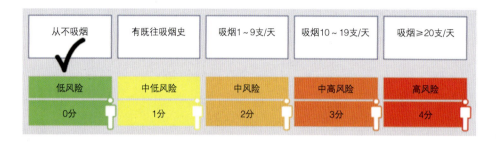

吸烟指标计分：0分

患者PRA | 第二步：糖尿病

经科学验证糖尿病和牙周炎之间存在双向联系。

血糖控制不佳已被证实会对牙周炎产生不利影响，反之，牙周炎可能会加重糖尿病及其并发症。

图2.22

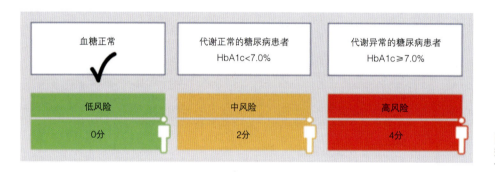

HbA1c
糖尿病指标计分：0

患者PRA | 第三步：PD≥5mm的牙周袋数量

探诊深度≥5mm的牙周袋是促进牙周炎进展的危险因素。

非手术治疗联合细致的家庭口腔卫生控制可以减少深牙周袋的数量。

图2.23

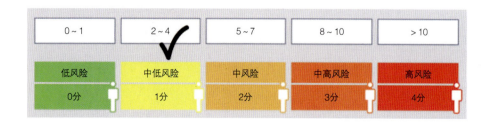

PD≥5mm的牙周袋数
量指标计分：1

患者PRA | 第四步：BOP，全口出血指数（FMBS%）

探诊出血的位点越多，牙周炎进展的风险就越大。

出现探诊出血标志着牙周组织炎症处于活动期。
该值应保持在15%以下。

图2.24

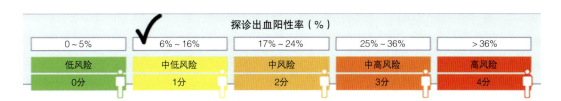

	探诊出血阳性率（%）			
0~5%	6%~16%	17%~24%	25%~36%	>36%
低风险	中低风险	中风险	中高风险	高风险
0分	1分	2分	3分	4分

FMBS：7%
指标计分：1分

患者PRA | 第五步：%骨丧失/年龄

牙齿/种植体周围骨支持的骨丧失越广泛、越早，牙周炎进展的风险就越大。

通过根尖片进行该评估。

图2.25

骨丧失≥4mm的
牙齿数量

		%骨丧失/年龄 骨丧失≥4mm的牙齿数量（颗）				
		0	1~3	4~6	7~10	>10
年龄（岁）	0~25	0分	8分	8分	8分	8分
	26~40	0分	6分	6分	6分	8分
	41~50	0分	4分	4分	6分	8分
	51~65	0分	2分	4分	6分	8分
	>65	0分	0分	2分	4分	6分

骨丧失
指标计分：8分

风险评估：各项指标得分之和

图2.26

低风险　　中低风险　　中风险　　中高风险　　高风险

患者PRA总分：10分

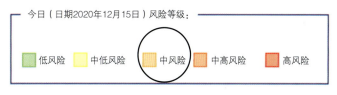

今日（日期2020年12月15日）风险等级：

低风险　中低风险　中风险　中高风险　高风险

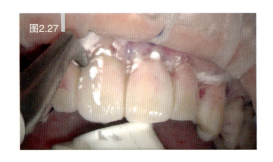

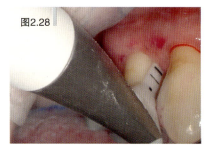

图2.27
牙周支持治疗中的龈上喷砂。

图2.28
牙周支持治疗中的龈下喷砂。

内根面牙石和菌斑沉积物，无须刻意去除根面牙骨质。在这方面，支持疗法目前应包括作为金标准的PMPR步骤，以甘氨酸或赤藓糖醇喷砂作为第一步开展（图2.31~图2.33）。事实上，通过

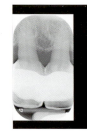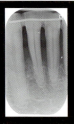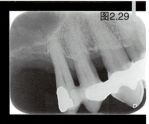

图2.30
检查家庭口腔卫生维护的方式：注意最难维护的部位。

图2.29
复诊时拍摄PD=5mm区域的根尖片。

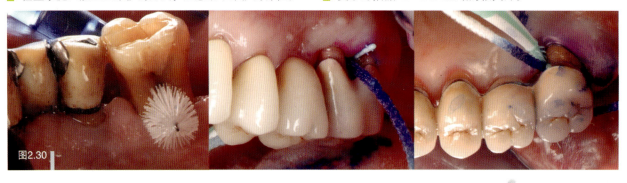

最近的2次修订，Ethan等（2018）提出现有的科学证据支持喷砂可以作为手动和超声治疗的替代方案或联合方案这一观点。除侵入性更小且有效之外，这一方案在效率方面（更少的椅位占用时间）和患者舒适度方面更能够体现其在支持疗法中的优势（Hagi et al，2013）。在PMPR期间，使用Er∶YAG激光（Krohn-Dale et al，2012）或使用光动力疗法（Photo Dynamic Theraphy，PDT）（Carvalho et al，2015）进行龈下刮治，两者的疗效在统计学上无显著性差异。

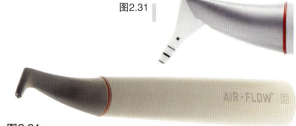

图2.31
用于龈下喷砂的手机。

图2.32
安装龈上喷砂工作尖的手机。

图2.33
行龈下微创超声清创术的工作尖。

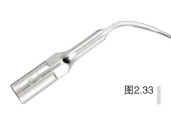

图2.34

"未来的医生不会开任何药物，但会让他的患者关注人体结构、饮食以及疾病的成因和预防"
（Thomas Alva Edison）

1. 完全遵循我的常规口腔卫生控制方法，将探诊出血阳性率控制在20%以下

2. 拥有健康的生活方式：富含抗氧化剂的饮食、限制精制碳水化合物的摄入并坚持锻炼

3. 尝试戒烟！你可以去最近的戒烟中心，或者我们推荐阅读A．Carr的书《The Easy Way to Stop Smoking》

4. 根据我们共同评估的风险类别加入维护计划

图2.34
SPT期间基于定期PRA给患者量身定制的建议。

在积极的牙周治疗完成后，根据患者的风险评估结果和残余炎症位点，精确、全面地制订复诊计划。危险因素评估应包括以下临床指标：

- 监测疾病进展
- FMPS菌斑指数
- FMBS出血指数
- PD≥4mm牙周袋数量
- 因牙周炎而缺失的牙齿数量

- 与年龄有关的骨丧失
- 存在与牙周炎相关的全身性疾病（如糖尿病）
- 牙周病家族史
- 行为危险因素（如吸烟）

牙医和洁牙士需要与患者讨论这些分析结果，以此提高他们改善口腔卫生习惯的积极性和坚持治疗的动力，最终控制牙周炎随时间进展的风险（图2.34～图2.36）（译者案）。

尽管常规牙周支持治疗可有效保护牙周健康

家庭口腔卫生设备和常规建议
使用Cross action或Precision clean电动牙刷，每天至少3次，持续2分半

xxx品牌紫色、绿色和黄色牙间隙刷
2次/天

有再矿化作用的牙膏

建议

1. 尝试控制压力，并尝试在饮食中添加富含抗氧化剂的食物，如维生素C（柑橘、猕猴桃、辣椒、西兰花、绿叶蔬菜、坚果、鱼油）
2. 通过每天至少运动30分钟来控制炎症。

下次预约

日期：＿＿＿＿＿＿＿　　时间：＿＿＿＿＿＿＿

图2.35
SPT期间基于定期PRA给患者的具体建议。

建议

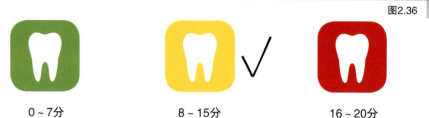

图2.36

	0~7分	8~15分	16~20分
刷牙频率	至少2次/天，每次2分钟	至少3次/天，每次2分钟	至少3次/天，每次2分钟
刷牙时间	饭后至少30分钟	饭后至少30分钟	饭后至少30分钟
使用牙线/牙间隙刷	刷牙前，1次/天	刷牙前，1次/天	刷牙前，2次/天
复诊频率	1次/2年	2次/年	1次/3个月
治疗频率	无（明确需要控制的除外）	1年、3年、5年、7年、10年	1年、3年、5年、7年、10年
牙周检查表	无（如未探查到新的牙周袋）	1次/年	1次/年

的牙列，预防牙齿脱落，但如何合理优化复诊间隔期、风险收益比、不同复诊间隔期的成本与效益尚不明确。牙周健康者或轻度牙周炎患者仅12个月复诊1次就可以保持稳定的牙周状况，然而中度或重度牙周炎患者只有接受2~4个月复诊间隔的牙周支持治疗，才可能阻止牙周炎进展，从而稳定其分级（Tonetti et al，2015）。正确实施牙周支持治疗后，5年或12年随访的加权年平均牙齿脱落数分别为0.15颗和0.09颗。研究证实

有牙周炎治疗史的患者如果坚持定期支持治疗，则能够控制牙周指标变化，进而保留牙齿。患者的依从性、持久性对于长期维持牙周治疗效果至关重要。但是，大多数研究表明在医学和口腔医学领域有很大比例的患者会在短期内终止维护治疗。牙周医生和洁牙士应主动采取恰当的行为，并应用沟通技巧进行沟通，从而提高患者的积极性，督促患者参与维护治疗（Echeverria et al，2019）。

技术数据表2.1

以菌斑为导向的喷砂洁牙一体机

该设备为深入、细致的专科治疗而设计，运用了人体工程学理念，将超声波和喷砂结合在一台机器中。

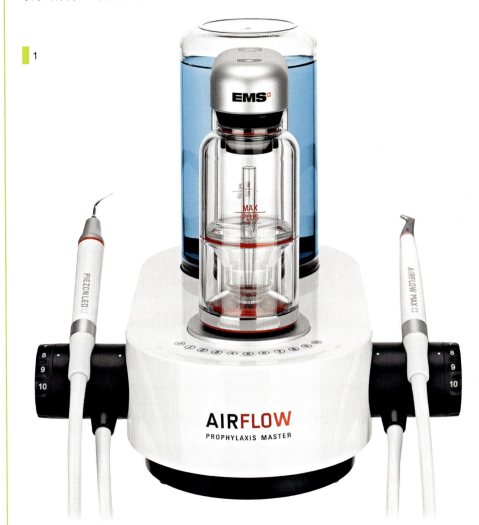

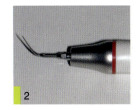

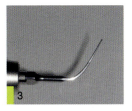

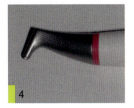

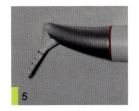

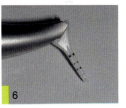

图1 独立冲洗系统，可以使用蒸馏水、盐水或氯己定。

图2 压电陶瓷式Piezon手机可产生32000次/秒的线性振幅，精度高，无横向偏差。配有5000K LED灯。

图3 PS工作尖采用医用钢材制成，带有镜面抛光，适用于龈下刮治。

图4 AIRFLOW MAX手机可以协同输送空气、粉末和水，从而产生层流。用于去除龈上菌斑生物膜。

图5 将一个特殊的喷砂尖连接到PERIOFLOW®手机，通过龈下喷砂去除牙周袋中的生物膜。

图6 一次性喷砂尖上标有毫米刻度（3mm、5mm、7mm和10mm），工作时向3个方向喷射粉末，以确保对牙周袋彻底清创。

技术数据表2.2

Nano YAG，DMT

Nd：YAG系列中这种激光器能够以脉冲形式发射能量并持续数纳秒。在极短的时间内集中的能量可以达到几千瓦的功率峰值。同时，组织吸收的能量不会由于热量积聚而产生热损伤。

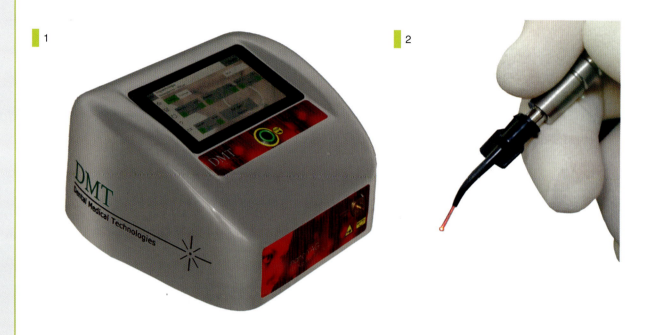

图1　本机有多个预置程序，适用于各种牙科治疗。

图2　建议在牙周袋内使用300μm光导纤维。

参考文献

American Academy of Periodontology. Supportive periodontal therapy (position paper). J Periodontol. 1998;69(4):502-6.

Baehni P, Thilo B, Chapuis B, Pernet D. Effects of ultrasonic and sonic scalers on dental plaque microflora in vitro and in vivo. J Clin Periodontol. 1992;19(7):455-9.

Berchier CE, Slot DE, Haps S, Van der Weijden GA.The efficacy of dental floss in addition to a toothbrush on plaque and parameters of gingival inflammation: a systematic review. Int J Dent Hyg. 2008;6(4):265-79.

Carvalho VF, Andrade PV, Rodrigues MF et al. Antimicrobial photodynamic effect to treat residual pockets in periodontal patients: a randomized controlled clinical trial. J Clin Periodontol. 2015;42(5):440-7.

Caton JG, Armitage G, Berglundh T et al. A new classification scheme for periodontal and peri-implant diseases and conditions – Introduction and key changes from the 1999 classification. J Clin Periodontol. 2018;45 Suppl 20:S1-8.

Caton JG, Zander HA.The attachment between tooth and gingival tissues after periodic root planing and soft tissue curettage. J Periodontol. 1979;50(9):462-6.

Chapple IL, Van der Weijden F, Doerfer C et al. Primary prevention of periodontitis: managing gingivitis. J Clin Periodontol. 2015;42 (Suppl 16):S71-6.

Cobb CM. Clinical significance of non-surgical periodontal therapy: an evidence-based perspective of scaling and root planing. J Clin Periodontol. 2002;29(Suppl 2):6-16.

Costa FO, Lages EJ, Cota LO et al. Tooth loss in individuals under periodontal maintenance therapy: 5-year prospective study. J Periodontal Res. 2014;49(1):121-8.

Echeverría JJ, Echeverría A, Caffesse RG. Adherence to supportive periodontal treatment. Periodontol 2000. 2019;79(1):200-9.

Ethan Ng E, Byun R, Spahr A, Divnic-Resnik T. The efficacy of air polishing devices in supportive periodontal therapy: A systematic review and meta-analysis. Quintessence Int.2018;49(6):453-467.

Hägi TT, Hofmänner P, Salvi GE et al. Clinical outcomes following subgingival application of a novel erythritol powder by means of air polishing in supportive periodontal therapy: a randomized, controlled clinical study. Quintessence Int. 2013;44(10):753-61.

Heitz-Mayfield LJ, Trombelli L, Heitz F et al. A systematic review of the effect of surgical debridement vs non-surgical debridement for the treatment of chronic periodontitis. J Clin Periodontol. 2002;29 (Suppl 3):92-102.

Herrera D, Matesanz P, Martin C et al. Adjunctive effect of locally delivered antimicrobials in periodontitis therapy. A systematic review and meta-analysis. J Clin Periodontol;47(Suppl 22):239-56.

Hugoson A, Koch G. Oral health in 1000 individuals aged 3-70 years in the community of Jönköping, Sweden. A review. Swed Dent J. 1979;3(3):69-87.

Hujoel P, DeRuen T. Survey of endpoints characteristics in periodontal clinical trials published 1988-1992, and implications for future studies. J Clin Periodontol. 1996;22:397-407.

Krohn-Dale I, Bøe OE, Enersen M, Leknes KN. Er:YAG laser in the treatment of periodontal sites with recurring chronic inflammation: a 12-month randomized, controlled clinical trial. J Clin Periodontol. 2012;39(8):745-52.

Leon EL, Vogel RI. A comparison of the effectiveness of hand scaling and ultrasonic debridement in furcations as evaluated by differential dark-field microscopy. J Periodontol. 1987;58:86-94.

Leonhardt A, Bergstrom C, Krok L, Cardaropoli G. Healing following ultrasonic debridement and PVP-iodine in individuals with severe chronic periodontal disease: a randomized, controlled clinical study. Acta Odontol Scand. 2006;64(5):262-6.

Loe H, Theilade E, Jensen SB. Experimentasl gingivitis in man. J Periodontol. 1965;36:177-87.

Magnusson I, Runstad L, Nyman S, Lindhe J. A long junctional epithelium – a locus minoris resistentiae in plaque infection? J Clin Periodontol. 1983;10(3):333-40.

Mombelli A. Maintenance therapy for teeth and implants. Periodontol 2000. 2019;79(1):190-9.

Nakib NM, Bissada NF, Simmelink JW, Goldstine SN. Endotoxin penetration into root cementum of periodontally healthy and diseased human teeth. J Periodontol. 1982;53(6):368-78.

Nevins ML, Camelo M, Schupbach P. Human clinical and histologic evaluation of laser-assisted new attachment procedure. Int J Periodontics Restorative Dent. 2012;32(5):497-507.

O'Leary TJ, Drake RB, Naylor JE. The plaque control record. J Periodontol. 1972;43(1):38.

Papapanou PN, Sanz M, Buduneli N et al. Periodontitis: Consensus report of workgroup 2 of the 2017 World Workshop on the Classification of Periodontal and Peri-Implant Diseases and Conditions. J Periodontol. 2018;89(Suppl 1):S173-82.

Quirynen M, Bollen CM, Vandekerckhove BN et al. Full-vs. partial-mouth disinfection in the treatment of periodontal infections: short-term clinical and microbiological observations. J Dent Res. 1995;74(8):1459-67.

Ramseier CA, Woelber JP, Kitzmann J et al. Impact of risk factor control interventions for smoking cessation and promotion of healthy lifestyles in patients with periodontitis: a systematic review. J Clin Periodontol. 2020;47(Suppl 22):90-106.

Rosling B, Hellstrom MK, Ramberg P et al. The use of PVP-iodine as an adjunct to non-surgical treatment of chronic periodontitis. J Clin Periodontol. 2001;28(11):1023-31.

Sicilia A, Arregui I, Gallego M et al. A systematic review of powered vs manual toothbrushes in periodontal cause-related therapy. J Clin Periodontol. 2002;29 (Suppl 3):39-54.

Slot DE, Dörfer CE, Van der Weijden GA. The efficacy of interdental brushes on plaque and parameters of periodontal inflammation: a systematic review. Int J Dent Hyg. 2008;6(4):253-64.

Slot DE, Jorritsma KH, Cobb CM, Van der Weijden

FA.The effect of the thermal diode laser (wavelength 808-980 nm) in non-surgical periodontal therapy: a systematic review and meta-analysis. J Clin Periodontol. 2014;41(7):681-92.

Slot DE, Salzer S, Graetz C et al. Contemporary practices for mechanical oral hygiene to prevent periodontal disease. Periodontol. 2000;2020;84(1):35-44.

Slot DE, Wiggelinkhuizen L, Rosema NA, Van der Weijden GA. The efficacy of manual toothbrushes following a brushing exercise: a systematic review. Int J Dent Hyg. 2012;10(3):187-97.

Tomás I, Cousido MC, García-Caballero L et al. Substantivity of a single chlorhexidine mouthwash on salivary flora: influence of intrinsic and extrinsic factors. J Dent. 2010;38(7):541-6.

Tonetti MS, Chapple IL, Jepsen S, Sanz M. Primary and secondary prevention of periodontal and peri-implant diseases: introduction to, and objectives of the 11th European Workshop on Periodontology consensus conference. J Clin Periodontol. 2015;42(Suppl 16):S1-4.

Tonetti MS, Steffen P, Muller-Campanile V et al. Initial extractions and tooth loss during supportive care in a periodontal population seeking comprehensive care. J Clin Periodontol. 2000;27(11):824-31.

Trombelli L, Farina R, Pollard A et al. Efficacy of alternative or additional methods to professional mechanical plaque removal during supportive periodontal therapy. A systematic review and meta-analysis. J Clin Periodontol.;47(Suppl 22):144-54.

Trombelli L, Franceschetti G, Farina R. Effect of professional mechanical plaque removal performed on a long-term, routine basis in the secondary prevention of periodontitis: a systematic review. J Clin Periodontol. 2015; 42(Suppl 16):S221-36.

Van der Weijden FA, Slot DE. Efficacy of homecare regimens for mechanical plaque removal in managing gingivitis a meta review.

van Winkelhoff AJ, Rodenburg JP, Goené RJ et al. Metronidazole plus amoxycillin in the treatment of Actinobacillus actinomycetemcomitans associated periodontitis. J Clin Periodontol. 1989;16(2):128-31.

第3章

牙周骨缺损：病因、分类和诊断
PERIODONTAL BONE DEFECTS:
AETIOLOGY, CLASSIFICATION AND DIAGNOSIS

■ 病因

　　牙周组织炎性破坏导致骨缺损。牙槽骨丧失被认为是牙周炎向根方进展的结果，是牙周炎的特征之一（图3.1a～c）。

　　牙槽骨丧失的范围和严重程度往往需要通过临床症状和影像学表现进行综合评估，牙槽骨丧失的评估能够为牙周炎患者的诊断、治疗计划的制订和预后判断提供重要信息（图3.2a～d）。牙周骨缺损具有重要的临床意义，它与牙齿支持组织的丧失、牙周破坏的位点以及某些与骨缺损相关的局部因素（深牙周袋和根分叉）有关，这些与骨缺损相关的局部因素可能是特定位点的危险因素，也可能是疾病进展的指征（Papapanou and Tonetti，2000）（图3.3a～c）。骨缺损是牙周炎症向根方进展的结果，骨缺损的位点特异性与局部解剖结构有关。

　　牙周骨缺损存在2种类型，即骨上缺损和骨下缺损（图3.4a～d），具体描述如下：

- **骨上缺损**：与水平型骨吸收相关，袋底位于剩余牙槽嵴的冠方（骨上袋）
- **骨下缺损**：与垂直型骨吸收相关，袋底位于剩余牙槽嵴的根方（骨下袋），也称角形骨缺损

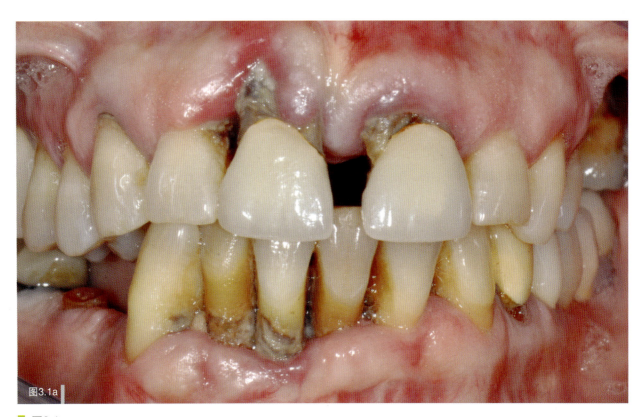

图3.1a

图3.1a～c

牙周炎临床表现：由细菌感染引起的浅表组织炎症。患者女性，56岁，表现为菌斑和牙石大量堆积，伴有牙龈退缩和炎症，存在后牙缺失和咬合紊乱（a）。

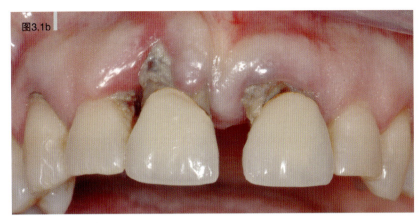
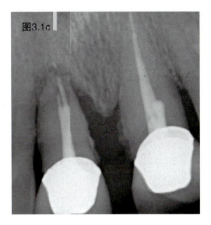

图3.1a～c（续）
11和12根面存在菌斑和牙石，牙龈组织根向移位并发生形态改变（b）。根尖片显示由于牙周炎症向根方进展，该牙位出现了骨缺损（c）。

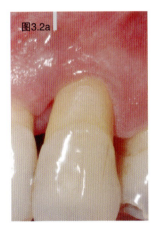
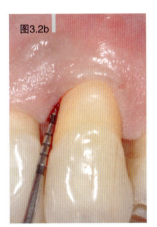
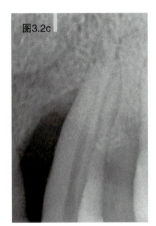
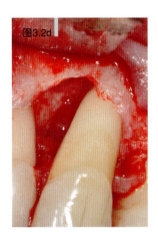

图3.2a～d
患者成年人，诊断为牙周炎。23近中存在9mm深牙周袋（a，b）。根尖片显示近中存在明显骨缺损（c）。术中翻瓣证实近中存在明显的骨吸收（d）。

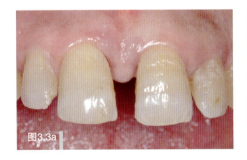
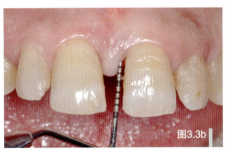
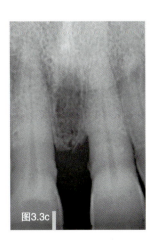

图3.3a～c
患者成年人，诊断为牙周炎。21近中PD为7mm（a，b）。根尖片显示存在骨下缺损，这种骨缺损类型是受累位点疾病进展的危险因素（c）。

骨缺损的形态由多种因素决定：

- 致病因素在根面的位置
- 牙根及根分叉解剖结构
- 牙槽骨厚度
- 牙根在牙槽突中的位置
- 与邻牙牙周病损的关系

牙齿周围的CAL和骨吸收是龈下菌斑所引起炎性破坏的结果。

牙周骨缺损的形成被认为是龈下菌斑向根方迁移的结果，龈下菌斑能够引起距牙根表面2mm范围的骨吸收。当患牙牙周袋比邻牙的炎症区域更深并且牙根周围的牙槽骨较宽时，会形成伴有

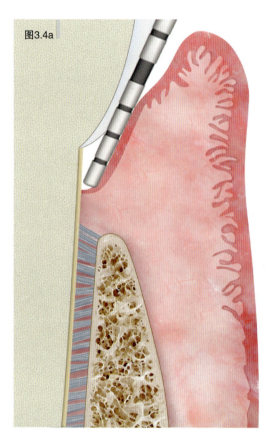

图3.4a

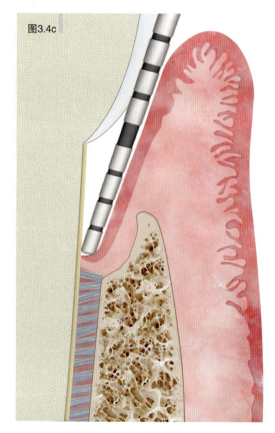

图3.4c

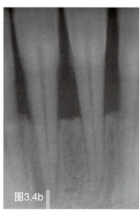

图3.4b

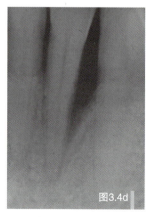

图3.4d

图3.4a~d
骨上袋示意图：探针止于牙槽嵴顶冠方（a），骨上袋与水平型骨吸收有关（b）。

图3.4a~d（续）
骨下袋示意图：探针穿透至牙槽嵴顶根方（c），骨下袋与垂直型骨吸收有关（d）。

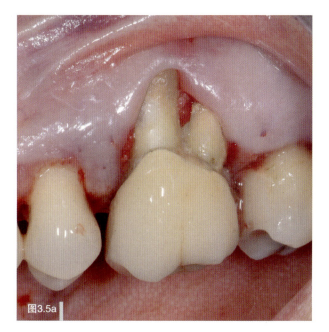
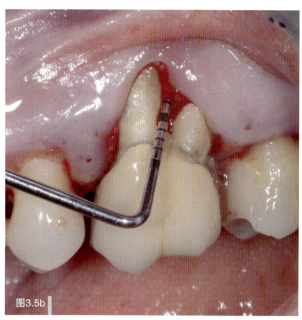

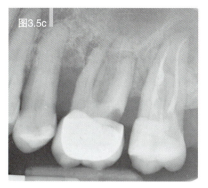
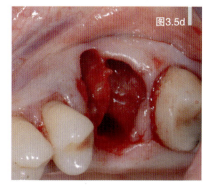
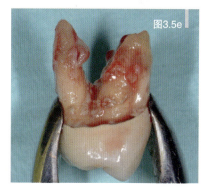

骨下袋的角形骨缺损。

伴有骨上袋的水平型骨缺损发生在患牙龈下菌斑所在深度，与邻牙炎症区域处于同一水平，且牙根周围牙槽骨较窄的情况（Mandon，1976；Waerhaug，1979；Heins et al，1988）。人类组织活检研究表明，位于袋上皮根方的炎细胞浸润主要为浆细胞和淋巴细胞。菌斑堆积导致支持组织丧失及炎性细胞浸润，通过结缔组织"包膜"与骨组织分离（Berglundh et al，

图3.5a～i
牙周感染的进展。26存在牙龈炎症和退缩（a）。探诊发现根分叉受累（b）。根尖片显示牙根周围骨吸收（c）。该牙齿预后无望。拔除患牙后，牙槽窝内可见大量肉芽组织（d）。牙根表面龈下牙石延伸至根尖区域（e）。

2011）（图3.5a～i）。炎性细胞浸润范围及程度在骨缺损形成及其解剖形态的确定中起着至关重要的作用。

图3.5a~i（续）
21近中存在深度为15mm的牙周袋（f，g）。翻瓣后，可观察到龈下菌斑和牙石与缺损内的肉芽组织相接触（h）。去净肉芽组织后发现菌斑牙石周围存在一定范围内的牙槽骨缺损（i）。

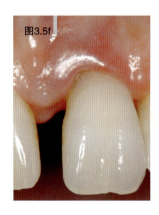
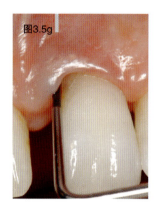
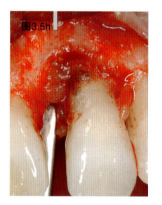
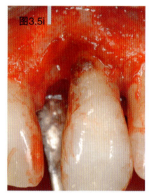

分类

为了更好地确定治疗计划和治疗手段，长期维护预后效果，我们需要收集有价值的信息以便了解骨缺损的真实解剖形态。

对牙周骨缺损进行正确的诊断，需结合**临床和影像学**收集的信息综合考虑。使用以"毫米"标记的牙周探针进行临床检查可测量PD和牙龈退缩（REC）。这两个参数的总和即CAL（图3.6a~d）。为了全面收集必要的信息，应进行环绕式探诊，以便充分评估不同位点的牙周袋深度。手术时可在切开前对麻醉区域进行骨探查，将探针插入牙周袋，直达下方的牙槽骨。这种探诊有助于评估不同部位的骨高度，进而确定手术切口位置。牙周骨缺损可通过拍摄根尖片进行影像学评估，根尖片可直观地显示牙槽骨水平、剩

图3.6a~d
12牙周组织存在炎症（a）。

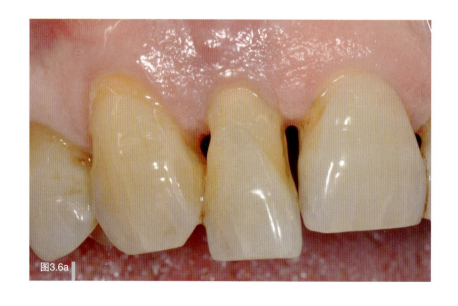

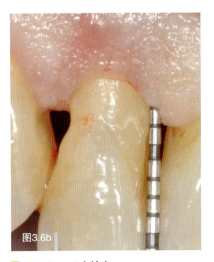 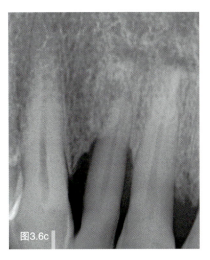 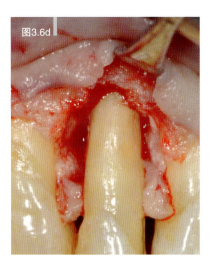

图3.6a~d（续）
PD为7mm，伴有5mm牙龈退缩，CAL为12mm（b）。相应的根尖片显示近中和远中存在角形骨缺损（c）。翻瓣后证实骨下缺损的存在（d）。

余支持组织量、牙槽骨矿化程度和骨硬板是否存在。一张高质量的根尖片能够将牙周骨缺损的解剖结构可视化。值得注意的是，牙周骨缺损的影像学诊断具有高阳性预测率和低阴性预测率。

曲面体层片不能提供足够的图像精度，因此不能用于评估牙周骨缺损（Reddy，1997；Pepelassi and Dimanti-Kapioti, 1997；Pepelassi et al, 2000）（图3.7a~e）。根尖片以二维方式显示了三维解剖结构，是包括牙槽骨、牙齿和软组织等结构的叠加，使得牙周组织影像学图像的解读变得复杂。

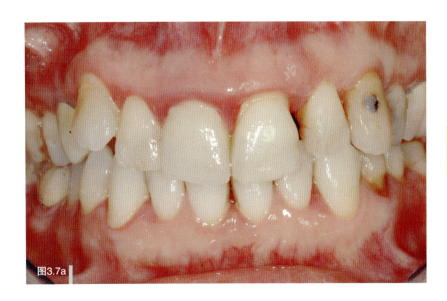

图3.7a~e
患者成年女性，牙周探诊检查异常，炎症指数较重（a）。

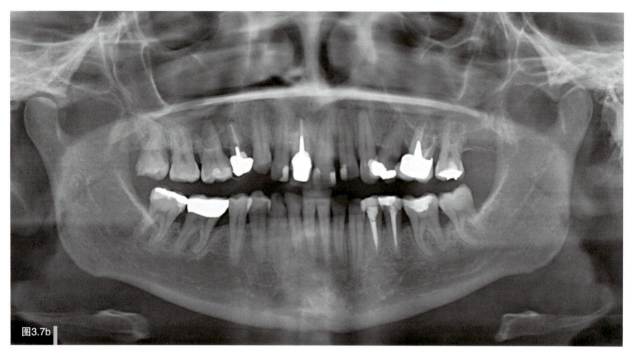

图3.7b

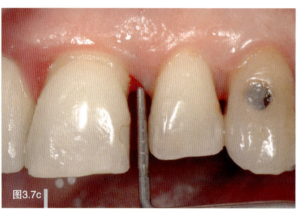

图3.7c

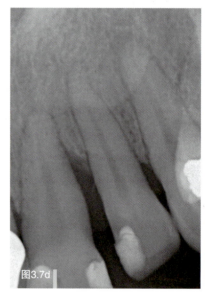

图3.7d

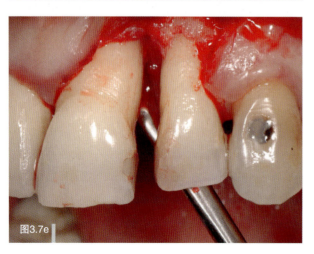

图3.7e

图3.7a～e（续）

曲面体层片显示骨吸收。在某些部位，图像不能充分评估骨缺损的解剖结构，特别是前牙区域（b）。21的远中可探及7mm深牙周袋（c）。根尖片清楚地显示存在较深的骨下缺损，同时伴有明显的牙槽嵴高度丧失（d）。通过根尖片提供的信息，制订牙周手术计划（e）。

可视化结构的复杂性导致一些早期病变不易在影像学检查中发现。由于重叠结构的存在，晚期病变也有可能被掩盖（Papapanou and Tonetti，2000）。因为临床和影像学评估具有局限性，所以为明确牙槽骨缺损的诊断，需要通过术中翻瓣，在直视下观察其解剖形态。近年来，CBCT的出现实现了颌骨解剖的三维可视化，提高了牙科影像学诊断准确性。

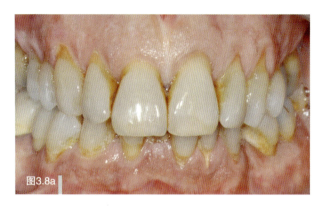

图3.8a

图3.8a～j
成年女性患者，存在大量位点牙周探诊异常，菌斑控制不佳（a）。曲面体层片显示牙槽骨水平型骨吸收，严重的位点存在垂直型骨吸收，实际骨缺损的解剖形态难以评估（b）。

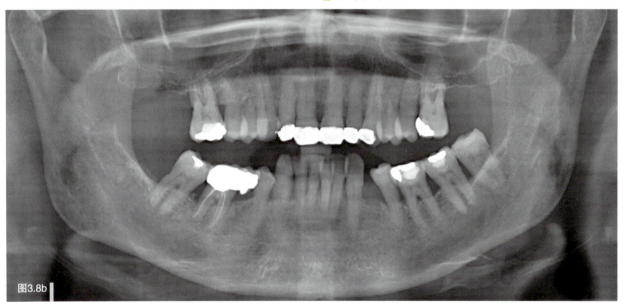

图3.8b

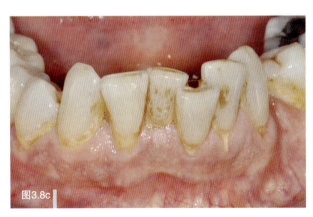

图3.8c

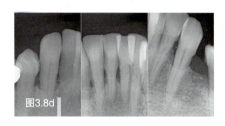

图3.8d

图3.8a～j（续）
下前牙区的特点为牙列拥挤和深牙周袋（c）。根尖片显示4个切牙水平型骨吸收，2个尖牙垂直型骨吸收，但无法评估骨缺损是在唇侧还是舌侧（d）。

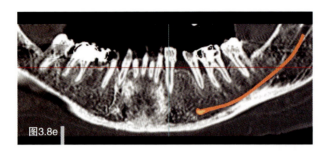

图3.8e

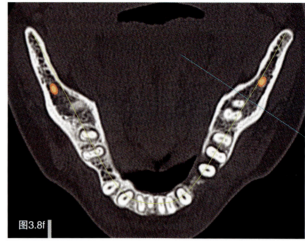

图3.8f

图3.8a~j（续）
进行CBCT扫描，从而评估三维解剖结构（e~g）。3D图像显示了检查区域的真实三维结构（h）。高倍放大可见43舌侧的骨缺损（i，j）。

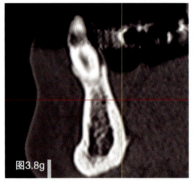

图3.8g

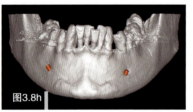

图3.8h

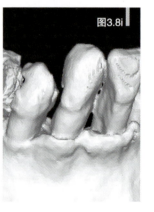

图3.8i

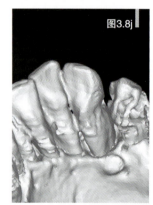

图3.8j

CBCT没有任何散射，具有极佳扫描厚度，可以提供牙周骨缺损的准确图像，由于不存在结构重叠的问题，CBCT在诊断和治疗过程中为我们提供了更加准确的信息（图3.8a~j）（Misch et al，2006；Vandenberghe et al，2007）。

骨缺损分为骨上缺损、骨下缺损和根分叉骨缺损（Goldman and Cohen，1958）（图3.9和图3.10a~f）。骨下缺损又可分为一壁、二壁、三壁、混合型骨下缺损和凹坑状骨缺损，根分叉骨缺损可分为Ⅰ度、Ⅱ度和Ⅲ度。

如果是**骨上缺损**，则探针止于袋底，且位于边缘骨水平冠方。然而，骨下缺损是指在骨下被1个、2个、3个骨壁或混合型骨壁包围的牙周骨

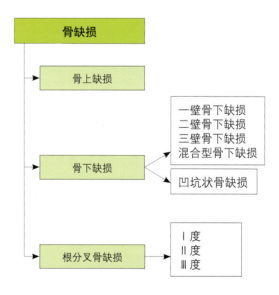

图3.9
Goldman和Cohen（1958）牙周骨缺损分类。

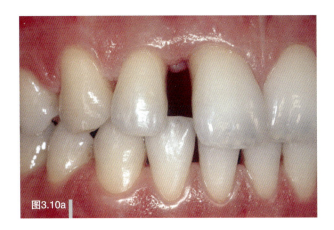

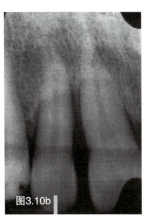

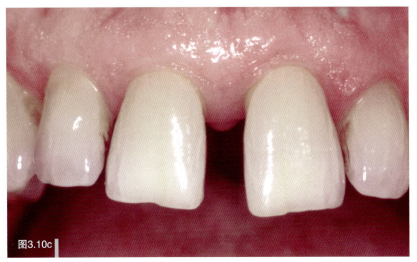

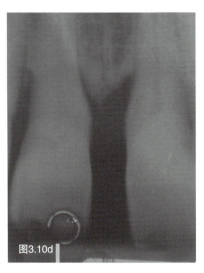

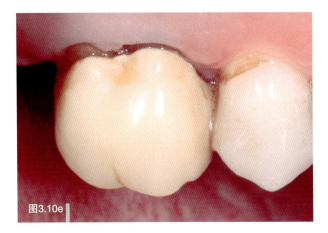

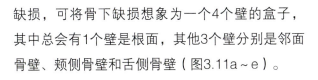

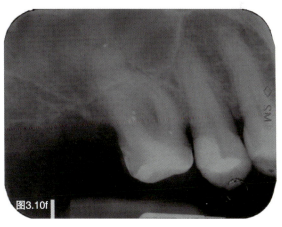

缺损，可将骨下缺损想象为一个4个壁的盒子，其中总会有1个壁是根面，其他3个壁分别是邻面骨壁、颊侧骨壁和舌侧骨壁（图3.11a～e）。

图3.10a～f
骨缺损和骨吸收类型。 骨上缺损伴水平型骨吸收（a，b）。骨下缺损伴垂直型骨吸收（c，d）。根分叉骨缺损伴根分叉处骨吸收（e，f）。

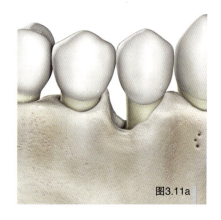
图3.11a

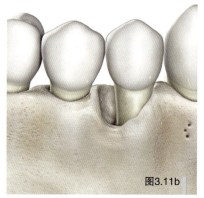
图3.11b

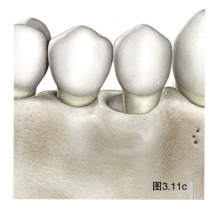
图3.11c

图3.11a~e
骨下缺损的解剖。一壁（a）、二壁（b）和三壁骨缺损（c）。凹坑状（d）和环状骨缺损（e）。

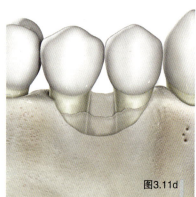
图3.11d

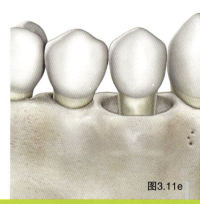
图3.11e

图3.12a~c
Ⅰ度（a）、Ⅱ度（b）和Ⅲ度（c）根分叉骨缺损。

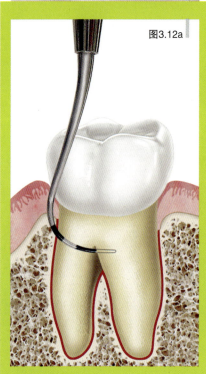
图3.12a

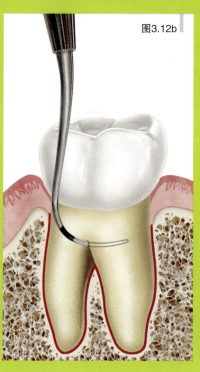
图3.12b

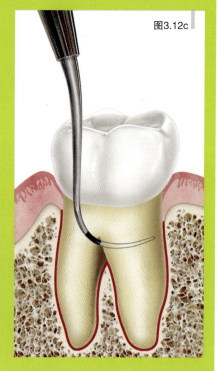
图3.12c

骨下缺损可细分为：

- **一壁骨缺损**：牙槽骨缺损区只有1个残留骨壁（邻面骨壁），其余2个骨壁（颊侧骨壁和舌侧骨壁）被吸收

- **二壁骨缺损**：牙槽骨缺损有两个残留骨壁，包括邻面骨壁和颊舌侧骨壁其中之一，而另一个颊侧或舌侧骨壁被吸收

- **三壁骨缺损**：牙槽骨缺损区3个骨壁（颊侧骨壁、舌侧骨壁、邻面骨壁）都存在

- **凹坑状骨缺损**：两颗邻牙之间邻面骨丧失程度基本一致，仅存在颊侧骨壁和舌侧骨壁

- **环状骨缺损**：类似于沿牙根环状延伸的一壁骨缺损

- **混合型骨缺损**：缺损的解剖形态随着深度而变化，通常冠部1/3为一壁骨缺损，根中1/3为二壁骨缺损，根尖1/3为三壁骨缺损

根分叉骨缺损为多根牙根分叉处的骨吸收。分度如下（图3.12a~c）：

- **Ⅰ度**：临床附着丧失在水平方向上小于根分叉宽度的1/3

- **Ⅱ度**：临床附着丧失在水平方向上大于根分叉宽度的1/3

- **Ⅲ度**：完全的临床附着丧失，根分叉贯通性病变

▌诊断

牙周骨缺损正确的影像学诊断需要特别注意（图3.13a~g）。

一壁骨缺损的影像学诊断显示在角形骨缺损的冠方可见清晰的透射影（全黑）。

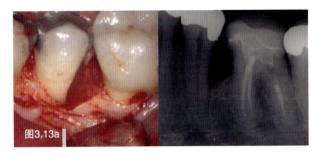

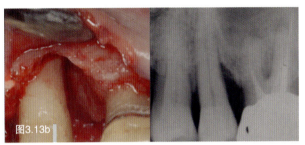

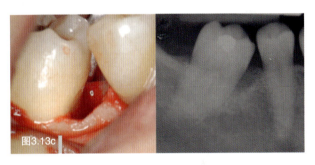

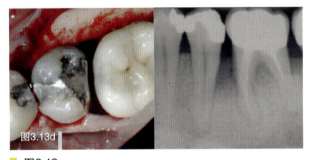

图3.13a~g
骨下缺损区的解剖与其影像的对应关系。一壁骨缺损（a）、二壁骨缺损（b）、三壁骨缺损（c）、凹坑状骨缺损（d）。

二壁骨缺损的影像学诊断显示角形骨缺损的冠方可见部分阻射影（深灰色），与残余的2个骨壁其中之一相对应。

三壁骨缺损的影像学诊断显示角形骨缺损的

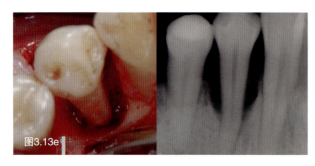

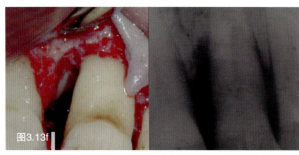

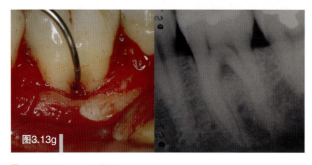

图3.13a~g（续）

环状骨缺损（e），混合型骨缺损（f），根分叉骨缺损（g）。

冠方可见明显阻射影（浅灰色），与残余的颊舌侧骨壁相对应。

凹坑状骨缺损的影像学诊断显示2个根面之间有弥漫性透射影。

环状骨缺损的影像学诊断显示近中和远中角形骨缺损的冠方均可见透射影（全黑）。

混合型骨缺损的影像学诊断显示在冠方可见与一壁骨缺损区相对应的透射影像，在根尖方向有不同程度的阻射影像，与二壁骨缺损和三壁骨缺损相对应。

Ⅰ度和Ⅱ度的根分叉骨缺损的影像学诊断显示在根分叉区有部分透射影（浅灰色或深灰色）。

Ⅲ度根分叉骨缺损贯通时，影像学诊断显示在根分叉处可见完全透射影（全黑）。

将翻瓣手术中牙周骨缺损诊断与根尖片和曲面体层片牙周骨缺损诊断进行比较，可得出以下结论：

■ 在两种X线检查中，诊断微小骨质破坏（1~4mm）的能力有限，早期病变（1~2mm）更是如此

■ 根尖片对骨破坏尤其是对于早期骨破坏的识别强于曲面体层片

■ 曲面体层片通常低估了骨丧失水平，如果不考虑位置（牙弓、牙齿、位点）和严重程度，根尖片更加精确

■ 影像学诊断会低估早期牙周炎的骨破坏，对于中度牙周炎的评估相对准确，而对于重度牙周炎会高估骨吸收的程度

■ 两种影像学方法在重度牙周炎组中一致性较高，而在轻度牙周炎组中偏差较大

■ 诊断牙周骨缺损时，根尖片比曲面体层片更精确（Pepelassi and Dimanti-Kapioti，1997）

对传统影像学诊断骨缺损的潜力进行评估，结果发现其诊断效果不佳。根尖片的诊断能力取决于骨缺损的深度、颊舌向宽度和骨壁数。曲面体层片的诊断能力仅取决于颊舌向宽度（Pepelassi et al，2000）。

尽管存在局限性，适当的影像学检查在骨下缺损的诊断、手术计划制订、预后效果评估和下一步治疗计划的拟定中都是很重要的（Cardaropoli et al，2001；Corrente et al，

2003）。X线片中骨缺损角度是骨下缺损治疗效果的预后指标（Tsitoura et al，2004）。

流行病学

科学研究表明，不同国家牙周骨缺损的流行情况不同，如瑞典531名患者中有8%存在骨缺损（Papapanou et al，1988），芬兰169名牙周患者中51%存在牙周骨缺损（Ainamo et al，1994）。以上研究结果显示牙周骨缺损具有较高的发病率和患病率。

牙周病骨缺损的进展与缺损区的解剖结构有关。当缺损为水平型时，10年内拔除的风险为13%；当缺损为垂直型但较浅时，拔除的风险为22%，中等深度时为46%，较深时则为68%（Papapanou and Wennstrom，1991）。这表明，在没有牙周治疗的情况下，骨缺损引起牙齿缺失和牙周支持组织丧失的风险增加（图3.14a~h）。牙周治疗的有效性可通过BOP和PD减少、附着水平改善及边缘骨水平改变来证明（Kaldhal et al，1996）。

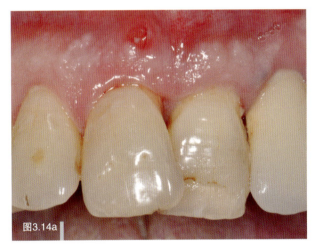
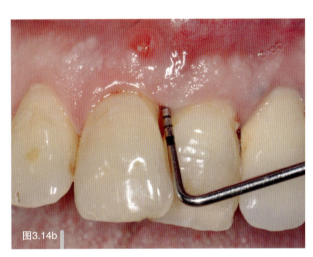
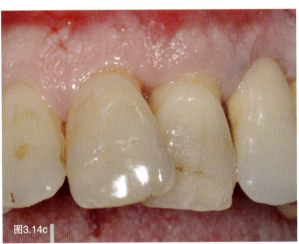
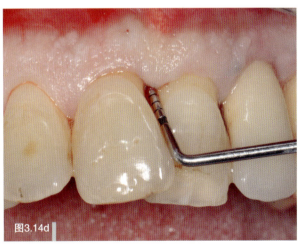

图3.14a~h
成年牙周炎患者（a），11可探及11mm深牙周袋，伴有颊侧瘘管（b）。经过病因治疗和口腔卫生指导，龈缘炎症有所改善（c，d）。

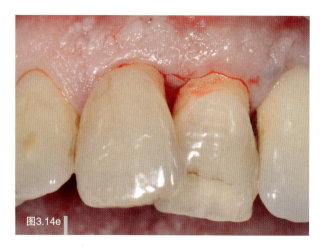

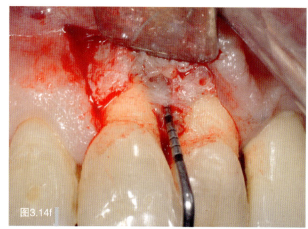

图3.14a~h（续）
使用保留龈乳头切口技术进行翻瓣（e），骨缺损处存在肉芽组织（f）。清创后可见8mm深的骨内缺损（g），骨吸收至根尖1/3（h）。

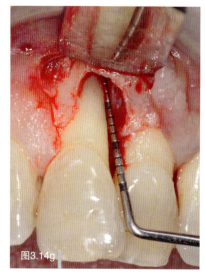

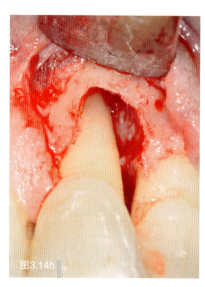

参考文献

Ainamo A, Soikkonen K, Wolf J et al. Dental radiographic findings in the elderly in Helsinki, Finland. Acta Odontol Scand. 1994;52(4):243-9.

Berglundh T, Zitzmann NU, Donati M. Are peri-implantitis lesions different from periodontitis lesions? J Clin Periodontol. 2011;38(Suppl 11):188-202.

Cardaropoli D, Re S, Corrente G, Abundo R. Intrusion of migrated incisors with infrabony defects in adult periodontal patients. Am J Orthod Dentofac Orthop 2001:120;671-5.

Corrente G, Abundo R, Re S et al. Orthodontic movement into infrabony defects in patients with advanced periodontal disease: a clinical and radiological study. J Periodontol. 2003;74:1104-9.

Goldman H, Cohen W. The infrabony pocket: classification and treatment. J Periodontol. 1958;29:272-291

Heins PJ, Thomas RG, Newton JW. The relationship of interradicular width and alveolar bone loss. A radiometric study of a periodontitis population. J Periodontol. 1988;59(2):73-9.

Kaldahl WB, Kalkwarf KL, Patil KD et al. Long-term evaluation of periodontal therapy: I. Response to 4 therapeutic modalities. J Periodontol. 1996;67(2):93-102.

Manson JD. Bone morphology and bone loss in periodontal disease. J Clin Periodontol. 1976;3(1):14-22.

Misch KA, Yi ES, Sarment DP. Accuracy of cone beam computed tomography for periodontal defect measurements. J Periodontol. 2006;77(7):1261-6.

Papapanou PN, Tonetti MS. Diagnosis and epidemiology of periodontal osseous lesions. Periodontol 2000. 2000;22:8-21.

Papapanou PN, Wennström JL, Gröndahl K. Periodontal status in relation to age and tooth type. A cross-sectional radiographic study. J Clin Periodontol. 1988;15(7):469-78.

Papapanou PN, Wennstrom JL. The angular bony defect an indicator of further alveolar bone loss. J Clin Periodontol 1991;18:317-22.

Pepelassi EA, Dimanti-Kipioti A. Selection of the most accurate method of conventional radiography for the assessment of periodontal osseous destruction. J Clin Periodontol. 1997;24(8):557-67.

Pepelassi EA, Tsiklakis K, Diamanti-Kipioti A. Radiographic detection and assessment of the periodontal endosseous defects. J Clin Periodontol. 2000;27(4):224-30.

Reddy MS. The use of periodontal probes and radiographs in clinical trials of diagnostic tests Ann Periodontol 1997;2(1):113-22.

Tsitoura E, Tucker R, Suvan J et al. Baseline radiographic defect angle of the intrabony defect as a prognostic indicator in regenerative periodontal surgery with enamel matrix derivative. J Clin Periodontol. 2004;31(8):643-7.

Vandenberghe B, Jacobs R, Yang J. Diagnostic validity (or acuity) of 2D CCD versus 3D CBCT-images for assessing periodontal breakdown. Oral Surg Oral Med Oral Pathol Oral Radiol Endod. 2007;104(3):395-401.

Waerhaug J. The angular bone defect and its relationship to trauma from occlusion and downgrowth of subgingival plaque. J Clin Periodontol. 1979;6(2):61-82.

第4章

切除性和保守性牙周手术
RESECTIVE AND CONSERVATIVE PERIODONTAL SURGERY

■ 前言

牙周治疗按时间顺序分为**积极治疗**阶段和**支持治疗**阶段。积极治疗阶段包括针对病因的治疗及必要的牙周手术治疗。支持治疗阶段为牙周维护治疗。

牙周骨手术能够改善牙齿周围的支持骨组织，是牙周手术治疗的一个分支。

牙周手术治疗的目的在于消除牙周袋和改善炎症破坏所带来的牙周骨缺损（Tonetti et al, 2000）（图4.1a～c）。牙周手术治疗更易直达牙根表面，通过对牙周袋进行翻瓣清创，使器械

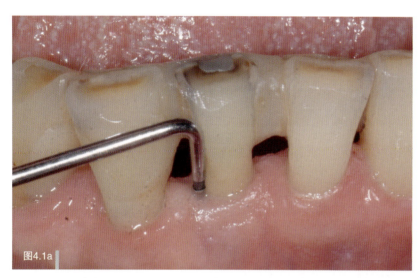

图4.1a～c
患者，成年人，诊断为牙周炎，41存在骨缺损。初步探诊发现存在15mm深牙周袋（a）。根尖片显示骨吸收达根尖区（b）。手术中图像显示骨吸收的严重程度，随着牙周感染的进展，骨缺损累及根尖周区域（c）。

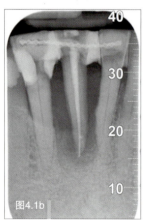

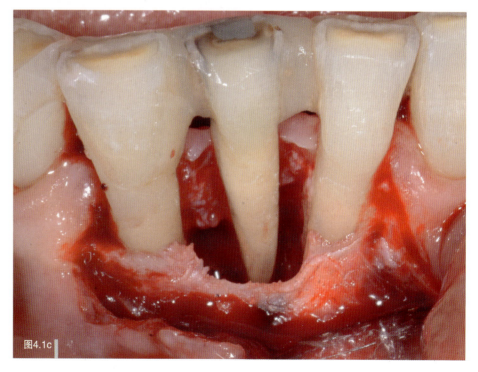

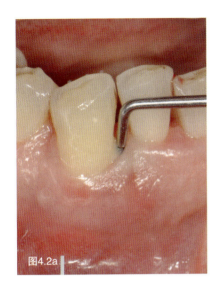
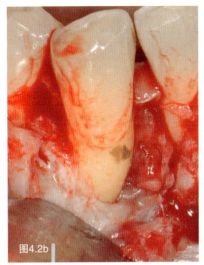
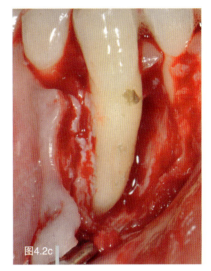

图4.2a

图4.2b

图4.2c

图4.2a~e
患者成年女性，罹患牙周炎并伴有43骨缺损，探诊显示存在15mm深牙周袋且溢脓（a）。翻瓣可见残留龈下牙石。特殊的骨形态使得非手术根面处理比较困难（b，c）。翻瓣后更容易去除病因和肉芽组织（d）。疾病进展已形成15mm深的非孤立骨下缺损（e）。

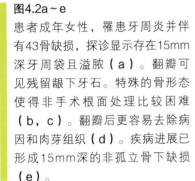
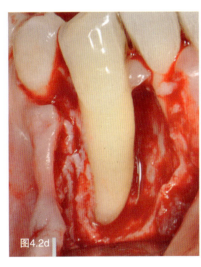
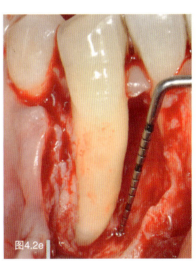

图4.2d

图4.2e

更易清理根面，去除肉芽组织，从而消除病因（图4.2a~e）。最早描述控制牙周感染的手术方法是在19世纪末，通过直线切口进行牙龈切除术（Robicsek，1884），在20世纪初改良为应用扇形切口的牙龈切除术（Zentler，1918）。然而，自20世纪50年代由Goldman（1951）提出的用外斜切口进行牙龈切除术的方式沿用至今，斜形切口直达袋底根方，并用牙周塞治剂保护暴露骨组织。使用翻瓣术消除牙周袋技术也是在20世纪初发展起来的。Widman手术（1918年）设计了一种翻开黏骨膜瓣的方式，旨在去除袋内上皮和炎性结缔组织，有利于彻底实施根面平整。该手术首先沿龈缘外形切开牙龈，2个垂直松弛切口与水平切口相连，然后将袋内上皮和炎性结缔组织与无炎症健康牙龈分离。建议在缝合前进行骨修整，以便术区牙槽骨获得良好的解剖外形。与传统的牙龈切除术相比，原始Widman翻瓣术的优点在于其术后通常为一期愈合，患者的

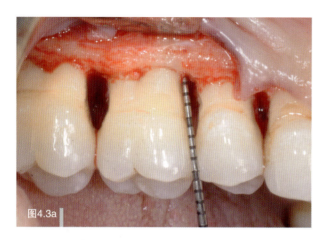

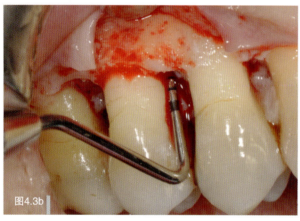

图4.3a，b
骨下缺损。临床图像显示为16远中水平型骨缺损，近中1mm深的骨下缺损（a）。15近中有12mm深的骨下缺损（b）。

不适感更小。20世纪30年代，Kirkland（1931）提出了一种改良的翻瓣术，即在颊舌侧和邻面的牙周袋底部做沟内切口，以便翻瓣后平整暴露牙根表面。在去除袋内上皮和肉芽组织后，将其在原位复位缝合。

牙周手术治疗分为：

- 切除性手术
- 保守性手术
- 再生性手术

手术方式的选择由缺损区的解剖结构决定。缺损处的骨下部分≤3mm（水平型骨缺损和浅的骨下缺损）是进行切除性或保守性牙周手术的指征。缺损处的骨下部分≥4mm（中度和深度的骨下缺损）是进行再生性牙周手术的指征（Laurell等，1998）（图4.3a，b）。

切除性牙周手术治疗

切除性牙周手术的目标是使牙槽骨外形与牙龈组织外形相匹配，在相对根方水平恢复"生理性"牙周支持组织。切除性牙周手术会增加临床附着丧失，制订前牙美学区以及后牙区治疗计划时应考虑这一问题。因此，切除性牙周手术的明确指征是患者有修复计划，即进行重新修复或者开始修复。切除性牙周手术能够创造良好的牙周稳定性，即确保生理性探诊深度和组织结构的稳定，同时患者更容易保持口腔卫生，这是确保牙周-修复联合治疗的长期预后和降低牙齿缺失率的决定性因素（Carnevale et al，1998）。

切除性牙周手术需要行根向复位瓣术（手术过程4.1），也可能需要行腭侧减薄龈瓣，并联合使用骨成形术和骨切除术来重建边缘骨形态，再现良好的骨组织解剖外形。

切除性牙周手术的目的在于减少探诊深度并改善牙龈组织形态，以利于口腔卫生维护，保持牙周健康。切除性牙周手术适用于≤3mm的骨下缺损（Carnevale and Kaldahl，2000）。

骨成形术是指在不去除支持骨的情况下对牙槽骨进行修整，以获得良好的生理外形。

骨切除术是指为了纠正或改善由牙周炎引起的边缘骨和牙槽骨形态不佳而进行的包括去除支

持骨的骨组织切除手术。

　　骨成形术与**根向复位瓣**联合使用的目的在于通过龈瓣复位缝合改善软组织的位置。骨切除术与根向复位瓣或腭侧减薄瓣的联合使用可消除骨下袋（图4.4a～k）。伴根分叉病变的患牙行切除性牙周手术后，10年存活率为93%；不伴根分叉病变的患牙10年存活率为99%（Carnevale et al，1998）。

　　20世纪中叶，Nabers（1954）提出了**根向复位瓣**，随后Friedman（1962）对其进行了改进，使软组织复合体包括牙龈和牙槽黏膜根向复位。该手术可用于上下颌颊侧和下颌舌侧龈瓣的根向复位，上颌腭侧龈瓣的根向复位采用切除性技术（**腭侧减薄龈瓣术**）。理论上，根向复位瓣需要2个切口：沟内切口和内斜切口（主要切口）。

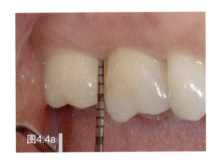
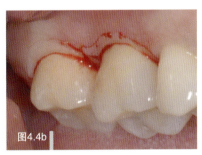
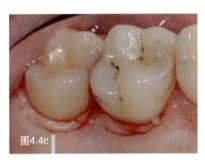
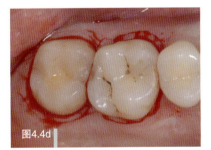
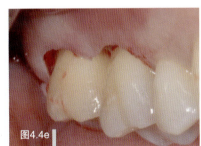
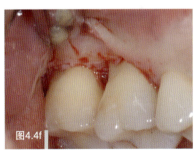
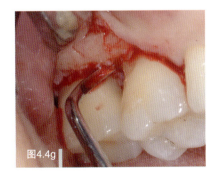

图4.4a～k
切除性牙周手术。 16和17之间牙周袋深度为5mm，伴有水平型骨吸收（a）。在16与17颊侧（b）和腭侧（c）制备内斜切口和沟内切口。去除2个切口之间的组织（d，e），翻全厚瓣（f）。

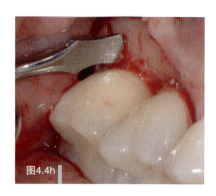
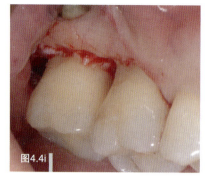
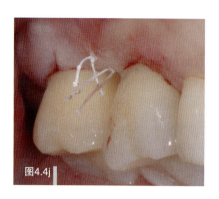

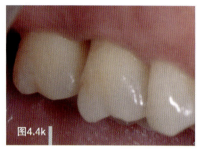

图4.4a~k（续）

在邻面（g）和颊面（h）形成良好的骨形态，将瓣重新复位至修整后的牙槽骨上（i，j）。6个月后口内像显示组织愈合良好（k）。

内斜切口的角度取决于牙周袋深度和角化龈宽度。理想情况下，应按照患牙的不同探诊深度在骨上袋的袋底制备内斜切口。在任何情况下，只有存在足够角化组织（至少2mm）才能做内斜切口。当角化组织<2mm时，不应做内斜切口，仅做基本的沟内切口，使牙龈整体向根方移动。

从内斜切口的边缘向根方制备垂直松弛切口，延伸至牙槽黏膜，使瓣根向复位。翻全厚瓣，使其超过膜龈联合，去除游离龈缘和内斜切口之间的组织后，进行骨切除，以消除骨缺损，重建良好的骨解剖外形。

最后，采用垂直褥式缝合将瓣固定在骨膜上（图4.5a~k）。

从解剖学和组织学的角度来看，切除性手术治疗骨下缺损需要通过手术消除缺损区，使其变成具有斜面的水平型骨缺损。

由于上颌腭侧的黏膜完全由附着龈组成，不可伸展，该区域不能采用根向复位瓣术。因此，为了将牙龈边缘复位于牙槽嵴水平，Friedman（1962）首次提出斜向切除腭侧瓣，后来随着腭侧减薄龈瓣术的标准化（Corn，1980），上颌腭侧牙龈的处理方式得到了进一步完善。在该技术中，手术刀片与牙齿长轴成一定角度做第一（内斜）切口，形成半厚瓣，然后将刀片定位在龈沟内平行于牙体长轴做第二切口（手术过程4.2），最后通过牙间切口分离牙龈领圈组织（图4.6a~e）。

通过传统的切除方法即骨切除术（Osseous Resective Surgery，ORS）进行骨组织的处理，包括在确定缺损区的底部后去除颊侧和舌侧壁，使之平坦，从而创造良好的解剖外形（Ochsenbein，1958）。

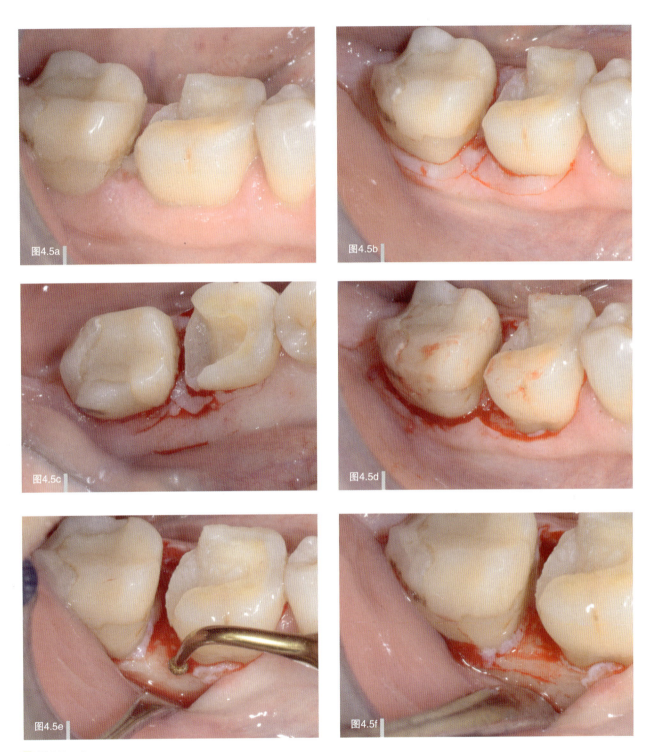

图4.5a～k
切除性牙周手术。 46存在牙周袋伴远中骨下缺损＜3mm（a）。制备内斜切口和沟内切口（b，c）。去除边缘组织（d）。使用超声骨刀（OT5、PiezoSurgery、Mectron）修整骨缺损区（e），将其转变为水平型骨缺损（f）。

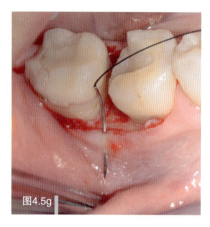
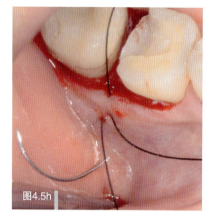
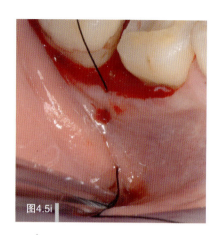

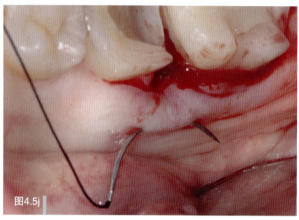
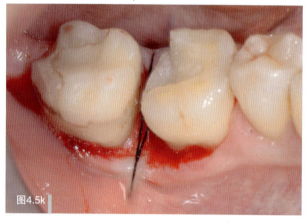

图4.5a~k（续）
从垂直向进/出角化组织开始缝合（g），然后进/出牙槽黏膜（h）固定到下方的骨膜上（i）。将缝合线移向舌面，水平向进/出角化组织（j）。通过骨膜进行固定缝合，将瓣的边缘根向复位（k）。

　　学者们对经典ORS技术进行改良，仅消除舌腭侧的骨壁缺损，创造颊侧（偏冠方）与舌腭侧（偏根方）牙槽嵴顶水平不一致的斜面（Oschsenbein and Bohannan，1963），从而减少颊侧的骨切除量。经典ORS技术的愈合位置与CAL有关，如果去除结缔组织附着纤维，其愈合位置会更向根方。为了改善这种情况，有学者提出一种保留纤维结缔组织的骨切除性手术（FibReORS），它保留了牙槽嵴顶上的纤维结缔组织以减少CAL（Levine and Stahl，1972）。这项技术的理念为纤维结缔组织是骨组织不可分割的一部分，将骨切除的参考点由骨缺损的底部向冠方移动至纤维结缔组织附着水平，从而减少了需要切除的骨组织。从健康的结缔组织中分离肉芽组织是技术的关键，因此建议使用牙周探针来鉴别附着在牙根表面的纤维（Cairo et al，2013）（图4.7a~h）。

图4.6a～e
腭侧减薄龈瓣术。需要将26和27的牙龈组织根向移位（a）。先做内斜切口，然后制备沟内切口（b）。去除分离的游离龈和结缔组织（c），并进行骨组织修整术（d）。采用骨膜固定缝合（e）。

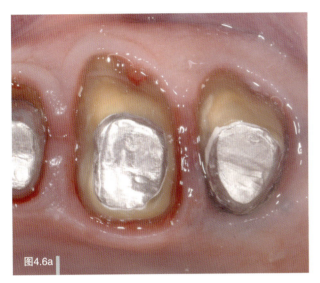

图4.6a

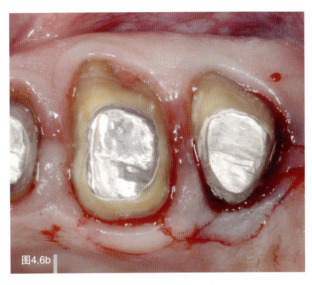

图4.6b

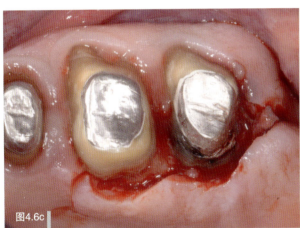

图4.6c

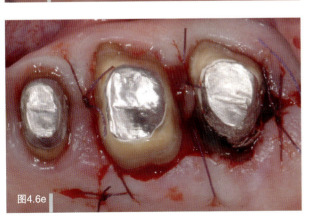

图4.6e

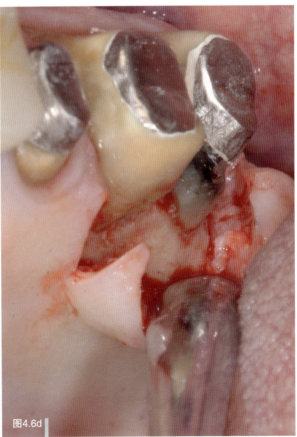

图4.6d

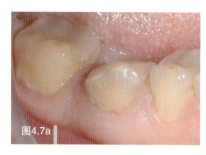

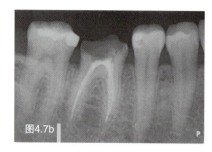

图4.7a~h
保留嵴顶上纤维结缔组织。46必须通过切除性手术，才能进行修复（a，b）。

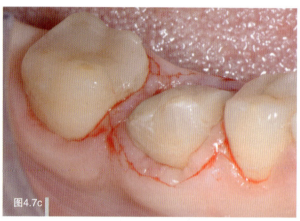

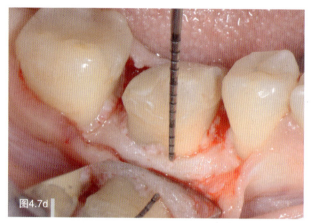

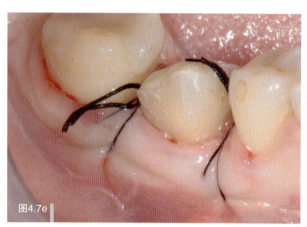

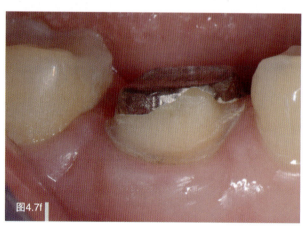

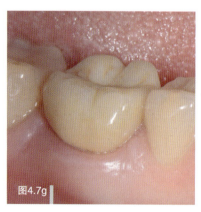

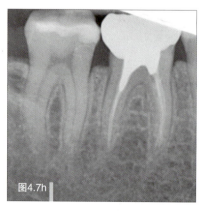

图4.7a~h（续）
先行2个切口（c），翻瓣后进行骨修整，保留嵴顶上结缔组织纤维（d）。采用骨膜固定的方式将瓣根向复位缝合（e）。在组织愈合后预备齐龈肩台（f），完成修复（g，h）。

临床牙冠延长术

切除性牙周手术的原理也可以应用于因冠根折或龋坏达龈下的患牙修复前的治疗。在这些情况下，需要通过改变和恢复生物学宽度来重建牙周支持组织，遵循骨组织和健康龈缘之间保持至少3mm距离的原则（图4.8a～g）。当折断或龋坏接近骨组织时，应使牙槽嵴顶向根方移动，以便留出足够的空间来恢复生物学宽度，并允许患牙能够进行保守修复或使修复体获得牙本质肩领。一般而言，临床牙冠延长术的适应证如下（图4.9a～i和图4.10a～e）：

- 龋坏达龈下
- 冠折或冠根折

- 被动萌出不足
- 牙龈增生
- 修复前延长牙冠

临床牙冠延长术的禁忌证如下：

- 牙齿位置和美学效果不佳
- 牙周状况不佳
- 冠根比例失调
- 折断/龋坏过度向根方延伸
- 需要过度切除骨组织，有可能损伤邻牙
- 根分叉暴露
- 解剖结构的限制，如上颌窦

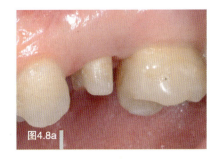
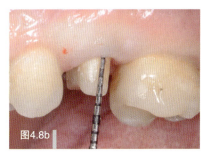
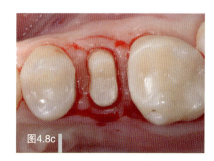
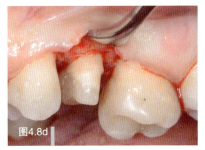
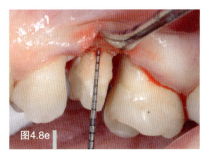
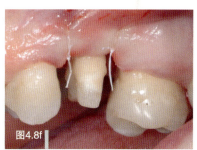
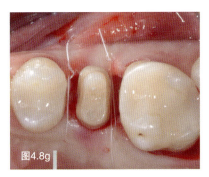

图4.8a～g

临床牙冠延长术。25行修复治疗（a）。剩余牙体组织边缘位于龈下，游离龈边缘与牙槽嵴顶之间的距离为3mm（b）。在角化龈上制备内斜切口，颊侧和腭侧制备沟内切口（c）。去除环状软组织边缘并翻全厚瓣（d）。去除超过1mm的骨组织，以便在健康牙齿边缘和牙槽嵴顶之间形成3mm的空间（e）。龈瓣根向复位缝合（f，g）。

图4.9a~i

临床牙冠延长术用于龋洞充填治疗。 16和17龋坏达龈下（**a**）。为保留角化龈，仅制备颊侧沟内切口（**b**），翻全厚瓣（**c**）。去净龋坏的牙体组织，去骨使牙槽嵴顶和健康牙齿边缘之间存在2mm的距离。该距离可以保持稳定的生物学宽度，树脂修复后可恢复正常的龈沟（**d**）。使用橡皮障进行树脂修复（**e**，**f**），并在翻瓣下完成（**g**）。缝合龈瓣（**h**）。术后6个月随访，组织稳定性良好（**i**）。

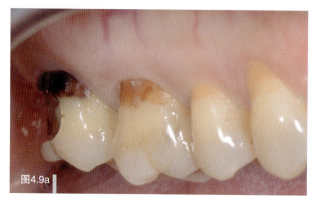

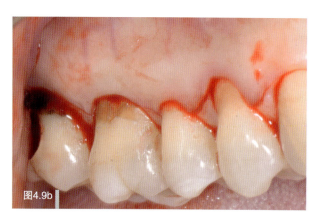

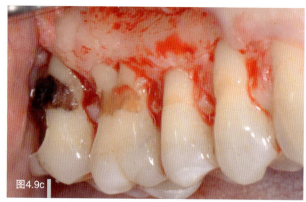

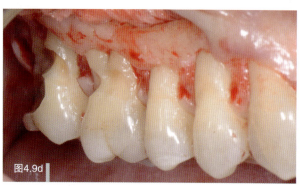

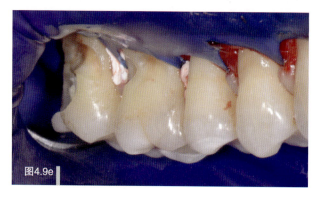

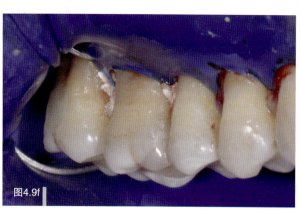

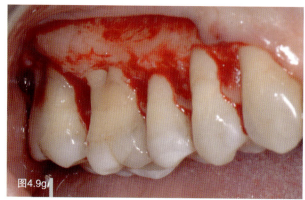

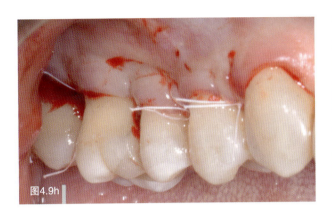

图4.9h

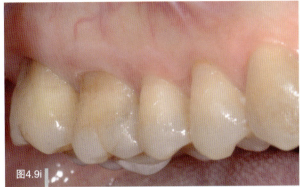

图4.9i

图4.10a~e

临床牙冠延长用于龋洞充填治疗。46和47颊侧龋坏（a）。为了不减少角化组织，制备龈沟内切口和近中松弛切口，翻全厚瓣（b）。去净龋坏组织并在骨组织和健康牙齿边缘之间形成2mm的空间后，橡皮障下进行保守性修复（c）。缝合龈瓣（d），6个月后随访，组织稳定性良好（e）。

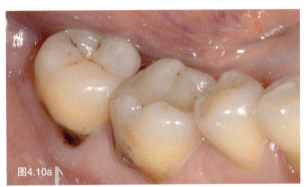

图4.10a

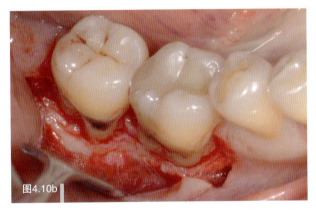

图4.10b

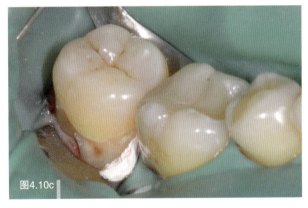

图4.10c

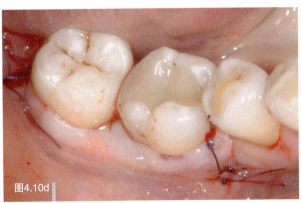

图4.10d

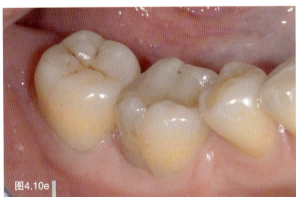

图4.10e

手术中要考虑的关键因素是附着龈余留量和牙槽嵴顶与冠方边缘之间的距离。如果附着龈＜2mm，则必须通过制备沟内切口来保留附着龈。根据临床实际情况，临床牙冠延长术可以通过仅**切除牙龈**而不切除骨组织来完成，也可以通过伴或不伴骨组织切除的**根向复位瓣**来完成。

手术中去除牙周支持组织的范围是在预计的修复体边缘和修整后牙槽嵴顶之间重新创造至少3mm的距离（Rosenberg et al，1980）。牙槽嵴顶到最终修复体边缘之间的最短距离包括平均1mm牙槽嵴上方结缔组织附着、1mm结合上皮宽度和1mm龈沟深度。

在牙齿与组织界面，伤口愈合的动态过程是有序并可预测的。切口边缘的上皮细胞在12小时内开始迁移，每天迁移0.5～1mm，2周内形成新的结合上皮，但此时不宜行牙龈边缘的修复操作。结缔组织附着的形成和成熟需要更长的时间。在1周内，血凝块占据的空间被未成熟的肉芽组织取代；2周后形成缺乏胶原的未成熟结缔组织。在8周时，术区有成熟的结合上皮和嵌入骨组织中的结缔组织附着形成，因此此时龈缘组织能够承受修复过程中所产生的创伤。在8周至6个月后，结缔组织附着成熟，胶原纤维束的方向从平行于根面变为垂直于根面。因此，建议术后等待5～6个月再进行修复，以提高修复体龈缘的组织稳定性（图4.11a～m和图4.12a～r）。

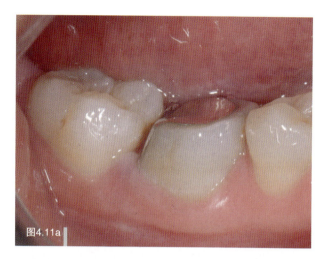

图4.11a

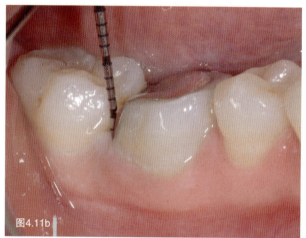

图4.11b

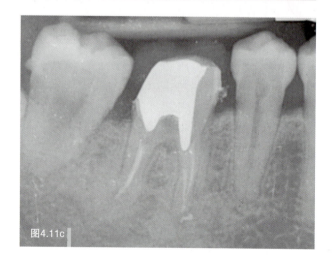

图4.11c

图4.11a～m
临床牙冠延长术用于牙齿修复。 46金属桩肩台位于生物学宽度的范围内（a～c）。

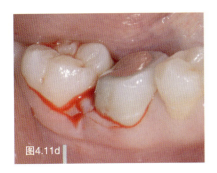

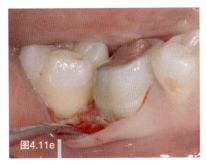

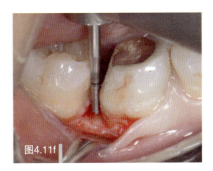

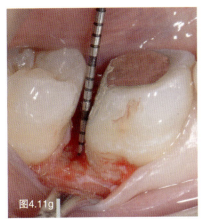

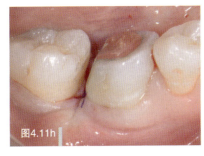

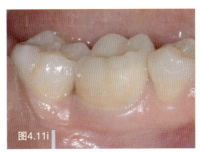

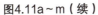

图4.11a~m（续）

在46和47的牙间隙制备沟内切口和内斜切口（d）。切除两个切口之间的牙龈组织，翻全厚瓣（e）。选择专门设计的车针（H 207D 316 012 bur，komet）（技术数据表4.1），其特点为工作面仅存在于尖端因而不会伤及邻面，使用该车针在邻面进行骨切除，使健康的牙齿边缘定位于距边缘骨水平4mm的位置，恢复足够的生物学宽度（f，g）。骨膜固定缝合（h）。24周后，在临时树脂冠的保护下（i），软组织愈合成熟且稳定，可以进行印模制取（j）。数字化制取印模，使用口腔内光学扫描仪记录龈沟位置（k）。全瓷冠修复后最终的口内像显示软组织与修复体的完美结合，确保了长期稳定的效果（l）。最终的根尖片显示边缘骨水平稳定，在牙槽嵴顶和修复体边缘之间有足够的距离（m）。

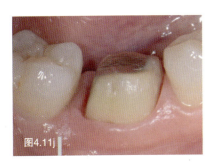

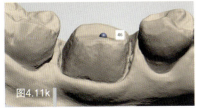

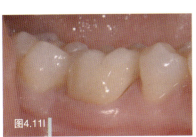

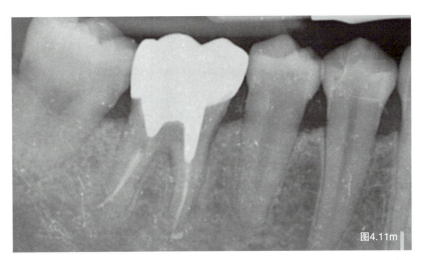

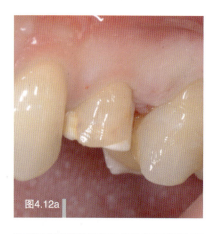

图4.12a

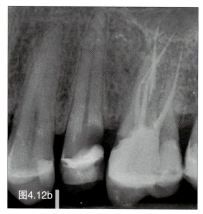

图4.12b

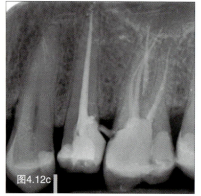

图4.12c

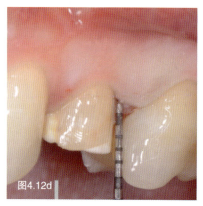

图4.12d

图4.12a~r

临床牙冠延长术在修复中的应用。 25龋坏深达牙槽嵴顶水平（a，b），已行根管治疗（c），需要进一步行临床牙冠延长术以修复患牙。远中面需要恢复合适的生物学宽度（d）。制备内斜切口和沟内切口（e），切除软组织，翻全厚瓣（f）。远中面行骨切除术（g），使牙槽嵴顶和健康牙齿边缘之间有4mm距离（h）。然后，将龈瓣根向复位固定在骨膜上（i，j）。24周后，口内像显示戴临时树脂冠，术区愈合良好（k）。牙龈组织稳定（l，m）。印模完整地显示修复体的龈下边缘（n，o）。最终全瓷冠与周围软组织完美结合（p，q），根尖片显示边缘骨组织稳定（r）。

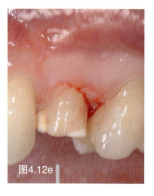

图4.12e

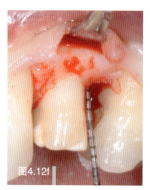

图4.12f

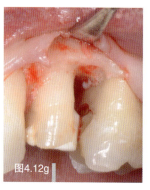

图4.12g

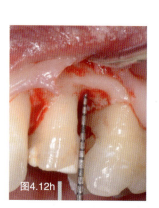

图4.12h

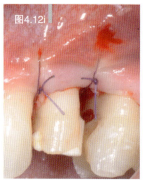

图4.12i

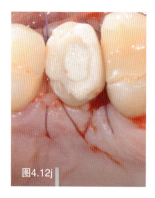

图4.12j

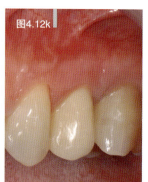

图4.12k

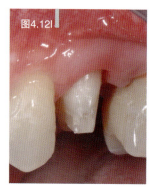

图4.12l

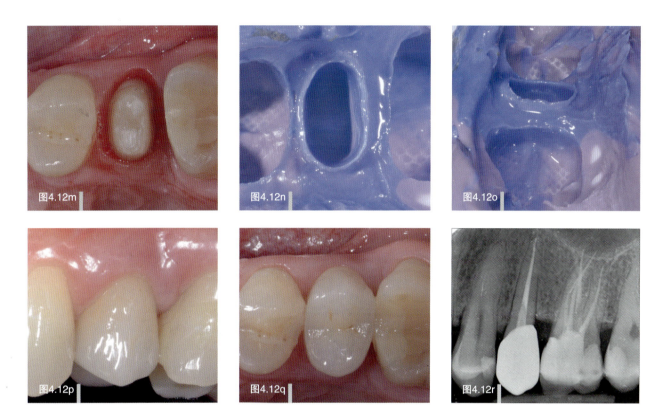

远中楔形瓣

由于最后一颗磨牙远中面的特殊解剖结构，其牙周袋的治疗需要特殊的手术方法。首选的方法是通过切除软组织消除牙周袋，可伴或不伴有骨组织切除。**远中楔形瓣**切除术的目的是消除牙周袋，形成患者可以维护的解剖形态。在Robinson最初的手术技术中（1996），于颊舌侧分别做垂直切口，使其远中在无牙区相交，近中止于牙弓最后一颗磨牙的远中面，形成1个三角形。颊舌侧通过沟内切口，伴或不伴有额外的内斜切口，继续向近中延伸，翻全厚瓣，去除软组织楔形瓣。必要时，磨牙远中面可进行骨修整或将瓣的边缘减薄，然后单纯间断缝合，形成一期愈合和部分二期愈合（图4.13和图4.14a～g）。

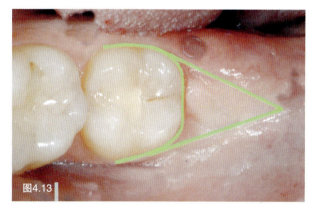

图4.13
远中楔形瓣。在磨牙后区创建2个切口，在远中顶点相交，形成1个三角形，并在牙齿的远中、颊侧和舌侧制备沟内切口。去除楔形软组织后，将瓣削薄缝合。

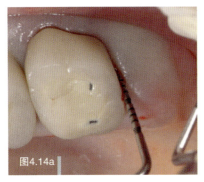

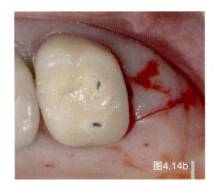

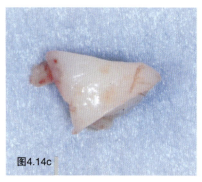

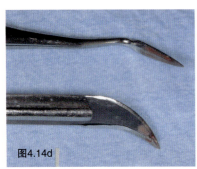

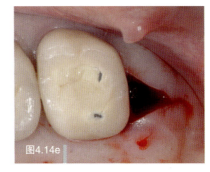

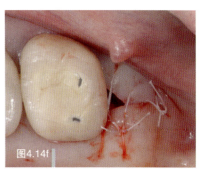

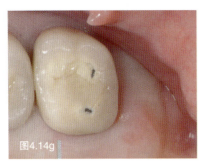

图4.14a～g

磨牙远中楔形瓣切除术。27远中面存在无法消除的深牙周袋（**a**）。在内斜切口的基础上，于27远中做楔形切口，形成三角形瓣（**b**）。完整切除楔形软组织瓣（**c**）。12B和Kramer-Nevins（HuFriedy）手术刀片（技术数据表4.2）最为适用（**d**）。去除远端楔形软组织瓣，削薄龈瓣，对磨牙的远中面进行根面平整，必要时行骨组织重建（**e**）。单纯间断缝合龈瓣（**f**）。6个月后，组织完全愈合（**g**）。

保守性牙周手术治疗

保守性牙周手术治疗的特点是最小化地切除牙龈组织和分离龈瓣，确保翻开的龈瓣能复位到接近术前牙龈缘水平。这种方法虽然相对保守，但能够暴露牙根表面，有利于手术的实施。

20世纪70年代中期，近龈缘翻瓣术结合根向复位技术的出现，改善了切除性手术带来的美观问题，于是"保守性手术治疗"一词首次被引入牙周领域。改良Widman翻瓣术将原始**Widman翻瓣术**的内斜切口改成距离游离龈边缘0.5～1mm，并保持刀片平行于牙体长轴以利于切除袋内壁上皮组织。同时保证最少地切除邻间组织（Ramfjord and Nissle，1974）（手术过程4.3）。随后，将全厚瓣翻开2～3mm或足够深度以暴露牙根表面及牙槽嵴顶。该研究还认为牙周袋的愈合只与消除病因有关，不需要清除炎症软组织，引入了软组织"保守"手术的概念，该研究认为如果不存在很深的牙周袋或手术区域位于美学区，可以采用沟内切口或游离龈缘切口（图4.15a～i）。近来有观点认为保守性牙周手术只做单一沟内切口，翻全厚瓣，而不切除软组织，由此产生了一个用于暴露硬组织的新名词，即入口翻瓣术，目前被开放性**翻瓣清创术**（Open Flap Debridement，OFD）所取代（手术过程4.4）（图4.16a～l）。

临床研究结果显示入口翻瓣术可使临床附着水平增加1.78mm，影像学检查显示骨高度增加1.1mm（Lang，2000）。该研究结果还表明，接受保守性牙周手术治疗的患牙12年随访保存率为96%（Svärdström and Wennström，2000）。目前认为，此类手术适用于骨内缺损≤3mm的情况。

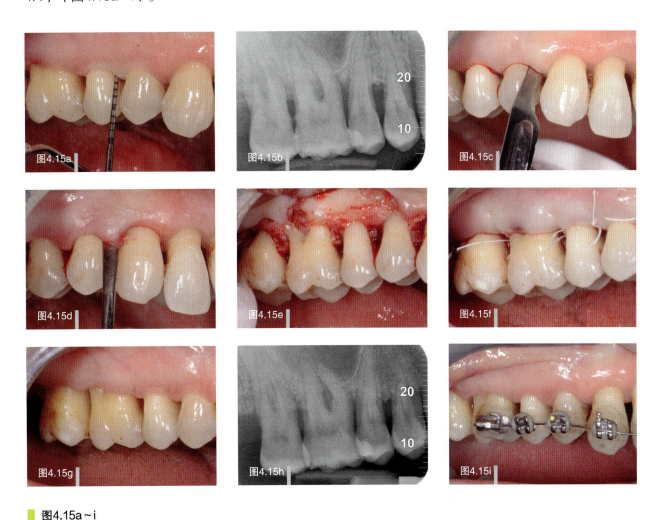

图4.15a～i
保守性牙周手术。15近中位点PD为5mm（**a**）。根尖片显示骨下缺损＜3mm（**b**）。使用15C手术刀片沿游离龈缘做沟内切口（**c**）。骨膜分离器翻全厚瓣（**d**）。超声和手用器械处理根面，同时对骨缺损区进行清创（**e**）。牙间间断缝合（**f**）。6个月后，软组织恢复稳定，PD＜3mm（**g**）。根尖片显示边缘骨水平骨密度增强（**h**）。患者依从性好，12个月后开始正畸治疗（**i**）。

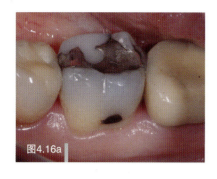

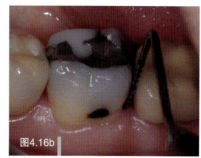

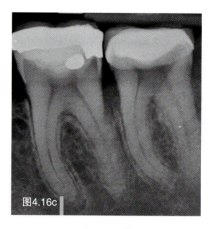

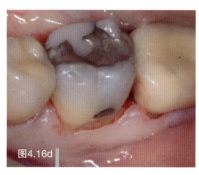

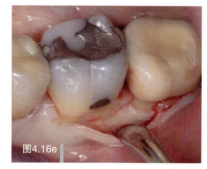

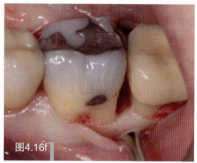

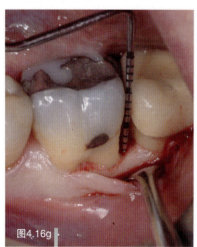

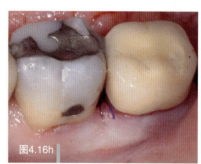

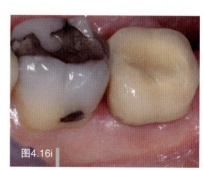

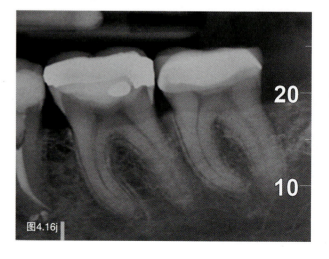

图4.16a~j
保守性牙周手术。36远中位点PD为5mm（a，b）。根尖片显示骨下缺损＜3mm（c）。做沟内切口（d），翻全厚瓣（e）。骨缺损区清创（f）测量发现骨缺损为2mm（g）。单纯间断缝合（h）。6个月后术区愈合良好（i），骨缺损区充盈（j）。

临床病例4.1

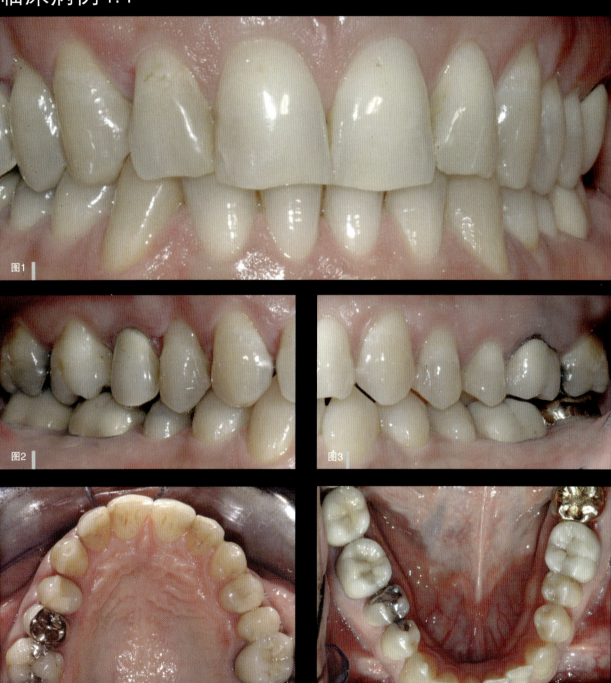

图1

图2

图3

图4

图5

Ⅰ～Ⅱ期牙周炎。患者36岁，临床检查发现牙龈表面无明显异常，但患者自述牙龈出血频繁。经过进一步分析发现包括14和15在内的部分龈乳头存在炎症（**图1～图5**）。

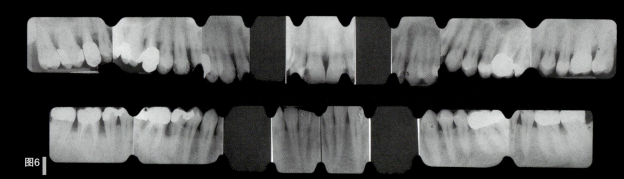

图6

图7

系统性口内检查发现后牙区存在水平型骨吸收，严重位点伴有垂直型骨吸收（**图6**）。牙周检查表显示全口PD为4～9mm，PLI为33%，出血指数为88%（**图7**）。

	PD（mm）					
	近中面	颊侧	远中面	舌侧	根分叉病变	松动度
18						
17	7	4	5			
16	7		8			
15	5		6			
14	8		7			
13	4		6			
12	4		5			
11						
21						
22						
23						
24			6			
25	4					
26	4		8			
27	7		7			
x						

x						
37	7		5			
36			7			
35						
34						
33						
32						
31						
41						
42						
43						
44						
45			9			
46	7		6			I
47	5					
x						

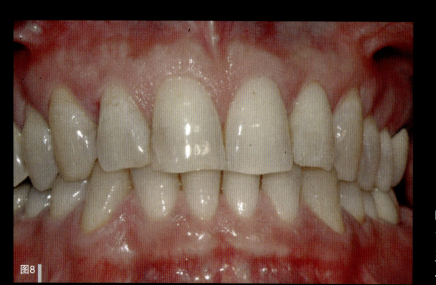

图8

分象限进行病因治疗，对16的银汞合金充填物进行抛光，对15进行临时冠修复。再评估时，牙龈炎症状况有所改善（**图8～图10**）。

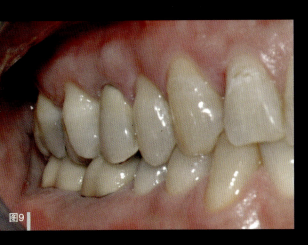

图9

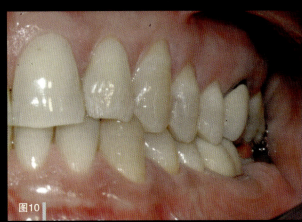

图10

再评估时，牙周检查表显示PLI与出血指数均低于20%，大部分牙周袋已经消除，部分牙周探诊深度得到改善，但部分位点14-17，26-27，36-37，45-47仍存在深牙周袋，所有骨下袋均<4mm。最终采取OFD治疗14-17，26-27，36-37间骨缺损。而45-47存在凹坑状骨缺损，需要进行再生性牙周手术治疗（**图11**）。

	PD（mm）			舌侧	根分叉病变	松动度
	近中面	颊侧	远中面			
18						
17	5		4			
16	5		6			
15	4		4			
14	6		5			
13						
12						
11						
21						
22						
23						
24						
25						
26			6			
27	5					
28						

	近中面	颊侧	远中面	舌侧	根分叉病变	松动度
38						
37		6				
36			6			
35						
34						
33						
32						
31						
41						
42						
43						
44						
45			7			
46		5	5			I
47	4					
48						

图11

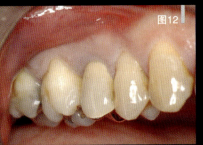

图12

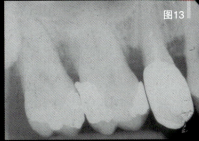

图13

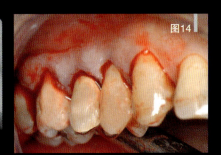

图14

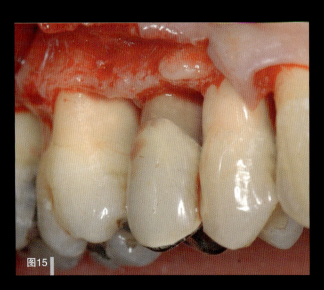

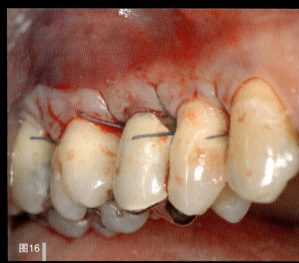

采用开放性翻瓣术修复骨缺损（**图15**）并将龈瓣缝合（**图16**）。

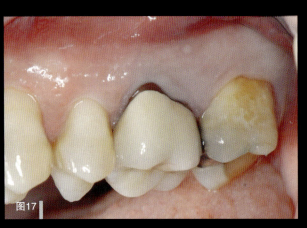

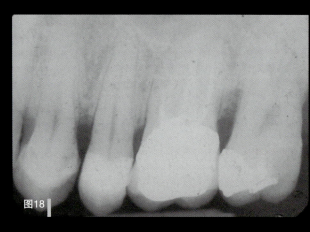

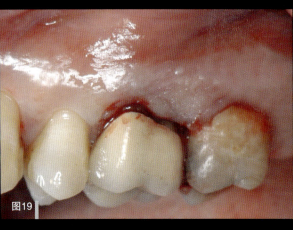

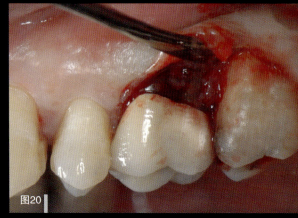

左上象限内，仅将2颗磨牙间龈乳头切开，以进入到龈下骨缺损区（**图17~图19**），清除肉芽组织（**图 20**）。

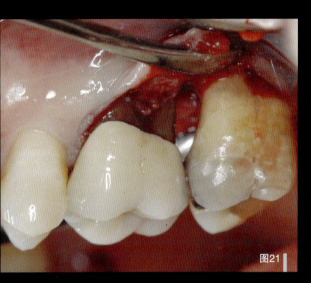

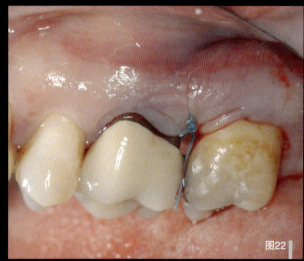

缺损可自然愈合（**图21**和**图22**）。

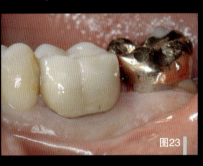

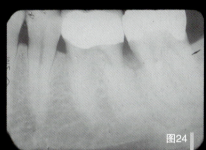

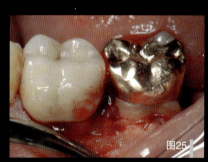

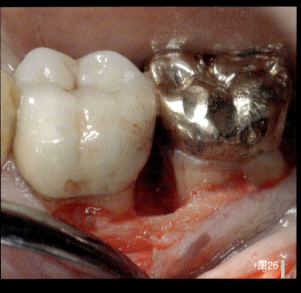

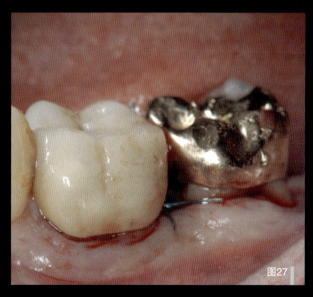

　　左下象限内，仅在2颗磨牙之间的龈乳头做切口（**图23～图26**）。清创缝合后，可见<3mm的骨缺损（**图27**）。

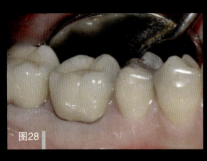
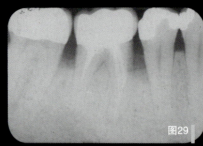
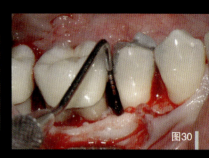

在右下象限内，45和46之间存在深度为6mm的凹坑状骨缺损。除此之外，46颊侧存在根分叉病变。46和47之间存在更深的骨缺损（**图28~图30**）。

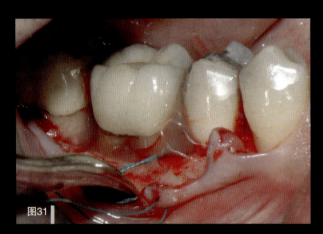
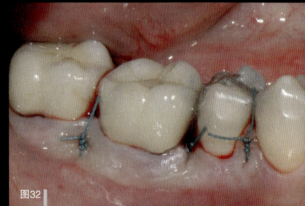

用釉基质蛋白促进软组织再生（Emdogain，Straumann）（**图31和图32**）。

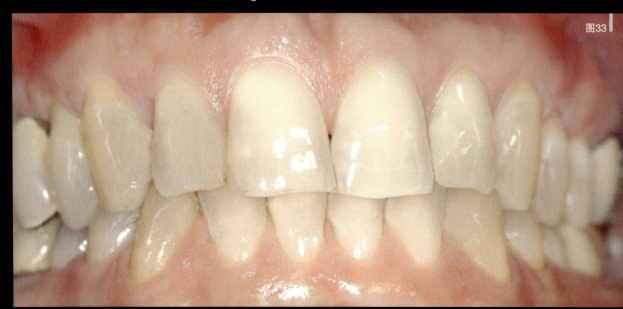

术后12个月，即最后一次复诊时，患者菌斑控制良好（**图33**）。

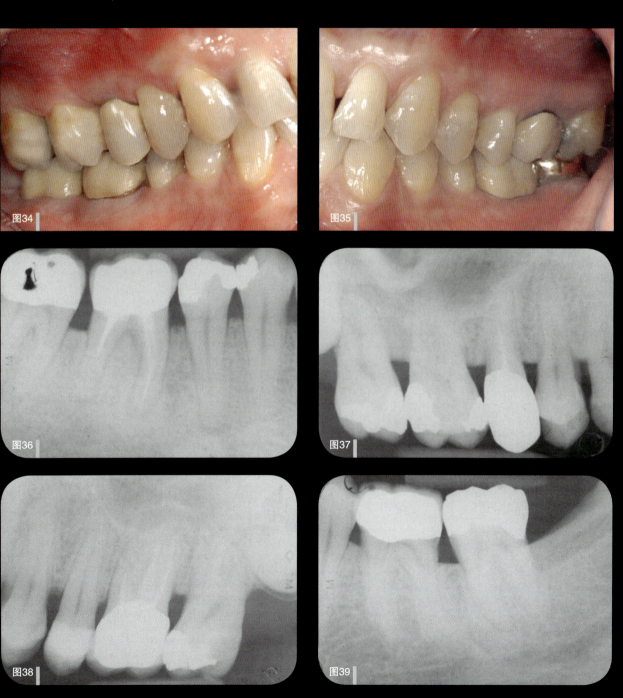

图34 图35

图36 图37

图38 图39

术后，所有位点的探诊深度均恢复正常，影像学检查可见缺损区骨充盈（**图34~图39**）。

临床病例4.2 编者：Luca Landi

下图描述了一位54岁女性牙周炎患者右上和右下象限的治疗过程。该患者被诊断为Ⅲ期B级牙周炎，否认全身系统性疾病。经过牙周非手术治疗后，3个月的再评估发现仍然存在探诊深度超过5mm的牙周袋，且伴有探诊出血。PLI从34%降至18%，BOP从24%降至11%。从治疗开始到再评估，右上和右下象限的牙齿无敏感和松动。

右上象限

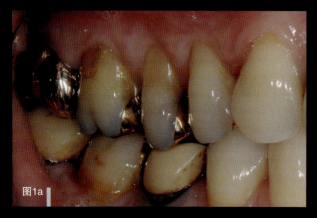

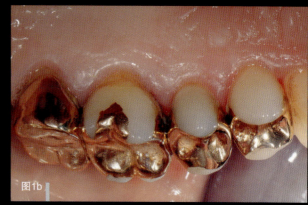

图1a　图1b

右上象限初诊情况。颊侧牙龈退缩，残留少量角化龈。腭侧牙龈存在炎症，可见菌斑堆积和着色（**图1a，b**）。

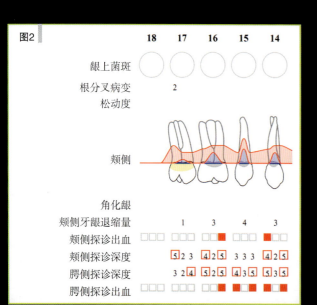

图2

	18	17	16	15	14
龈上菌斑	○	○	○	○	○
根分叉病变		2			
松动度					
颊侧					
角化龈					
颊侧牙龈退缩量		1	3	4	3
颊侧探诊出血					
颊侧探诊深度		5 2 3	4 2 5	3 3 3	4 2 5
腭侧探诊深度		3 2 4	5 2 5	4 3 5	5 3 5
腭侧探诊出血					

根面平整术后3个月记录牙周探诊深度。仍有个别位点探诊深度为5mm且大多位于腭侧，同时存在探诊出血（**图2**）。

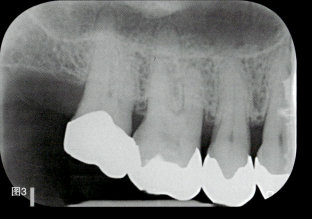

图3

右上象限的根尖X线片可见一定量的水平型骨吸收，伴轻至中度的邻面骨内吸收（**图3**）。

X线片未发现根分叉病变。除17可见悬突外，其余牙齿修复良好。无根尖周病变。

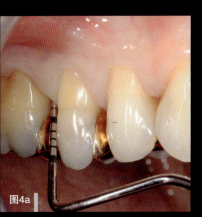

图4a

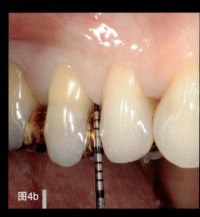

图4b

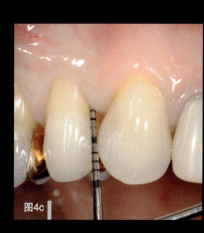

图4c

便于患者能够进行有效的自我清洁，拟行骨切除术以消除牙周袋。术前在局麻下对牙槽嵴顶进行探诊以明确牙槽骨形态（**图4a~c**）。

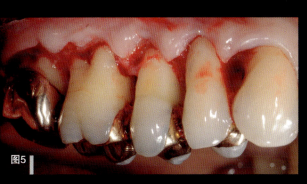

图5

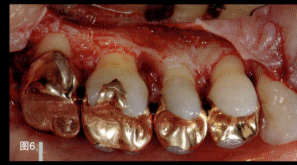

图6

颊侧做近龈缘切口，翻开黏骨膜瓣达膜龈联合，暴露牙槽骨。通过超声及手用器械对骨缺损区进行刮治和根面平整，并去除肉芽组织（**图5**）。

腭侧距离龈缘3~4mm行内斜切口，翻腭侧减薄龈瓣。在13近中做垂直松弛切口，17远中行楔形切口（**图6**）。

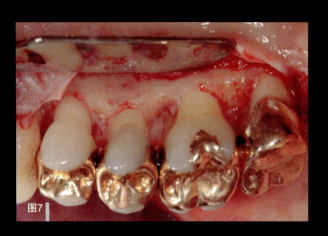

采用腭侧入路的方法修复骨缺损。通过骨成形术和骨切除术在腭侧形成斜面，以减少颊侧邻间区骨切除量。为了避免15牙根表面的大量纤维附着被破坏，仅去除16近中的部分牙槽骨。在此病例中，应用纤维结缔组织保存技术将骨切除量降到最低（**图7**）。

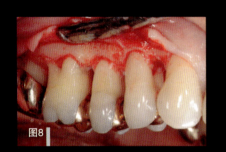

在颊侧行小范围的骨成形术和骨切除术，以在颊侧恢复良好的骨外形，此情况适用于邻间牙槽骨水平位于邻牙颊侧牙槽骨水平的冠方。可使用高速手机结合特定的球形金刚砂车针或使用手用骨凿完成操作。同时注意保护16和17的根分叉区域（**图8**）。

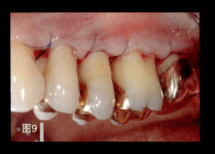

使用6/0缝线进行连续的垂直悬吊褥式缝合，将龈瓣根向复位于牙槽嵴顶处。这种缝合方法可以通过骨膜和牙齿固定龈瓣，使其稳定且不易产生过大张力（**图9**）。

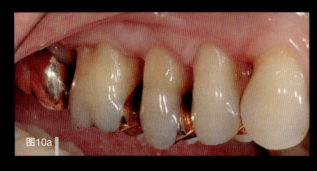

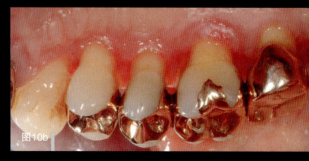

愈合2周后，停止使用漱口液并恢复刷牙。在此期间患者无任何不适。此外，患者还需使用牙间隙刷。牙槽骨暴露的部位可见新组织形成（**图10a，b**）。

7年后随访

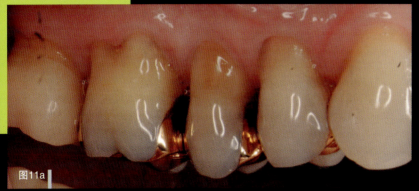

图11a

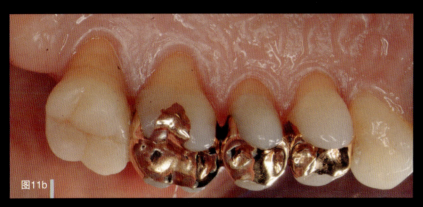

图11b

7年后随访口内像。图中可见患者口腔卫生良好，牙龈组织健康且质地坚韧。为了确保牙间隙刷能够顺利进入到腭侧，17的金属冠更换为全瓷冠（**图11a，b**）。

患者颊侧牙龈无进一步退缩，牙齿敏感程度也未进一步增加。

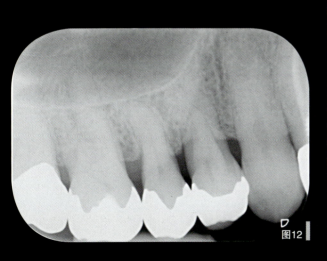

图12

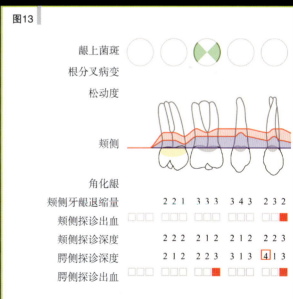

图13

龈上菌斑					
根分叉病变					
松动度					
颊侧					
角化龈					
颊侧牙龈退缩量	2 2 1	3 3 3	3 4 3	2 3 2	
颊侧探诊出血	□□□	□□□	□□□	□□□	□□■
颊侧探诊深度	2 2 2	2 1 2	2 1 2	2 2 3	
腭侧探诊深度	2 1 2	2 2 3	3 1 3	4 1 3	
腭侧探诊出血	□□□	□□□	□□■	□□□	□□■

7年后随访，右上象限的根尖周X线片。患者牙槽骨无进一步吸收，根分叉病变无进一步发展，牙槽骨状态趋于稳定。同时，还有骨硬板形成（**图12**）。

随访第7年牙周检查表。牙周探诊深度在正常范围内，只有一个位点PD为4mm且不伴有探诊出血。未发现根分叉病变（**图13**）。

右下象限

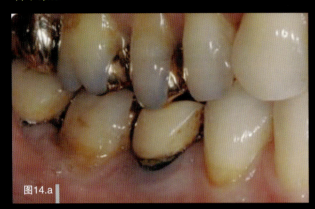

图14.a

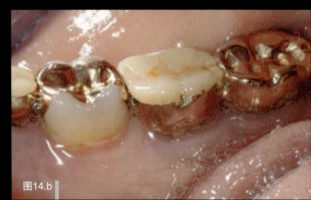

图14.b

右下象限初诊的临床表现。患者牙齿有菌斑堆积，牙龈红肿和炎症表现明显，有需要更换的不良修复体。由于48的金属冠下方存在深龋，建议拔除（**图14a，b**）。

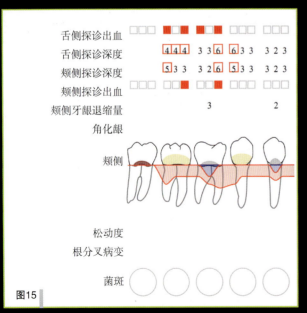

舌侧探诊出血											
舌侧探诊深度	4	4	4	3	3	6	6	3	3	3	2	3
颊侧探诊深度	5	3	3	3	2	6	5	3	3	3	2	3
颊侧探诊出血											
颊侧牙龈退缩量			3				2					
角化龈											
颊侧											
松动度											
根分叉病变											
菌斑											

图15

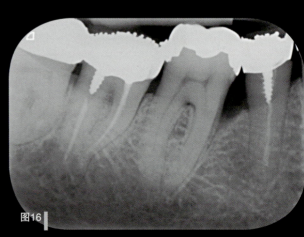

图16

基础治疗后3个月的牙周检查表。探诊深度＞5mm的牙周袋伴有探诊出血，尤其是45和46之间。48在此期间已被拔除（**图15**）。

右下象限的根尖片。46近中可见宽而深的骨内缺损，根分叉区可见较小的低密度影。X线片上显示的所有牙齿均可见不良修复体且根管治疗不完善。因此，需要根管治疗和/或根管再治疗后重新进行修复，在此期间需要做临时修复体（**图16**）。

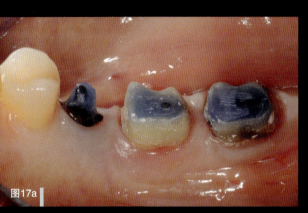

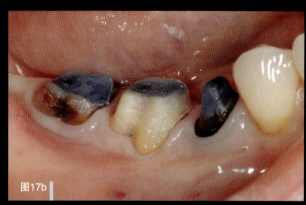

图17a 图17b

　　根管治疗及临时修复后的口内像。患者依从性好，菌斑控制良好。计划通过骨切除术实现以下目标：①减少46的骨下缺损；②延长47和45的临床牙冠；③增加46近中的角化龈宽度；④形成有利于患者自我口腔卫生维护的牙周组织形态（**图17a，b**）。

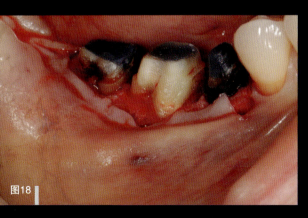

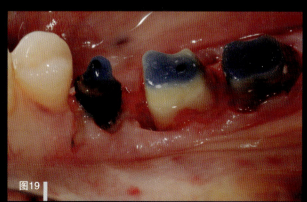

图18 图19

　　在颊侧做沟内切口并翻开龈瓣，将龈瓣根方复位。45近中做垂直减张切口以便提高龈瓣动度（**图18**）。
　　舌侧角化龈量能够满足距龈缘2~3mm做内斜切口。翻全厚瓣，使用超声和手用器械对骨缺损区进行刮治和根面平整，去除肉芽组织。去除肉芽组织后，发现46近中存在较深的骨缺损。46颊舌侧均未发现根分叉病变（**图19**）。

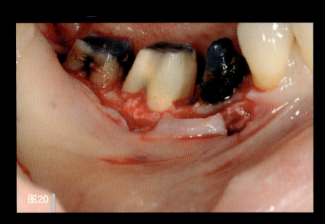

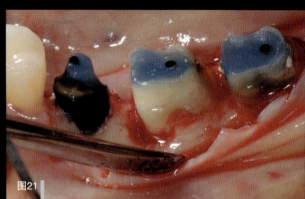

通过骨成形术和骨切除术在颊侧建立良好的骨外形（**图20**）。

对两颗磨牙进行骨成形术，进而有利于修整根分叉区。因为牙齿和牙根的表面对软组织愈合很重要，所以患牙的修整也是必不可少的。

对于46舌侧，通过采用较大范围的骨成形术来降低近中骨下缺损水平。45舌侧采用骨切除术，同时进行邻间骨缺损修整。由于骨缺损区底部仍有一些纤维附着，因此采用了纤维结缔组织保留技术。46未见根分叉病变（**图21**）。

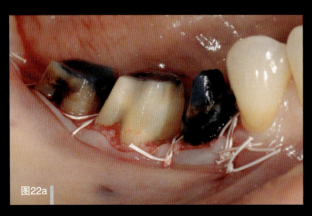

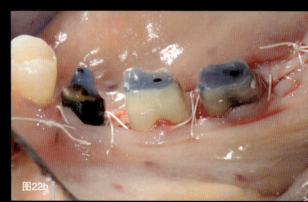

采用连续垂直褥式缝合将龈瓣根向复位。为了获得角化龈，将颊侧龈瓣复位于牙槽嵴顶。用5/0聚四氟乙烯线（PTFE）。未使用牙周塞治剂（**图22a，b**）。

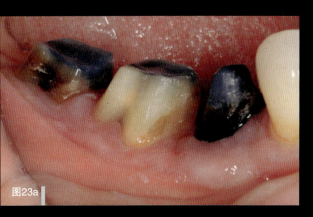

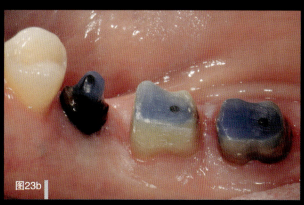

术后2周。邻间与颊侧的新生组织愈合良好。此阶段需要告知患者使用牙间隙刷清除菌斑，有利于促进软组织愈合（**图23a，b**）。

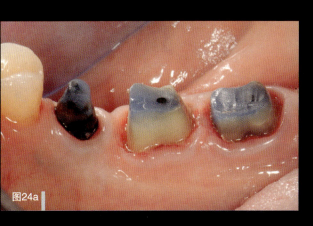

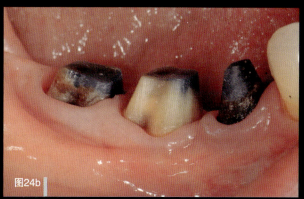

术后12个月的口内像。由于费用问题，患者暂时没有进行全瓷冠修复，而是采用金属冠修复。患者口腔卫生良好，牙龈组织健康，46角化龈宽度增加，颊舌侧牙龈组织增厚（**图24a，b**）。

术后1年右下象限根尖片。牙槽嵴水平高度增加，骨硬板形成，46近中垂直型骨缺损处的缺损范围减小（**图25**）。

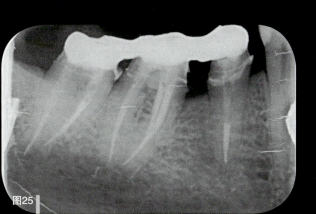

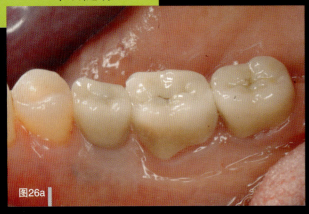

图26a

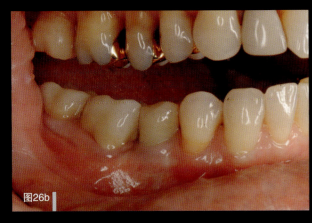

图26b

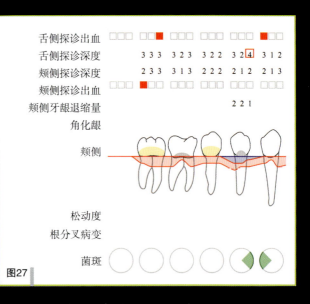

舌侧探诊出血	□□□	■■□	□□□	□□□	□□□	■□□
舌侧探诊深度		3 3 3	3 2 3	3 2 2	3 2 4	3 1 2
颊侧探诊深度		2 3 3	3 1 3	2 2 2	2 1 2	2 1 3
颊侧探诊出血	□□□	■□□	□□□	□□□	□□□	□□□
颊侧牙龈退缩量					2 2 1	
角化龈						
颊侧						
松动度						
根分叉病变						
菌斑	○	○	○	○	◖	◗

图27

随访7年后口内像。患者依从性极好。牙龈健康无炎症，最终全瓷冠修复（**图26a，b**）。

7年后右下象限牙周检查表。探诊记录只有一个位点PD为4mm且无出血（**图27**）。

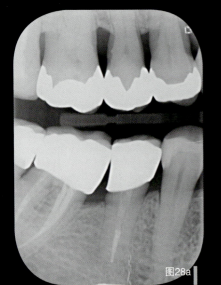

图28a

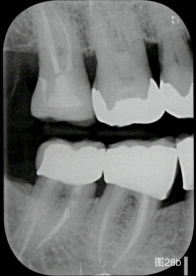

图28b

右上和右下象限的殆翼片。殆翼片可以更好地观察到牙槽嵴。大部分邻间的骨硬板形成。16和46近中面骨内缺损减小，未发现根分叉病变（**图28a，b**）。

手术过程4.1

根向复位瓣术

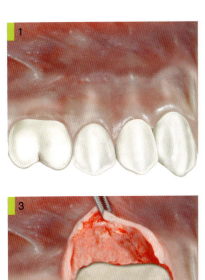

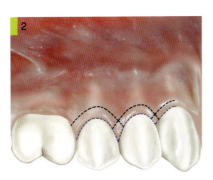

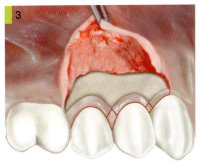

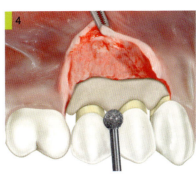

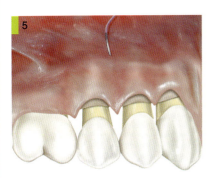

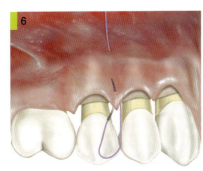

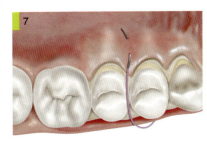

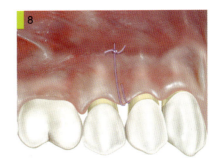

图1 2颗上颌前磨牙根向复位瓣手术过程图解。

图2 用15C手术刀片，做内斜切口（黑色虚线）和沟内切口（蓝色虚线）。

图3 用Molt骨膜剥离器翻全厚瓣至膜龈联合线处。用Kramer-Nevins邻间隙手术刀将龈边缘软组织切除（技术数据表4.2）。

图4 使用手用器械和旋转钻来进行骨成形术和骨切除术，达到牙槽骨重塑的目的。

图5 采用垂直褥式缝合，从膜龈联合根方进针，沿骨膜冠根向移行。

图6 随后从龈乳头基底部出针。

图7 越过接触点，在腭侧纤维黏膜瓣上以垂直或水平的方向进针和出针。

图8 严密缝合使游离龈根向复位。

手术过程4.2

腭侧减薄龈瓣术

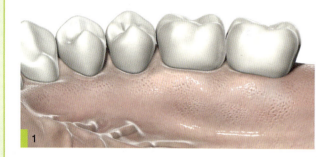

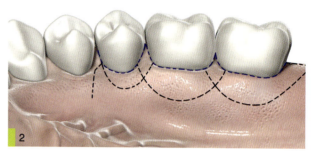

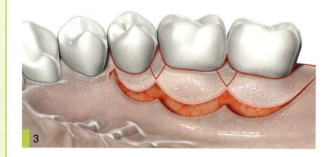

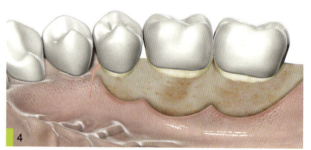

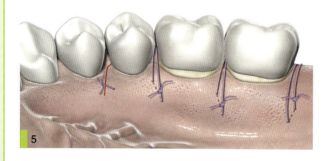

图1 2颗上颌磨牙腭侧减薄龈瓣技术过程图解。

图2 用15C和12B手术刀片，做内斜切口（黑色虚线）和沟内切口（蓝色虚线）。

图3 翻开腭侧减薄龈瓣，随后切除下层结缔组织。

图4 使用手用器械和旋转钻完成骨成形术与骨切除术，进行牙槽骨重建。

图5 采用垂直褥式缝合将龈瓣复位固定在骨膜上。

手术过程4.3

改良Widman翻瓣术

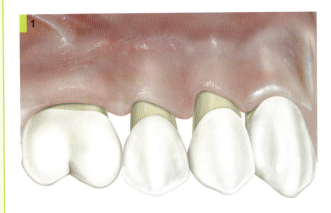

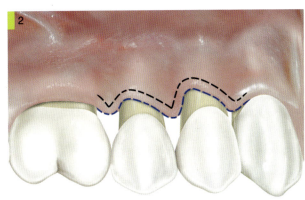

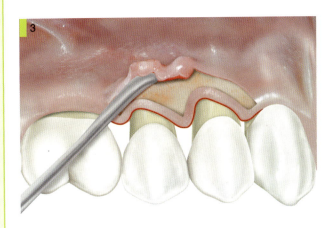

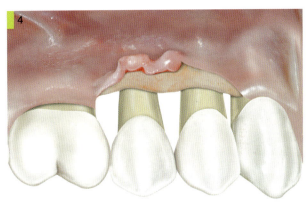

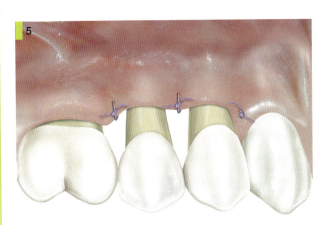

图1 改良Widman翻瓣手术过程图解。

图2 选择15C手术刀片，保持刀片与牙体长轴平行，做内斜切口（黑色虚线），再做沟内切口（蓝色的虚线）。

图3 翻全厚瓣并去除2个切口之间的牙龈组织。

图4 翻瓣后对骨缺损区进行清创和根面平整。

图5 单纯间断缝合。

手术过程4.4

开放性翻瓣清创术

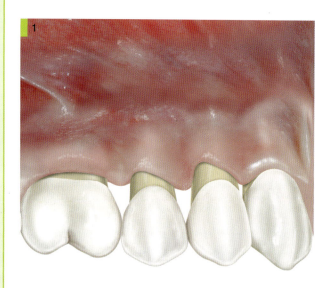

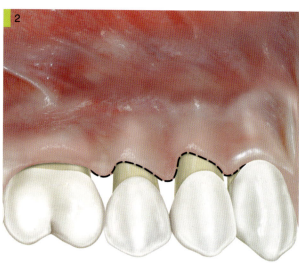

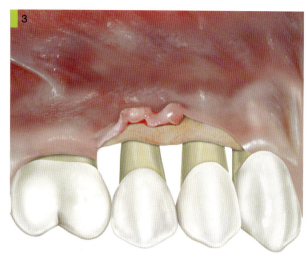

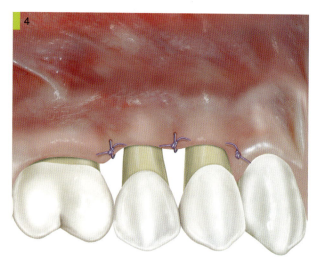

图1 保守入口翻瓣术过程图解。

图2 选择15C手术刀片，做单一的沟内切口（黑色虚线）。

图3 翻全厚瓣，不切除任何牙龈组织，仅去除骨缺损区肉芽组织并进行根面平整。

图4 单纯间断缝合。

技术数据表4.1

Giuseppe Cardaropoli基金会工具盒

牙周手术钻针工具盒由Komet与Giuseppe Cardaropoli基金会研发。专为牙周骨缺损重建以及清创所需的骨成形和骨切除术设计，包括6个钨钢钻。有FG连接头，用于红环增速齿轮反角手机。

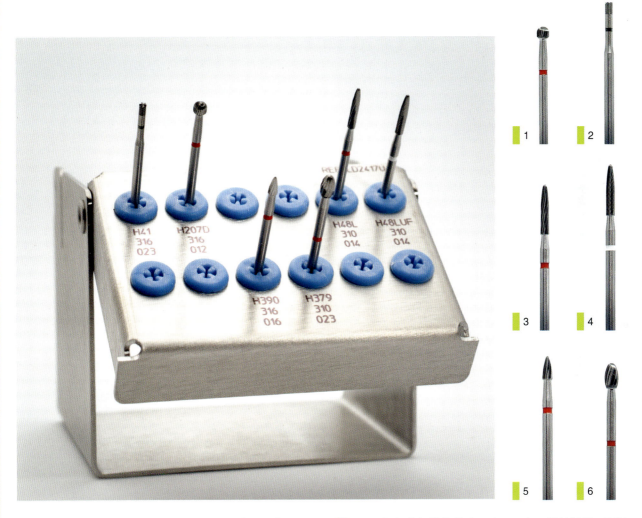

图1 球钻，直径2.3mm，红标（8～12个刀刃），用于颊侧和舌侧的骨成形术（H41-316-023）。

图2 端切钻，用于冠延长去除骨组织，恢复生物学宽度或者使骨缺损处变平坦。深度为4mm处有红色标记线（H207D-316-012）。

图3 红标精修钻。清创时使用，能够直接进入骨缺损区（H48l-310-014）。

图4 超细白标精修钻（30个刀刃）。钻轴很长，可以用于深的骨缺损清创（H48LUF-310-014）。

图5 红标多刃钻，用于较宽骨缺损清创（H390-316-016）。

图6 橄榄形多刃钻，用于颊侧和舌侧骨成形（H379-316-023）。

技术数据表4.2

Daniele Cardaropoli医生牙周手术套盒

此手术套盒是Daniele Cardaropoli医生与Maxil-Omnia（HuFriedyGroup）共同研发的。

特殊的八边形手柄结合"六大设计原则"，这些特点使得该器械套盒有强大的切削能力和较高的精度。

这套手术器械非常锋利，适用于牙周切除手术、牙周保守性手术以及再生性牙周手术。可以用于牙周袋清创、根面平整和骨组织重塑。

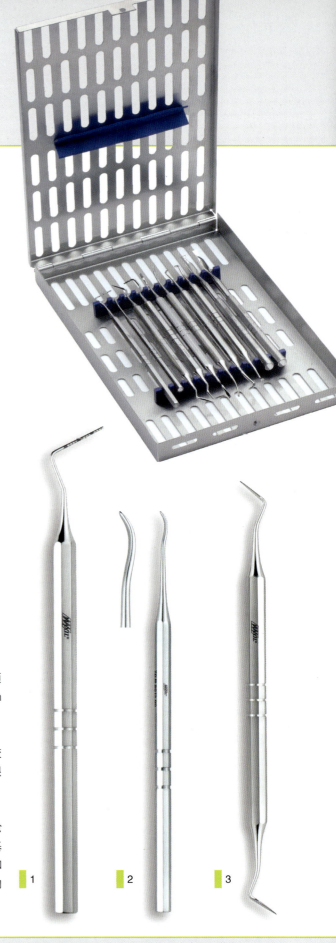

图1　DC1 15mm标记探针。用于术前和术中诊断。颜色标记易于识别各种探诊深度，容易读取5mm、10mm和15mm。可用于探查很深的牙周袋（70.B8015.00）。

图2　DC2 13.5cm组织分离器械。由于工作端结构较小，可以用于软组织分离，尤其是再生性手术中保留龈乳头以及膜龈手术中龈乳头的分离（70.B8013.00）。

图3　DC3 11号Kramer-Nevins手术刀。拥有独特的枪形尖端设计，特别适用于牙间的沟内切口以及龈乳头基底部的分离。切端分左右两侧，既适用于近中、远中和舌侧的邻间切口与沟内切口，又适用于分离龈乳头上的结缔组织与肉芽组织（70.B8151.00）。

1　　　　2　　　　3

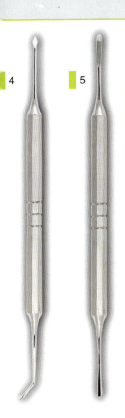

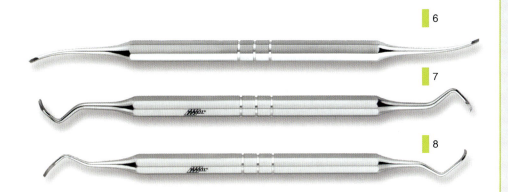

图4 DC4龈乳头分离器。分离龈乳头，并将其翻开至颊侧或舌侧接触点根方，适用于所有的再生性手术（70.B7286.00）。

图5 DC5显微骨膜分离器。用于牙龈组织的微创分离，适用于前牙和后牙的切除性手术、保守性手术和再生性手术（70.B7743.00）。

图6 DC6 Fedi直手术刀。器械两端分别向上和向下弯曲。适用于外科手术难以到达，但仍需要行小范围骨修整的位置，也可用于去除骨表面的纤维组织（70.B8002.00）。

图7 DC7 Rhodes反式36/37骨凿。该器械使用时要采用经典的清创操作，特别适用于狭窄的邻间隙处的骨组织清除和骨重塑手术（70.B8107.00）。

图8 DC8 Goldman-Fox gf-4，最初作为刮匙来使用，但目前发现它适用于所有骨缺损修整手术。它的两端均有非常锐利且直径很小的切割部分，能够在非常狭窄的空间内使用（70.B8274.00）。

图9 DC9改良的Molt 2/4刮匙。用于牙周微创手术中软组织的分离和翻瓣（70.B0052.00）。

图10 DC10 M23刮治器。用于根面平整，器械的两端均为双刃切割。它作为单一的平整工具适用于口腔内所有牙根表面（70.B3119.00）。

参考文献

Cairo F, Carnevale G, Nieri M et al. Benefits of fibre retention osseous resective surgery in the treatment of shallow infrabony defects: a double-blind, randomized, clinical trial describing clinical, radiographic and patient-reported outcomes. J Clin Periodontol. 2013;40(2):163-71.

Carnevale G, Kaldahl WB. Osseous resective surgery. Periodontol 2000. 2000;22:59-87.

Carnevale G, Pontoriero R, Di Febo G. Long-term effects of root-resective therapy in furcation-involved molars. A 10-year longitudinal study. J Clin Periodontol;25:209-14.

Corn H. Special problems in periodontal therapy: management of palatal area. In: Goldman HM, Cohen DW, ed. Periodontal therapy. 6th end. St. Louis: CV Mosby, 1980:1030-6.

Friedman N. Mucogingival surgery. The apically repositioned flap. J Periodontol 1962;33:328-40.

Goldman HM. Gingivectomy. Oral Surg Oral Med Oral Pathol. 1951;4(9):1136-5.

Kirkland O. The suppurative periodontal pus pocket; its treatment by the modified flap operation. JADA 1931;18:1462-70.

Lang NP. Focus on intrabony defects - conservative therapy. Periodontol 2000. 2000;51-58.

Laurell L, Gottlow J, Zybutz M, Persson R. Treatment of intrabony defects by different surgical procedures. A literature review. J Periodontol. 1998;69(3):303-13.

Levine HL, Stahl S. Repair following periodontal flap surgery with the retention of gingival fibers. J Periodontol 1972;43:99-103.

Ochsenbein C. Osseous resection in periodontal therapy. J Periodontal 1958;29:15-26.

Oschsenbein C. Bohannan HM. The palatal approach to osseous surgery I. Rationale. J Periodontal 1963;34:60-68.

Ramfjord SP, Nissle RR. The modified widman flap. J Periodontol 1974;45(8):601-7.

Robicsek S. Ueber das Wesen und entstehen der alveolar-pyorrhoe und deren Behandlung. The 3rd Annual report of the Austrian Dental Association, 1884. J Periodontol. 1965;36:265.

Robinson RE. The distal wedge operation. Periodontics 1966;4(5):256-64.

Rosenberg ES, Garber DA, Evian CI. Tooth lengthening procedures. Compend Contin Educ Gen Dent. 1980;1(3):161-72.

Svärdström G, Wennström JL. Periodontal treatment decisions for molars: an analysis of influencing factors and long-term outcome. J Periodontol. 2000;71(4):579-85.

Tonetti MS, Steffen P, Muller-Campanile V et al. Initial extractions and tooth loss during supportive care in a periodontal population seeking comprehensive care. J Clin Periodontol. 2000;27:824-31.

Widman L. The operative treatment of pyorrhea alveolaris, a new surgical method: a paper read at the fifty years' jubilee of the Scandinavian dental association 1916. University of Michigan Library;1918.

Zentler A. Suppurative gingivitis with alveolar involvement. A new surgical procedure. JAMA 1918;71:1530-4.

第5章

再生性牙周手术
REGENERATIVE PERIODONTAL SURGERY

前言

再生性牙周手术适用于治疗骨下袋达到或超过4mm的牙周骨缺损（Laurell，1998）（图5.1），可用于中等或深牙周袋内深层牙周组织的重建，目的是获得临床附着、减小探诊深度并消除牙周袋。与其他切除性手术不同，再生性牙

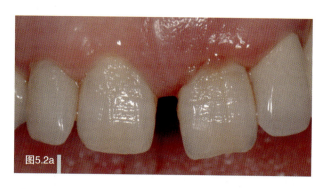

图5.2a

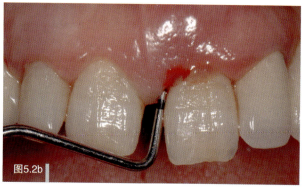

图5.2b

图5.2a~zb
患者62岁，诊断为牙周炎。初诊正面口内像显示21存在脓性渗出物，11和21之间存在明显间隙（a）。初始探诊显示存在14mm的牙周袋（b）。

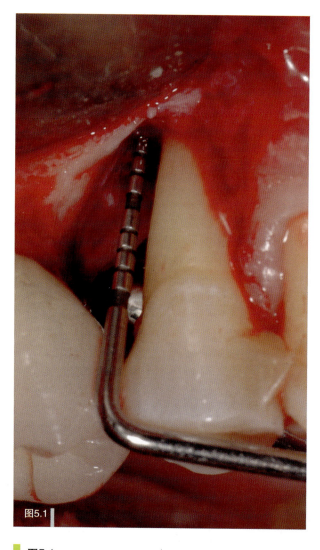

图5.1

图5.1
骨下缺损的口内像，孤立骨下缺损，深度7mm，拟行再生性牙周手术治疗。

周手术的目的是在尽可能避免或减少软组织退缩的情况下消除牙周袋。理想情况下，探诊深度的减小与临床附着的获得相匹配。从组织学角度来看，其目标是通过牙周膜、牙骨质和牙槽骨再生，使牙齿支持组织恢复健康。"新附着"的概念是新生胶原纤维插入新生牙骨质，使牙根表面与结缔组织重新结合。组织再生时需要使用机械屏障隔离其他组织的接触，以此促进特定类型的组织愈合。Sture Nyman等在20世纪80年代早期获得了深部牙周组织存在再生可能性的科学证据。一项以猴为研究对象的动物实验通过组

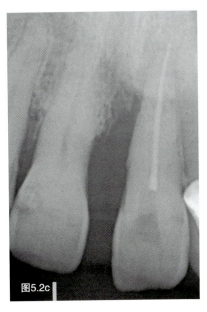

图5.2c

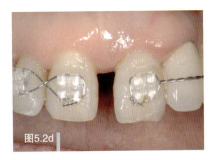

图5.2d

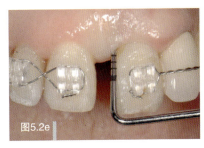

图5.2e

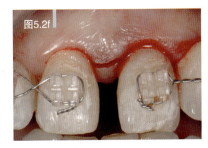

图5.2f

初诊根尖片显示存在较深的角形骨缺损（c）。经过病因治疗后，牙龈组织浅表炎症消退，使用正畸夹板限制患牙过度移动（d）。PD减小至11mm（e）。

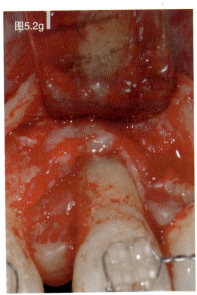

图5.2g

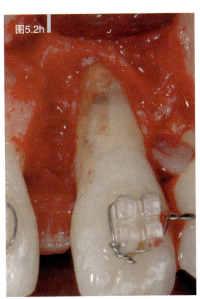

图5.2h

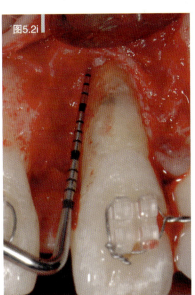

图5.2i

织学研究首次证实了使用纤维素酯（Nyman et al，1982a）合成膜可获得牙周新附着。随后，Nyman等（1982b）开展了临床研究，将操作过程不断完善，使原本需拔除或具有脱落可能的患牙得到了很好的救治，尤其是美学效果得到恢复（图5.2a～zb）。

图5.2a～zb（续）

11-21间做保留龈乳头切口（f），11远中做垂直松弛切口，翻全厚瓣（g）。去除肉芽组织，骨缺损区清创后可见深层骨吸收波及根尖周组织（h），骨下袋深度10mm（i）。

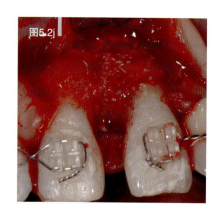

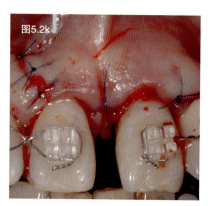

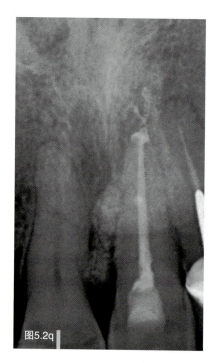

图5.2a～zb（续）

用小牛源性胶原骨替代物（Bio-Oss Collagen，Geistlich）准确地填充缺损区（j），缝合龈瓣（k）。术后即刻根尖片显示缺损区骨充盈（l）。

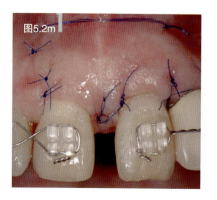

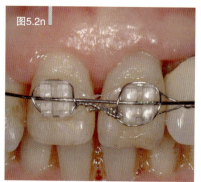

图5.2a～zb（续）

14天后组织愈合良好，拆除缝线。然后，开始正畸治疗以关闭间隙，在骨下缺损内移动牙齿（m）。经过10个月的正畸治疗，间隙已关闭（n）。

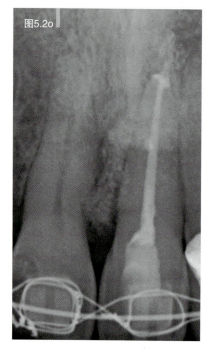

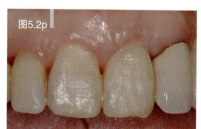

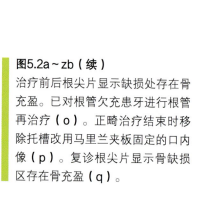

图5.2a～zb（续）

治疗前后根尖片显示缺损处存在骨充盈。已对根管欠充患牙进行根管再治疗（o）。正畸治疗结束时移除托槽改用马里兰夹板固定的口内像（p）。复诊根尖片显示骨缺损区存在骨充盈（q）。

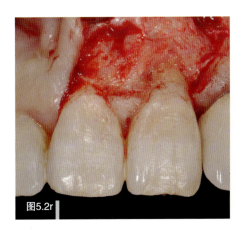
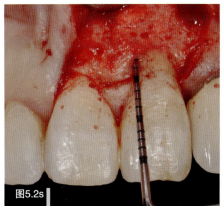

图5.2a~zb（续）
正畸治疗结束后12个月，重新打开术区，最小创口翻开龈瓣以探查组织愈合质量（r）。可见新形成的组织坚硬，无法探入（s）。

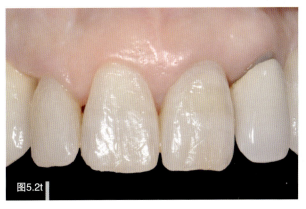
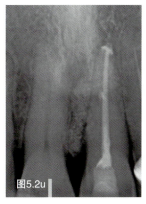

图5.2a~zb（续）
3年随访时的口内像（t）和根尖片（u）。

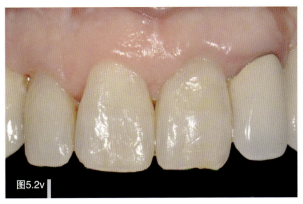
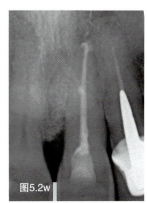

图5.2a~zb（续）
5年随访时的口内像（v）和根尖片（w）。

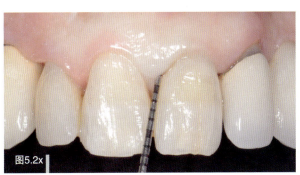

图5.2a~zb（续）
7年随访时显示PD正常，为3mm（x）。

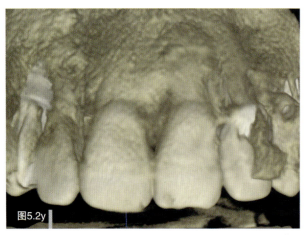

图5.2y

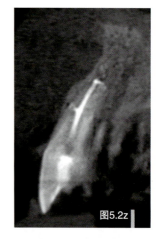

图5.2z

图5.2a～zb（续）
治疗结束9年后，CBCT三维重建（y）及矢状面（z）影像显示新生骨组织与周围骨组织影像协调。

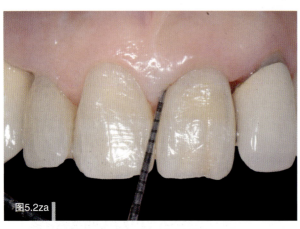

图5.2za

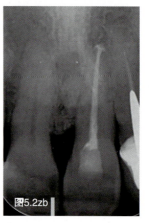

图5.2zb

图5.2a～zb（续）
10年后的最后一次随访显示临床效果稳定，PD为3mm（za），缺损区存在骨充盈（zb）（正畸治疗由Dr. L. Gaveglio, Turin完成）。

再生性牙周手术的可预测性

实现牙周骨组织愈合并获得临床附着的可能性与许多因素有关，主要有以下几个方面：

患者相关因素

在经过病因治疗控制感染使牙周炎症减轻后，才能进入手术治疗阶段。患者能实施良好的口腔卫生维护，即BOP＜20%，PLI＜20%。此外，考虑到吸烟对牙周组织愈合的影响，如果患者无法控制吸烟这一不良习惯（不能达到**吸烟＜10支/天**），则无法进行再生性手术。同样，必须控制影响牙周病的其他全身性因素，如糖尿病。

牙齿相关因素

在手术当天评估患牙情况时，要求牙龈组织浅表无炎症。同时，还必须监测另外两个重要方面，即牙齿松动度和牙髓状况。牙齿松动不利于牙周组织愈合。因此，明显松动的患牙（Miller Ⅱ°和Ⅲ°）必须在术前或术后即刻行夹板固定。牙齿松动度再评估要在治疗后间隔6个月以上时进行。牙髓状况同样重要，因此也需要评估。如果**牙髓未受损**，则保留活髓；如果存在非常深的骨缺损，需术中进行根尖周组织平整。对于这种情况，建议在早期或术前进行根管治疗。如果牙髓活力测试为无反应，则必须在术前（至少4周前）进行牙髓治疗。如果存在根尖周病变或根尖封闭不充分，则必须在牙周手术前至少12周进行根管治疗或根管再治疗。

位点相关因素

缺损区的解剖结构对于再生治疗的效果起着至关重要的作用。骨缺损的**形式**（一壁骨缺损、二壁骨缺损或三壁骨缺损）与治疗成功与否有关，骨壁的数量越多，缺损就越局限，治疗效果

的可预测性越高。骨缺损的**角度**是另一个重要参数。当缺损区与根长轴形成的夹角≥37°时，骨下缺损一般较宽；当该夹角≤25°时，骨下缺损一般会较窄。

夹角越窄，治疗效果的可预测性越高。最后一个参数是骨缺损的**深度**。深度≤3mm时缺损一般较浅，深度＞3mm时缺损较深。缺损越深，治疗效果的可预测性越高。判断再生性牙周手术的预后，要综合考虑骨缺损的深度、宽度和角度（图5.3a～q）。

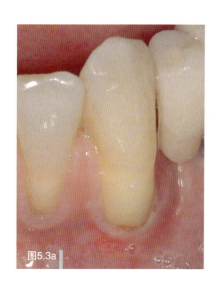

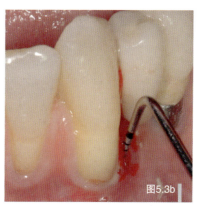

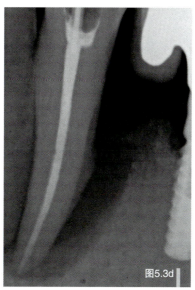

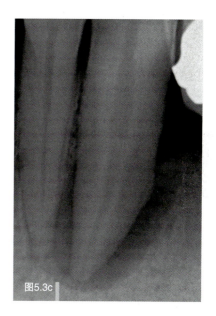

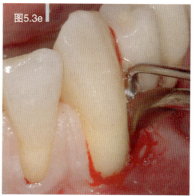

图5.3a～q
患者52岁，诊断为Ⅲ～Ⅳ期牙周炎。33的初诊口内像显示唇侧牙龈退缩6mm（a），远中PD为12mm，附着丧失16mm，存在探诊出血和脓性渗出物（b）。根尖片显示较深的骨缺损，累及根尖（c）。牙髓活力测试为无反应。首先进行根管治疗（d），4周后使用超声器械（Odontogain，XO）进行龈上洁治和龈下刮治（e）。

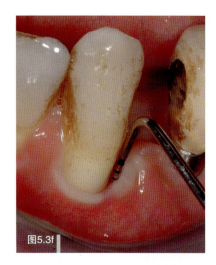

图5.3f

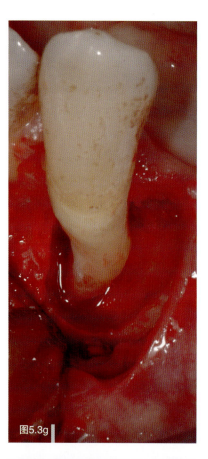

图5.3g

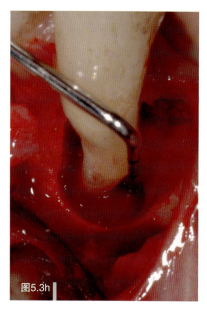

图5.3h

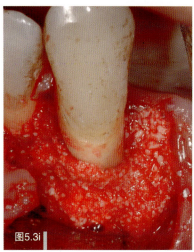

图5.3i

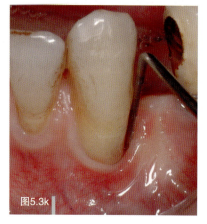

图5.3k

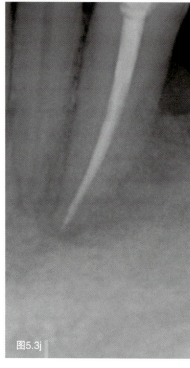

图5.3j

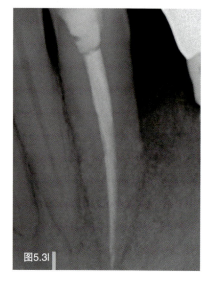

图5.3l

图5.3a～q（续）

12周后，组织浅表炎症明显改善（f）。翻全厚瓣，对缺损区进行清创和根面平整（g），暴露10mm深的骨缺损（译者案）（h），骨缺损内填充小牛源性胶原骨替代物（Bio-Oss Collagen, Geistlich）与重组人血小板衍生生长因子（Recombinant Human Platelet Derived Growth Factor, rhPDGF）（Gem21s, Lynch Biologics）（i）。术后即刻根尖片显示缺损区填充良好（j）。12个月随访显示组织愈合良好，PD为4mm（k），根尖片显示缺损区存在骨充盈（l）。

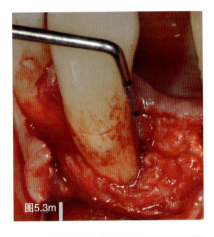
图5.3m

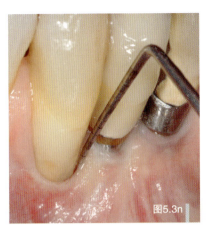
图5.3n

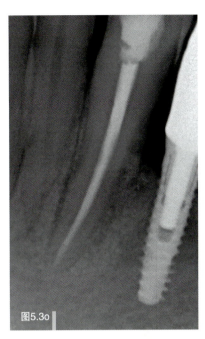
图5.3o

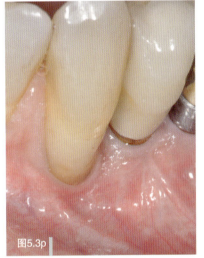
图5.3p

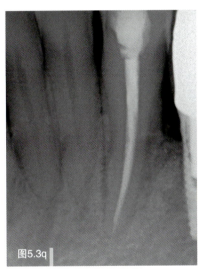
图5.3q

图5.3a~q（续）
24个月后，重新打开术区，发现存在无法探入的硬组织，与骨组织密度一致（m）。3年后随访显示牙龈健康，PD为3mm（n），骨水平稳定（o）。5年后随访证实了临床（p）和影像学结果（q）。

再生性牙周手术的步骤

为实现深部牙周组织再生，需使用一系列有利于精准翻瓣的切口技术。生物材料、膜和生物介质均可用于再生手术，每种物质都有不同的特征和特异性，可以单独或联合使用（Trombelli et al，2002）。

龈乳头切口技术

龈乳头的解剖特征为锥形，前牙区基底相对较窄，后牙区较宽（图5.4）。它由唇颊部分和舌腭部分以及两者之间的**龈谷**组成。从组织学的角度来看，贴近牙齿侧的龈乳头由沟内上皮、结合上皮和牙槽骨顶端的结缔组织组成。

无论是在唇颊侧还是舌腭侧，龈乳头均被角化上皮覆盖直至其基底部。龈谷是位于牙间接触点下方的部分龈乳头，血管较少。根据接触点的解剖结构，龈谷在前牙区较窄，在后牙区较宽。从功能角度来看，龈乳头唇颊和舌腭部分的角化组织能够抵抗咀嚼时食物撞击的持续性机械创伤。此外，牙间接触点也能保护龈谷免受这种机械创伤。然而龈谷区域无角化上皮，仅形成非角化或半角化复层鳞状上皮，造成龈乳头位置的沟内切口初期闭合困难、牙龈体积减小，通常愈合不佳，龈乳头呈现收缩趋势。基于上述原因，为避免愈合过程中龈乳头收缩，保证该区域软组织的完整，目前在"牙周再生"概念的基础上已开发出相应的技术以保存软组织量和完整性。保持龈乳头完整才能够确保术后具有再生潜能的解剖

组织封闭。有效的组织封闭利于牙槽嵴顶冠方结缔组织高度的恢复（包括牙间骨缺损区牙槽嵴顶冠方仅余的结缔组织量）。因此，建议在再生手术前，对骨下缺损进行病因治疗时使用微创操作，以避免刮治术后软组织收缩，以及牙槽嵴顶上结缔组织高度和封闭能力降低。龈乳头保留技术选用远离龈谷的切口，以实现顶部软组织区域的最佳愈合（手术过程5.1）。

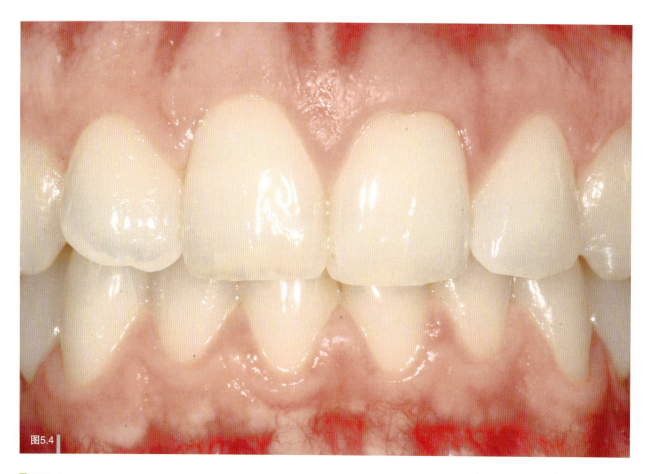

图5.4

图5.4
正确处理龈乳头是再生性牙周手术过程中的关键步骤。

龈乳头保留技术

在20世纪80年代中期，Henry Takei率先介绍了原始的龈乳头保留技术（Takei et al，1985），后来Luigi Checchi对其进行了改良（Checchi and Schonfeld，1988）。该技术为在舌腭侧的龈乳头基底部做新月形切口，向唇颊侧分离并翻全厚瓣。为了避免操作过程中龈乳头断裂，并维持适当的血供，牙间隙应至少为2mm（图5.5a～n）。

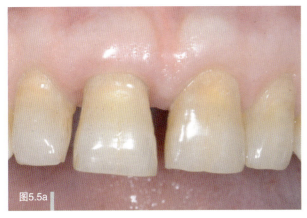

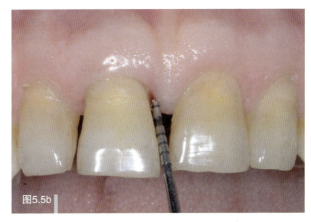

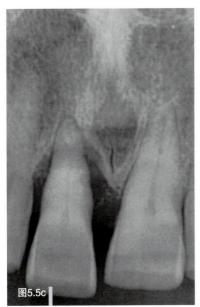

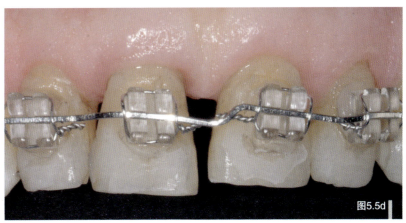

图5.5a～n
应用原始龈乳头保留技术。 11有病理性移位，且中线处存在间隙（a）。可见8mm深的牙周袋（b）和重度骨下缺损（c）。病因治疗后，佩戴固定正畸装置（d）。

图5.5a～n（续）
缺损区的解剖结构和牙间隙（e），在腭侧龈乳头基底部做水平切口（f）。

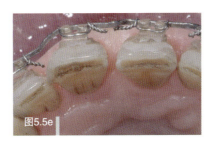

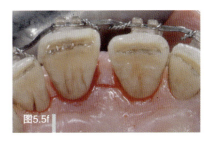

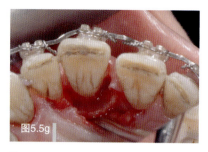

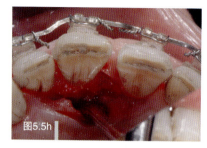

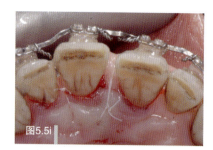

图5.5a～n（续）

翻全厚瓣，缺损区清创（g），填充小牛源性胶原骨替代物（Bio-Oss Collagen，Geistlich）（h）。使用不可吸收缝线（PTFE 5/0，Omnia），通过改良Laurell-Gottlow缝合法关闭龈瓣（i）。术后根尖片显示生物材料被植入缺损区内（j）。2周后，拆除缝合线，可见组织愈合良好，随即开始正畸治疗（k）。18个月后随访显示间隙已闭合，11被压入、移向近中（l），PD为2mm（m），根尖片显示缺损区骨充盈（n）（正畸治疗由Dr. L. Gaveglio，Turin完成）。

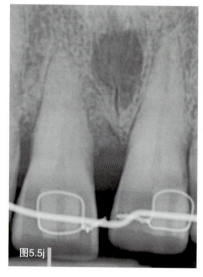

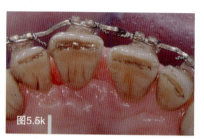

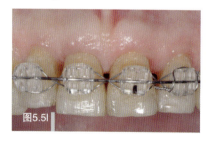

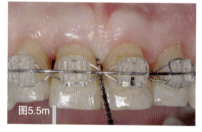

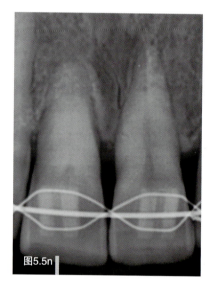

改良龈乳头保留技术

Sandro Cortellini在20世纪90年代中期对Takei的初级龈乳头保留技术进行了改良（Cortellini et al，1995）。该技术为在唇颊侧的龈乳头基底部做水平切口，刀片垂直于牙体长轴，以保证软组织有足够厚度并促进创口初期闭合。此外，如果要使用改良龈乳头保留技术，需要至少2mm的牙间隙宽度以保证完全翻起舌腭侧龈乳头的全厚瓣（图5.6a～p）。

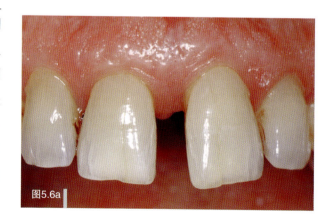

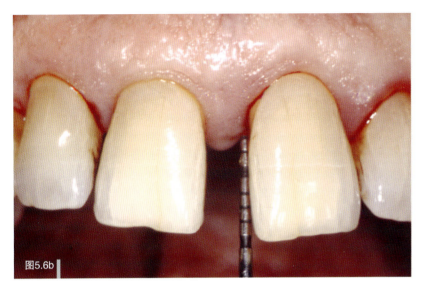

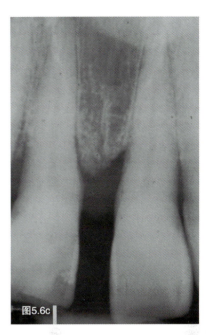

图5.6a～p
应用改良龈乳头保留技术。 21有病理性移位，且中线处存在牙间隙（a）。8mm深牙周袋（b），伴有骨下缺损（c）。

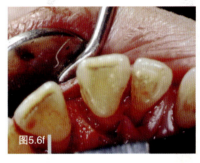

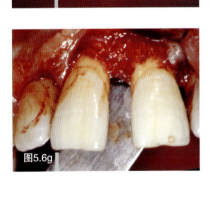

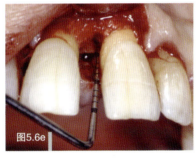

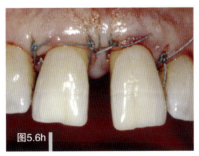

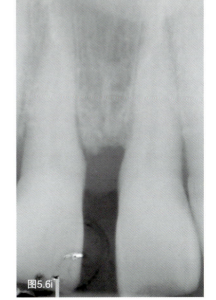

图5.6a～p（续）
在唇颊侧的龈乳头基底部做水平切口（d），随后翻起全厚瓣，将龈乳头翻转至腭侧（e），以便去除缺损区的肉芽组织（f），随后填充小牛源性胶原骨替代物（Bio-Oss Collagen，Geistlich）（g）。水平褥式缝合龈瓣（h）。术后即刻根尖片显示生物材料充满骨缺损区（i）。

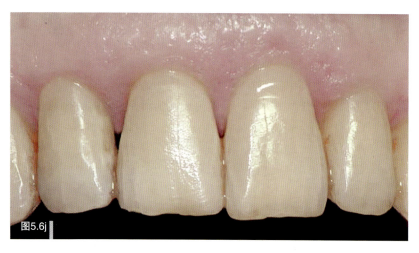

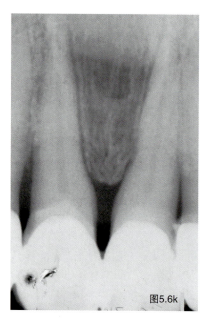

图5.6a～p（续）

患者在术后2周开始正畸治疗，持续18个月，正畸治疗结束时的口内像显示美学效果理想（j），缺损区的X线片说明手术效果良好（k）。

图5.6k

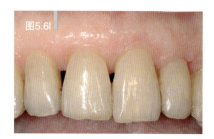

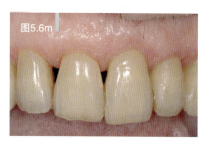

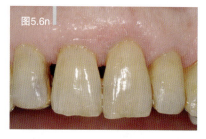

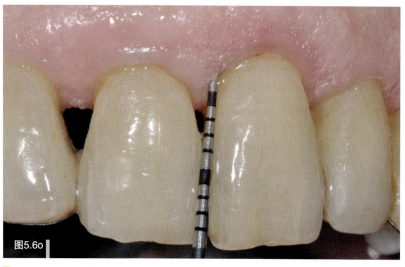

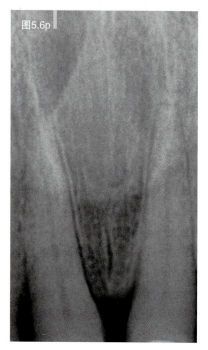

图5.6p

图5.6a～p（续）

3年后随访显示成骨稳定，手术效果良好（l）。由于患者积极参与牙周支持治疗，随着时间推移，5年（m）和10年（n）随访显示疗效稳定。15年后PD为3mm（o），骨水平保持稳定（p）（正畸治疗由Dr. S. Re，Turin完成）。

简化龈乳头保留技术

当牙间隙宽度＜2mm时，建议应用简化龈乳头保留技术（Cortellini et al，1999）。该技术为在牙间隙内做斜向骨缺损下方的切口，而不涉及唇颊和舌侧的龈谷。

该技术适用于所有临床情况，通过牙间隙向对侧翻起龈乳头，而不损伤龈乳头（图5.7a~o）。

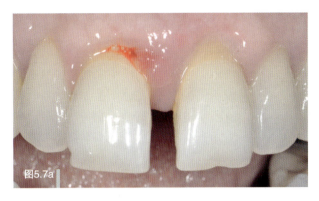

图5.7a~o
应用简化龈乳头保留技术。患者11有深部牙周感染，PD为9mm，同时伴有出血（a）。

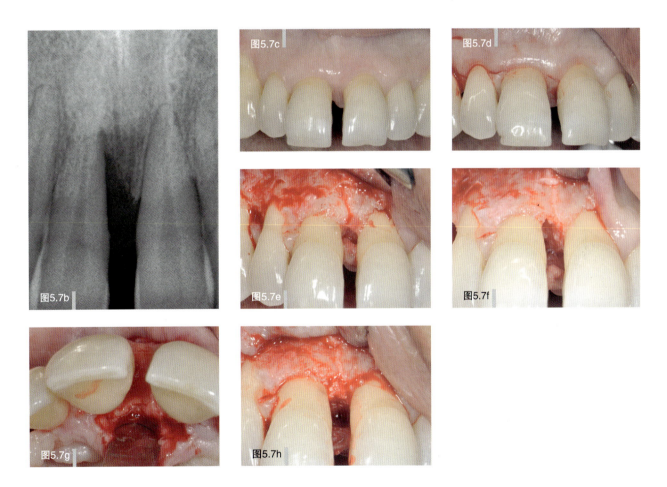

图5.7a~o（续）
根尖片显示存在较深的骨缺损（b）。在病因治疗后，浅表炎症逐渐消退（c），适宜行手术治疗。在牙间隙内做斜形切口（d），翻全厚瓣（e）及腭侧龈乳头（f）以实现彻底地清创（g）。骨缺损区用小牛源性胶原骨替代物（Bio-Oss Collagen，Gesitlich）充填（h）。

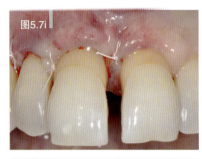

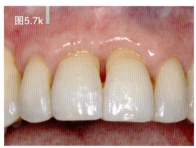

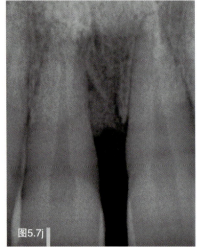

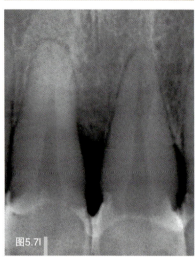

图5.7a~o（续）
龈瓣用不可吸收缝线（PTFE 5/0，Omnia）缝合（i）。术后即刻根尖片显示骨缺损区生物材料充填完好（j）。患者接受了持续24个月的正畸治疗，实现了11和21的压入和牙间隙关闭（k）。根尖片显示缺损区骨充盈（l）。5年随访显示效果稳定（m），PD为3mm（n），皮质骨连续（o）（正畸治疗由Dr. L. Gaveglio，Turin完成）。

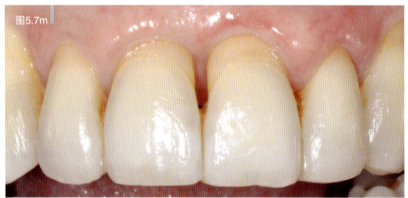

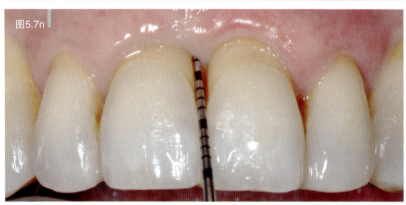

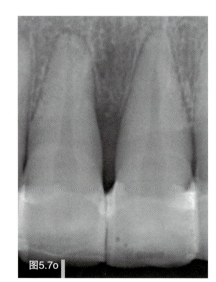

邻间连接龈瓣

　　该技术的目的是避免在任何靠近龈乳头的区域做切口，以确保再生效果（Tinti and Parma-Benfenati，2007）。在缺损区做沟内切口，近远中两端分别延伸1~2颗牙齿。在邻近骨缺损区，沟内切口继续向邻间和腭侧延伸。在唇颊侧，做2个垂直减张切口，延伸超过膜龈联合线2~3mm，并与牙槽黏膜的水平切口相连。随后分离全厚瓣，通过骨缺损水平处的牙间间隙（至少宽3mm）向腭侧翻转（图5.8a~p）。

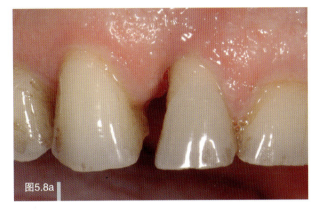

图5.8a

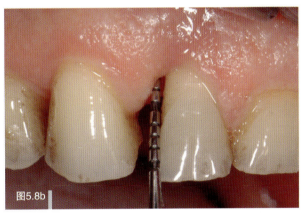

图5.8b

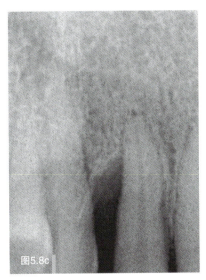

图5.8c

图5.8a~p
邻间连接龈瓣。 右上颌侧切牙有牙周袋形成（a），远中PD为9mm（b），骨下缺损累及根尖1/3（c）。首先做2个垂直减张切口（d），然后在超过膜龈联合位置做1个水平切口连接2个垂直切口（e）。

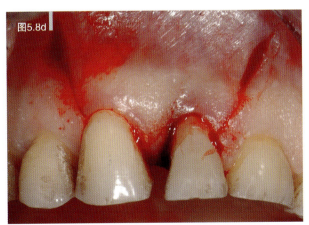

图5.8d

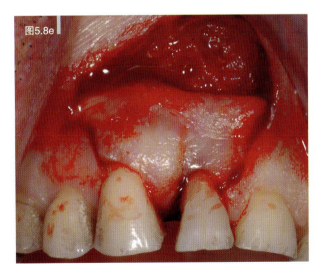

图5.8e

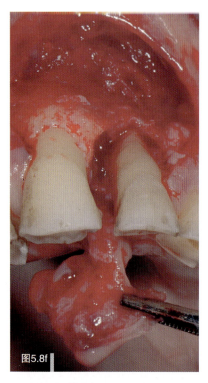

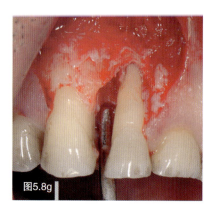

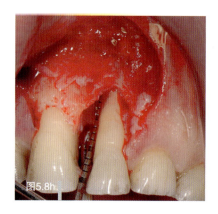

图5.8a～p（续）
将龈瓣翻转至腭侧（f），以便进入龈瓣下方并进行缺损区清创（g），该缺损区为7mm骨下袋（h）。

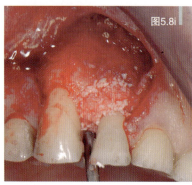

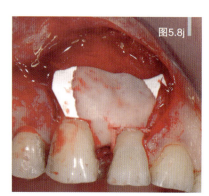

图5.8a～p（续）
用小牛源性胶原骨替代物（Bio-Oss Collagen，Geistlich）填充缺损区（i），并用可吸收的猪源性胶原膜覆盖缺损区（j）。

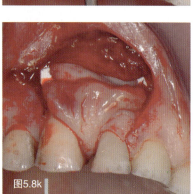

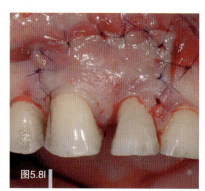

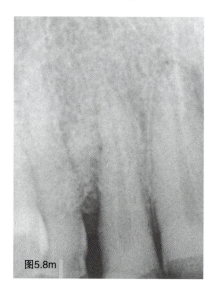

图5.8a～p（续）
龈瓣复位至唇颊侧（k），在膜龈联合水平向根尖方向缝合，垂直减张切口侧向缝合（l）。术后即刻根尖片显示骨缺损区可见生物材料影像（m）。

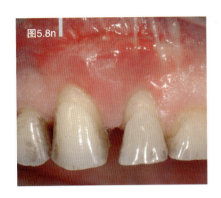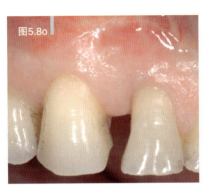

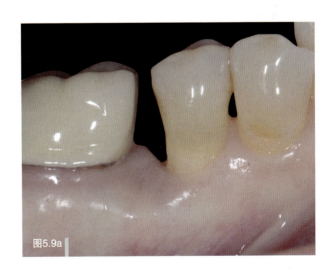

图5.8a~p（续）
2周后，软组合愈合良好（**n**）。12个月后随访，临床（**o**）和影像学结果（**p**）显示恢复良好。

全龈乳头保留技术

编者：Serhat Aslan

　　无论是否翻开腭侧龈乳头瓣，显微外科器械和放大系统的应用均能实现手术的微创化，促进龈瓣初期闭合，增强创口愈合的稳定性（Cortellini and Tonetti，2007；Cortellini and Tonetti，2009；Trombelli et al，2009）。然而，包括微创手术技术在内的所有龈乳头保留技术，都涉及在缺损相应部位的龈乳头上方做切口（Cortellini et al，1995；Cortellini et al，2001；Takei et al，1985）。近来有研究者提出一种新的手术技术，即全龈乳.头保留（Entire Papilla Preservation，EPP）技术，用于深的孤立骨下缺损重建治疗（Aslan et al，2017a；Aslan et al，2017b；Aslan et al，2020）。该技术在保证缺损部位龈乳头解剖和血供完整性的前提下，为孤立邻间骨下缺损的清创提供更方便的入口。从手术的角度来看，全龈乳头保留技术仅在远离颊侧骨缺损区域做短的垂直切口。例如，如果缺损位于患牙远中，则应在患牙近中轴角做单一垂直切口（图5.9a~m）。需要强调的是，仅在垂直切口处做单纯间断缝合以关闭创口。这种龈瓣设计的主要优点是避免缝合龈乳头，保持龈乳头的完整性。此外，这种情况下龈瓣完整、稳定，可确保血凝块的稳定性及其生物保护功能。

图5.9a~m
应用全龈乳头保留技术。45软组织凹陷，龈乳头高度不规则，术前PD为9mm（**a**）。

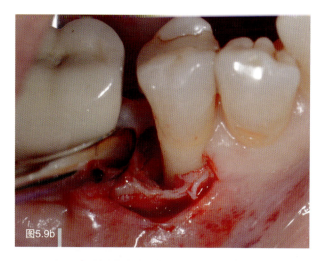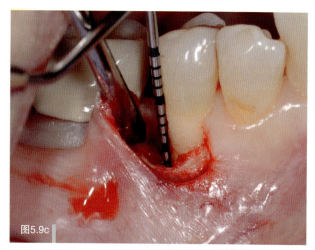

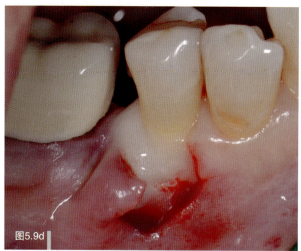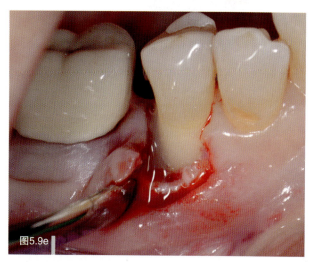

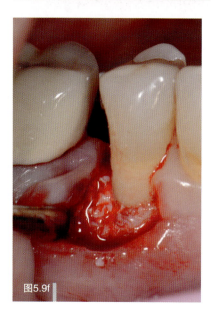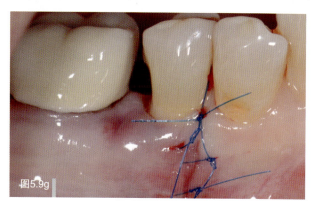

图5.9a~m（续）

制备牙间隧道和便于清创的手术入路（b）。注意骨下缺损的严重程度及牙槽黏膜的弹性（c）。应用24% EDTA凝胶处理根面2分钟以去除玷污层（d）。应用EMD（e）。在骨缺损区放置去蛋白小牛骨（f）。单一垂直切口的初期关闭（g）。

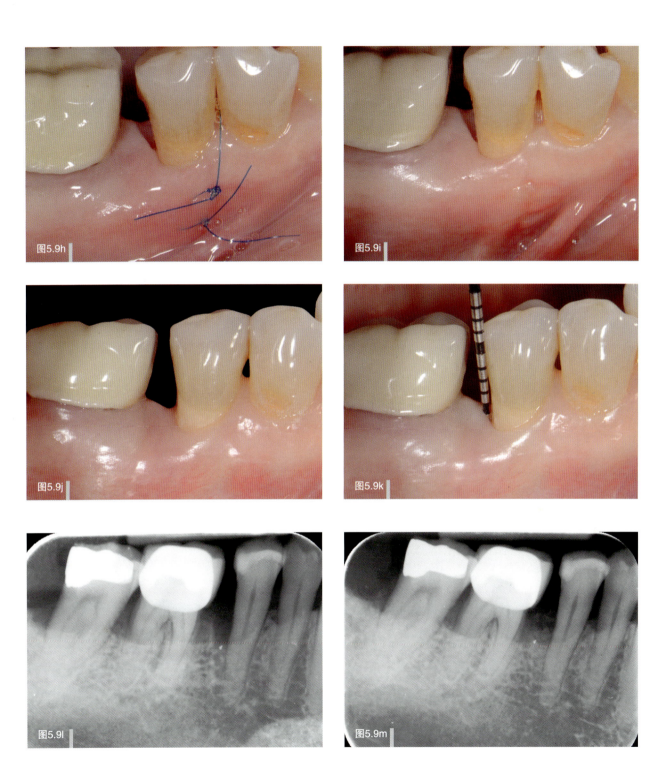

图5.9a~m（续）
术后14天切口愈合良好（h）。拆线后即刻口内像可见牙龈边缘和龈乳头完整（i）。术后1年可见45远中龈乳头高度增加，垂直切口处未见瘢痕形成（j）。PD为4mm且探诊后未出血。无牙龈退缩，CAL增加5mm（k）。初诊根尖片（l）。1年后根尖片（m）。

翻瓣技术

唇颊或舌侧的沟内切口向近远中延伸至邻牙龈乳头区，在龈乳头水平可继续做沟内切口（无骨缺损区域）或做龈乳头保留切口。必要时可辅助做垂直减张切口。翻全厚瓣暴露骨缺损最根方下2mm的骨组织。总体而言，龈瓣的延伸范围与缺损的程度及所应用的再生技术有关（如膜性材料适用于较宽龈瓣）。**常规龈瓣**处理技术：再生手术中需要移动切口另一侧的龈乳头，在唇颊侧和舌腭侧均翻全厚瓣。

单瓣法

单瓣法是指在切开与骨缺损对应的龈乳头后，仅在一侧（颊侧或者舌腭侧）进行全层黏膜–骨膜剥离，而对侧无须翻瓣（Trombelli et al，2009）或仅翻起龈乳头。由于翻起的龈瓣多数锚定在未翻起部分，增加了血凝块的稳定性，因此单侧软组织翻瓣可以在愈合阶段提高切口的

稳定性。该方法的使用前提是翻瓣侧缺损区可彻底清创。此外，未翻瓣侧的软组织内壁可起到一个甚至多个骨壁的作用，使非孤立骨下缺损变为孤立骨下缺损，从而实现骨缺损区解剖形态的调整（图5.10a～r）。

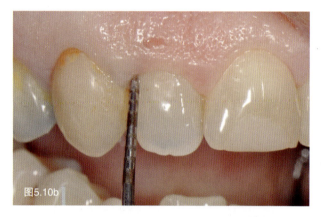

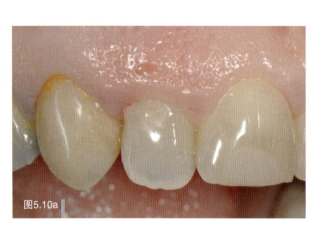

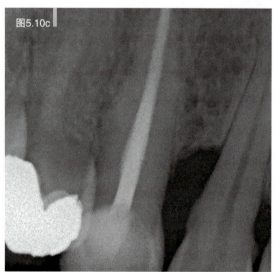

图5.10a～r

单瓣法。采用该术式改善上颌前牙区骨下缺损的临床病例。12远中有脓性渗出物，在唇侧距离游离龈缘2mm的根方存在瘘管（a）。探诊检查发现患牙远中存在6mm深牙周袋（b）。初诊根尖片显示在12的近远中牙根面存在钙化沉积物，且远中面疑似存在一壁骨下缺损（c）。

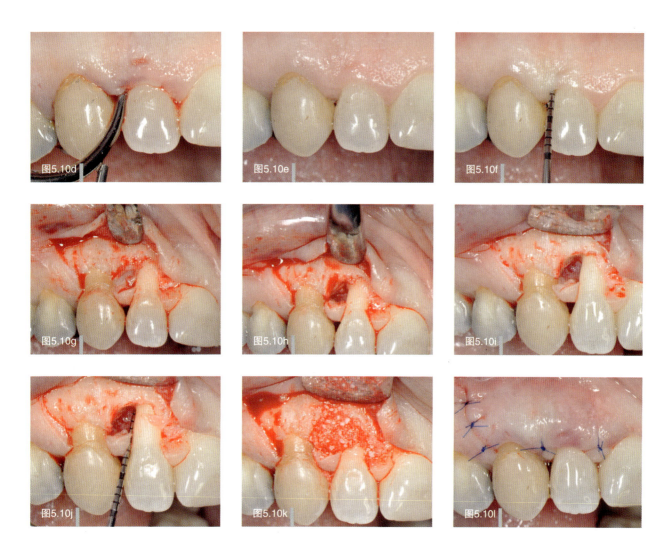

图5.10a～r（续）

通过病因治疗控制感染并减轻炎症。使用磁致伸缩超声器械（XO Odontogain，XO-Care）配合细长工作尖对牙周袋进行处理，未使用手动器械（d）。根面处理后6周，再评估口内像显示瘘管和边缘性龈炎已经消失。软组织条件已达到手术要求（e）。术前探诊显示没有出血和渗出物。PD为6mm（f）。在12的近远中做2个保留龈乳头的切口，切开黏骨膜瓣，与唇侧沟内切口相连，并与13远中垂直减张切口相连，该切口超过膜龈联合。减张切口向远中倾斜，以增加龈瓣血供，并通过向龈瓣中心形成斜面来增加暴露的结缔组织面积。仅在唇侧剥离全厚瓣（g）。在骨缺损区域，从龈乳头底部的牙槽嵴顶上方结缔组织中分离并去除炎性软组织。建议使用Kramer-Nevins枪形手术刀（Kramer-Nevins lanceolate scalpel）将健康组织与炎性组织分开。暴露一壁骨下缺损。使用M23型号Scaler刮治器对暴露的根面进行平整（h）。腭侧纤维组织不做处理。在此阶段，必须去除缺损区内的所有肉芽组织，只露出龈乳头底部和腭侧内部的健康结缔组织（i）。据此，缺损区的解剖形态得以修整，龈乳头基底部和腭侧的牙间结缔组织形成2个额外的壁，从而形成一个独立的三壁骨缺损。缺损区的骨下袋深4mm，符合再生性牙周手术条件（j）。缺损处填满小牛源性胶原骨替代物（Bio-Oss Collagen，Gesitlich）。移植材料非常稳定，因此没有放置膜性材料（k）。龈瓣复位，选择聚偏二氟乙烯（Polyvinylidene Fluoride，PVDF）制作的不可吸收5/0缝合线，用改良的Laurell-Gottlow缝合法缝合龈乳头，用3个单纯间断缝合关闭减张切口（Resopren，Resorba）（l）。

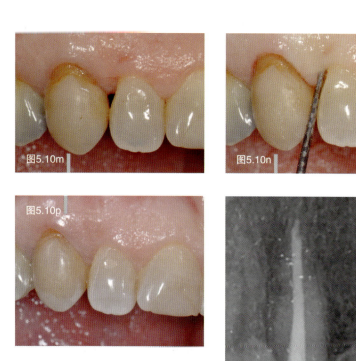

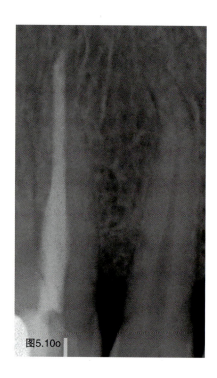

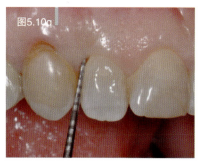

图5.10a~r（续）

术后6个月口内像。术区愈合良好且此阶段软组织也日益恢复（m）。术后12个月的口内像。PD为2mm，牙周袋恢复正常（n）。术后12个月根尖片显示骨缺损区存在骨充盈（o）。术后5年随访，软组织恢复进一步改善，12远中的龈乳头恢复生理形态。在原始切口处未见疤痕（p）。PD为2mm，符合生理性龈沟特征（q），根尖片显示缺损区骨充盈（r）。

微创手术技术（Minimally Invasive Surgical Technique，MIST）

微创手术得到开发，它创伤小，利用最小的切口翻起最小的龈瓣。这种技术（Cortellini and Tonetti，2007）通常与简化龈乳头保留技术相结合，在唇颊侧和舌侧做沟内切口，在保证充分暴露骨缺损的前提下，尽可能小地翻开龈瓣。同时，翻瓣的范围须确保清创彻底（图5.11a~o）。

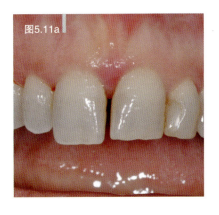

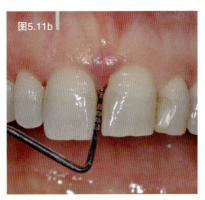

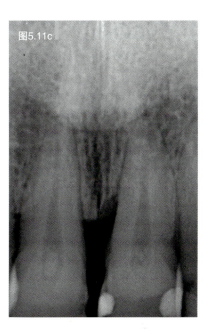

图5.11a~o
应用微创手术技术。 牙周炎患者，11和21之间存在明显间隙（a），21近中8mm深牙周袋（b），存在骨下缺损（c）。

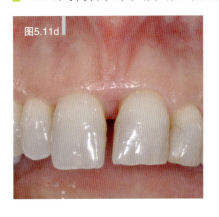

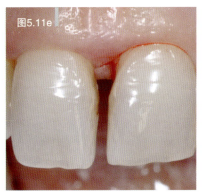

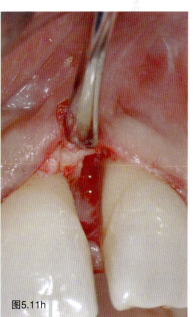

图5.11a~o（续）
病因治疗和重新评估后，计划行手术治疗（d），根据简化龈乳头保留技术（e）在中切牙间隙做斜形切口。

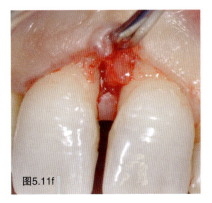

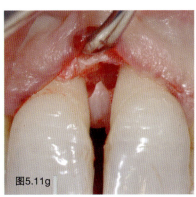

图5.11a~o（续）
在保证暴露牙龈下方骨缺损的前提下，翻起最小的龈瓣（f）并进行清创（g，h），无须向两侧延伸做沟内切口或减张切口。

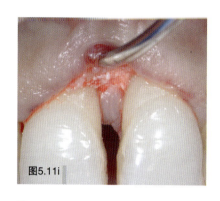
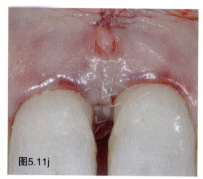
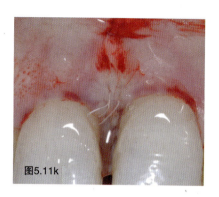

图5.11a~o（续）

缺损处填充小牛源性胶原骨替代物（Bio-Oss Collagen，Geistlich）（i），用不可吸收缝线（PTFE 6/0，Omnia）进行改良Laurell Gottlow式缝合（j）。将富含透明质酸和氨基酸的凝胶涂抹在切口表面（Aminogam Gel，Professional Dietetics）（k）。

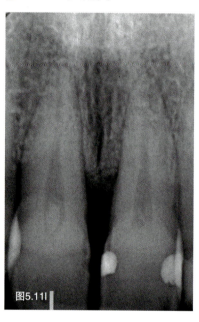
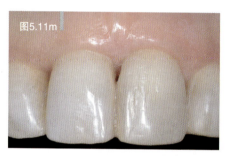
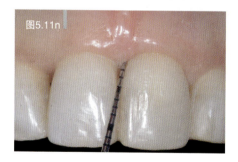
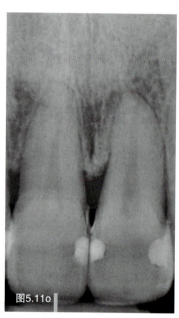

图5.11a~o（续）

术后即刻根尖片显示骨缺损区可见生物材料影像（l）。患者接受持续12个月的正畸治疗，将11和21压入并近中移动。正畸结束后12个月的口内像显示美学效果良好（m），形成了2mm深的生理性龈沟（n），缺损区存在骨充盈（o）（正畸治疗由Dr. L. Gaveglio，Turin完成）。

改良微创手术技术（Modified Minimally Invasive Surgical Technique，M-MIST）

为了进一步减小翻瓣的创口，可以只做1个唇颊侧缺损区入口（Cortellini and Tonetti，2009）。在唇颊侧做单一切口，施行龈乳头保留技术，仅在骨缺损区近远中做沟内切口，但不涉及其他龈乳头。最低限度翻起唇颊侧全厚瓣，以便器械进入缺损区，但不翻开龈乳头和腭侧瓣（图5.12a~zd）。

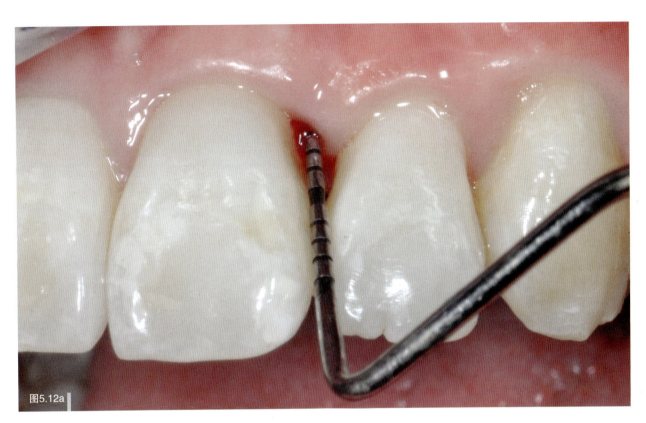

图5.12a

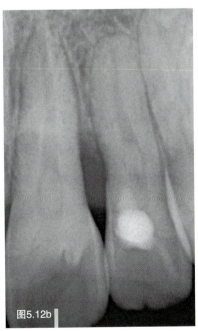

图5.12b

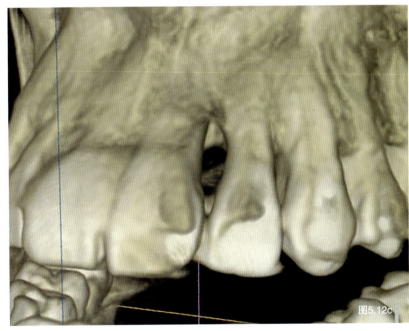

图5.12c

图5.12a～zd
改良微创手术技术。患者19岁，被诊断为广泛型侵袭性牙周炎，新分类为广泛型Ⅲ～Ⅳ期牙周炎。21远中PD为7mm（a），根尖片可见明显的骨下缺损（b），CBCT检查图像更为清晰、明显（c）。患者接受了病因治疗去除感染，随后进行再评估。

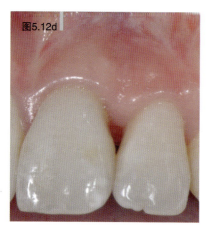
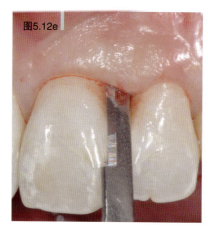
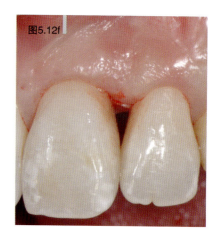

图5.12a~zd（续）

最终治疗计划确定21需要行再生性手术治疗（d）。显微手术刀（Mini Blade 6700，Surgistar）放置在牙间隙处并斜向缺损区（e），做简化龈乳头保留切口（f）。

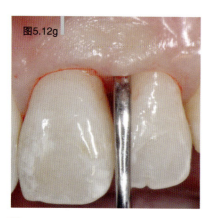
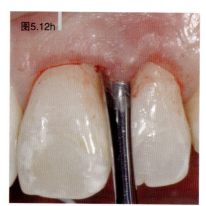
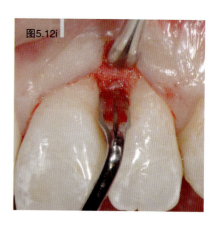

图5.12a~zd（续）

使用骨膜分离器（DC2，Omnia）（g）通过旋转的方式翻起唇侧龈乳头，并使用显微骨膜分离器（DC5，Omnia）（h）轻柔分离软组织。使用Kramer-Nevins枪形手术刀（DC3，Omnia）分离龈乳头基底部的牙槽嵴顶上结缔组织和骨缺损区域内的肉芽组织（i）。

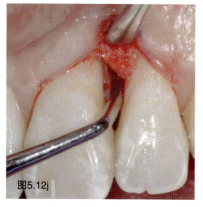
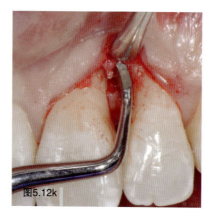
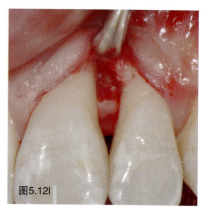

图5.12a~zd（续）

使用Goldman-Fox刮匙（DC8，Omnia）（j）和Rhodes骨凿（DC7，Omnia）（k）去除缺损区域内肉芽组织。不翻开龈谷和腭侧龈乳头（l）。

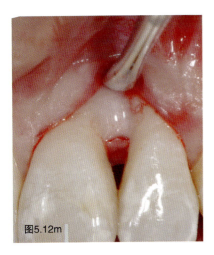
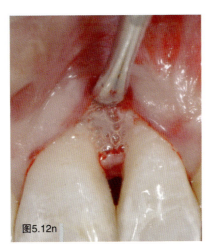
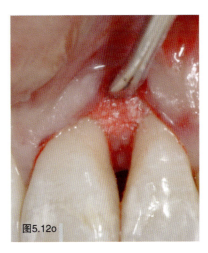

图5.12a~zd（续）

清创后将24%EDTA凝胶涂于牙根表面2分钟，以去除玷污层（PrefGel，Straumann）**（m）**，随后用盐水冲洗。涂布富含釉原蛋白的凝胶（Emdogain，Straumann）**（n）**，待其沉淀于牙根表面后，用小牛源性胶原骨替代物（Bio-Oss Collagen，Geistlich）填充缺损区**（o）**。

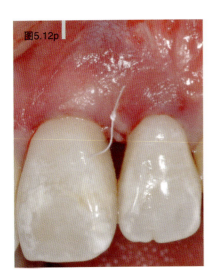
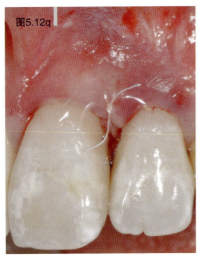
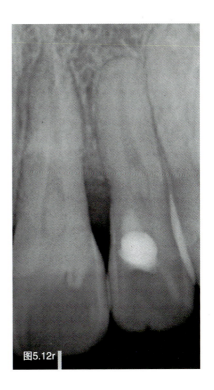

图5.12a~zd（续）

选择不可吸收缝线（PTFE 6/0. Omnia），使用改良的Laurell Gottlow缝合法缝合龈瓣**（p）**，并用富含透明质酸和氨基酸的凝胶（Aminogam Gel，Professional Dietetics）保护术区**（q）**。术后即刻根尖片显示生物材料已成功填充缺损区域**（r）**。

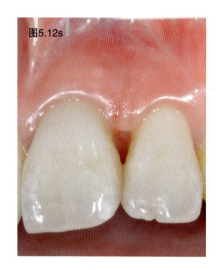

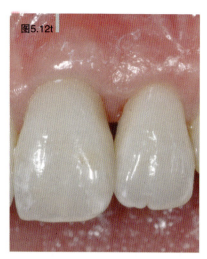

图5.12a~zd（续）
14天后组织愈合较好（s）。患者每3个月接受1次复诊。术后6个月的随访结果令人满意（t）。

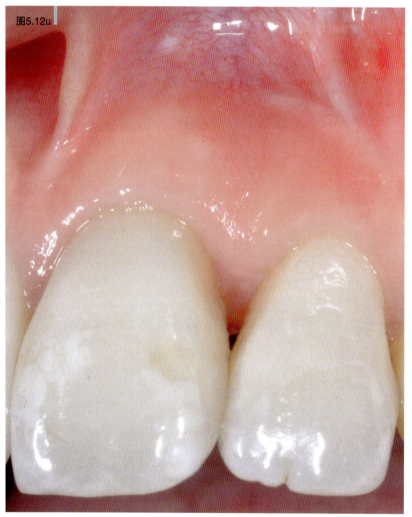

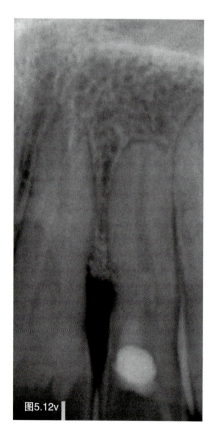

图5.12a~zd（续）
12个月后口内像显示龈乳头组织完全愈合（u），根尖片显示骨缺损区存在骨充盈（v）。

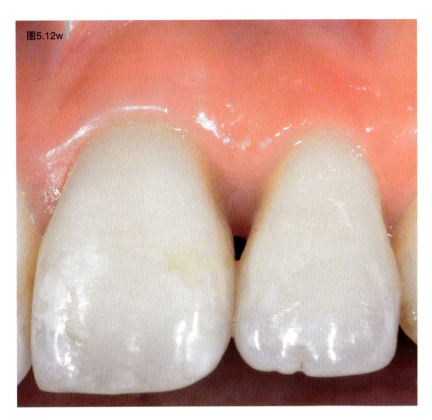

图5.12a~zi（续）
24个月后口内像（w），测量PD
为2mm（x）。

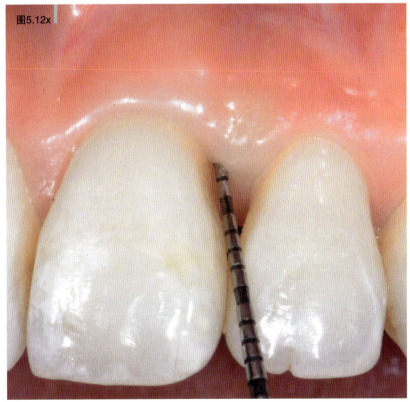

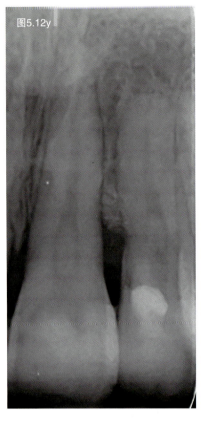

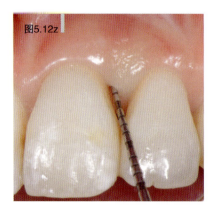

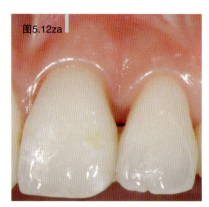

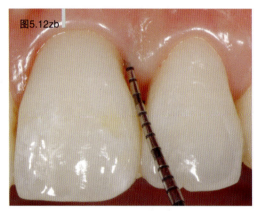

图5.12a～zd（续）
术后3年随访（y），根尖片显示骨水平保持稳定，探诊水平稳定（z）。5年后随访（za）再次证实其疗效的稳定性，龈沟深2mm（zb）。

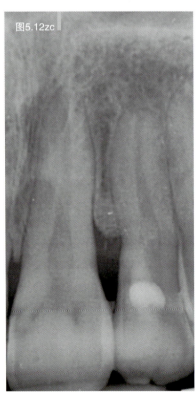

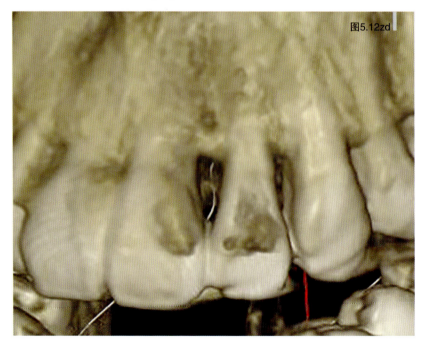

图5.12a～zd（续）
5年后随访时CBCT影像（zd）证实了缺损区骨充盈（zc）。

再生性牙周手术中的生物材料

牙周手术利用多种生物材料，以实现牙周膜、牙槽骨及牙骨质再生。生物材料分为骨移植材料、屏障膜和生物制剂，可以单独使用也可以联合使用（技术数据表5.1）。

移植材料

移植材料可以用来填充牙周骨缺损，根据来源分为以下几种：

自体移植材料

该类材料来自同一个体，取自口内或口外部位。自体移植材料具有出色的骨诱导特性，但容易快速吸收（高达移植体积的50%），尽管它代表着引导种植体周围骨组织再生的金标准，但在牙周领域的科学研究仍较少（Annunziata et al，2019）。另一种最近推出的自体移植材料是自体牙本质。

使用特定的机械将拔出的牙齿切碎，直至获得各种直径的颗粒，并通过特殊的方法消毒。以这种方式获得的牙本质具有骨诱导和骨传导特性（Cardaropoli et al，2019），但其在牙周手术中的应用尚待科学验证。

同种异体移植材料

该类材料是从同一物种的不同个体取得的骨组织移植物。冻干同种异体骨（Freeze-dried Bone Allografts，FDBA）和脱矿冻干同种异体骨（De-mineralized Freeze-dried Bone Allografts，DFDBA）可用于口腔科手术。有大量证据支持的同种异体移植材料应用于牙周领域，尤其适用于与其他生物材料联合使用时（Kothiwale et al，2019）。它的使用在各个国家受到不同程度的监管。

异种移植材料

该类材料是从受体以外的物种获取的移植物。可能来自牛、猪或马的骨，去除有机成分而保留了无机成分。这种类型的材料具有生物相容性、可吸收性和显著的骨诱导特性。其中，去蛋白小牛骨是牙周领域中科学依据最多的生物材料（Irokawa et al，2007）。它的特点包括具有快速再生功能、高度骨传导性，有利于整合至自然骨，完成重塑过程（技术数据表5.2）。并且它的基质结构稳定、吸收缓慢，能够稳定血凝块，孔隙率大，内表面积大，晶体结构和大孔隙率与天然骨相似。

用放大50倍的扫描电子显微镜进行观察，发现人骨和牛骨的结构没有明显差异。

人工合成移植材料

该类材料是完全人工合成的移植物，通常包括羟基磷灰石或磷酸三钙。它们是可吸收或相对不可吸收材料。尽管已使用多年，但它们在再生治疗中的真正作用仍有待研究（Maroo and Murthy，2014）。

屏障膜

屏障膜具有不同功能，包括分隔不同牙周组织细胞，特别是牙龈上皮细胞与结缔组织细胞，保护深层牙周组织再生，阻挡牙龈上皮和牙龈结缔组织迁移等。

不可吸收膜

牙周再生研究的早期阶段引入"屏障膜"的概念，通过使用不可吸收膜，分隔不同牙周组织细胞（Cortellini and Tonetti，2015）。具体而言，首次应用的膜性材料由纤维素酯（Millipore膜）组成，然后被膨体聚四氟乙烯（e-PTFE）膜（含具有提高膜强度潜能的钛成分）代替。近年来，高密度聚四氟乙烯膜已经面世。

可吸收膜

由于不可吸收膜存在诸多缺点，其中最主要的是膜暴露风险，同时不可吸收膜需要二次手术取出，因此引入了可吸收膜，包括合成的（聚乳酸和/或聚乙醇酸）材料和天然的（动物来源的胶原蛋白）材料。天然材料往往可与填充材料联合应用，其疗效已被多项相关研究证实（Sculean et al，2005）（技术数据表5.3）。

生物制剂

临床上有多种生物制剂可用于再生手术以获得组织再生并促进创口愈合。

釉基质蛋白及其衍生物

釉基质蛋白是一种来源于猪牙釉质基质的蛋白成分与载体共同形成凝胶状复合物应用于术区。可单独使用（Cardaropoli and Leonhardt，2002）或与骨替代材料联合使用（Sculean，2008），使用前建议用24%EDTA涂布、处理根面2分钟。

重组生长因子

研究证实骨形成蛋白（BMPs），特别是人重组血小板来源生长因子（rhPDGF-BB）与支架性生物材料联合应用可以有效促进牙周组织再生。

纤维蛋白凝胶

自体纤维蛋白凝胶可从人的血浆获得，能实现凝血级联反应过程的最后一步，将纤维蛋白原转化为纤维蛋白。临床上，纤维蛋白凝胶可促进血凝块稳定、延缓纤维蛋白溶解，在再生性牙周手术中通常与移植材料联合使用（Re，2002）。

富含透明质酸和氨基酸凝胶

富含透明质酸和氨基酸凝胶在创口愈合期发挥重要作用，不仅可刺激成纤维细胞增殖和胶原合成，还能诱导局部产生抗炎症反应。此类生物制剂可用于术后覆盖缝合线（Romeo et al，2014），其无菌制品也可在缝合前置于组织瓣下。

自体血浆来源血小板浓缩物

人血浆来源血小板浓缩物（PRP、PRF和PRGF）通过采集患者静脉血，直接在诊室离心制备获取。其在牙周手术中发挥一定的作用（Del Fabbro，2011）。

再生性牙周手术中的缝合技术

缝合是所有手术的最后环节，其作用与切开、翻瓣同等重要。

在再生性牙周手术中，确保初期愈合时龈乳头完全关闭、软组织无张力至关重要。因此，应使用特定缝合技术维持血凝块以及骨缺损区与牙根面、软组织之间区域所有生物材料的稳定（手术过程5.2）。简单的间断缝合只适合作为关闭两侧龈瓣封闭上皮的补充缝合方法，不宜作为主要缝合方式。通常情况下，采用内褥式缝合，使龈瓣边缘外翻、冠向复位，切口两侧组织相对，形成更好的封闭。无论采用何种缝合方式，都建议打"牙周"结：即第一次顺时针绕线2圈打结（直线结），第二次逆时针绕线1圈打结（压结），第三次顺时针绕线1圈打结（安全结）。

缝合可根据缝合针类型和缝线材料分类（技术数据表5.4）。再生性手术建议使用直径更细、弧度更容易控制的3/8倒三角针，线长为10～16mm。缝合线最常使用的材料是聚四氟乙烯（PTFE），由人工合成、不可吸收、具有良好生物惰性的单股纤维构成，因此可有效预防组织内炎症。它不易积累菌斑，无弹性记忆，特别适合关闭龈瓣的软组织缝合，唯一缺点是打结不够紧。再生性牙周手术通常使用的缝线型号为4/0、5/0、6/0（美国药典标准）。如果使用可吸收缝线，最佳选择是聚羟基乙酸（PGA）。聚四氟乙烯线不仅可用于再生性手术，也适用于其他各种膜龈手术，特别是缝合游离龈、上皮下结缔组织或以胶原为主的生物材料。

水平交叉褥式缝合

缝合从唇颊侧距离龈乳头切口根方4～5mm、偏离龈乳头中线2mm处，由外向内进针，然后通过邻面接触点根方跨越中线至对侧、由内向外穿出舌侧龈乳头。之后，再从舌侧龈乳头基底部的另一侧，由外向内进针穿过舌侧龈乳头，经过邻面接触点根方，穿过邻间隙斜跨越中线、由内向外穿出至唇颊侧龈乳头进针点的对侧。该缝合方式可应用于龈乳头宽大、使用了单纯或改良龈乳头保留切口的缝合。

垂直内褥式缝合

从唇颊侧龈乳头切口的根方进针，由外向内然后通过邻面接触点根方，由内向外穿出舌侧龈乳头中心，然后返折由外向内经过邻面接触点根方，达到唇颊侧龈乳头，在距离初始进针点冠方约2mm处，由内向外穿出。简单的间断缝合通常用于封闭切口水平的上皮组织。

Laurell–Gottlow缝合

这种缝合方法是1998年Laurell等对水平内褥式缝合技术的一种改良。首先由外向内进针穿过唇颊侧牙间龈乳头基底部，通过邻面接触点根方、由内向外穿过舌侧龈乳头基底部出针；返折后在舌侧第一出针点旁、由外向内再次进针穿过舌侧龈乳头，并形成一个线襻，通过邻面接触点根方，在唇颊侧初始进针点旁，由内向外穿唇颊侧龈乳头出针；然后通过邻面接触点返折向舌侧，穿过舌侧线襻，再从邻面接触点根方返回唇颊侧龈乳头，打结。缝线锚定在舌侧预留的线襻上，缝合后机械拉力更大，可应用于简化龈乳头保留切口的缝合。

改良Laurell–Gottlow缝合

当牙齿邻间隙很窄、邻间龈乳头呈现为窄基底部的"金字塔"形时，可微创翻瓣，并将Laurell–Gottlow缝合加以改良：使用垂直褥式缝合代替水平褥式缝合（手术过程5.3）。它需要能在唇颊侧和舌侧或其中一侧，垂直向进针和出针。建议应用于简化龈乳头保留切口的缝合（图5.13 a～l）。

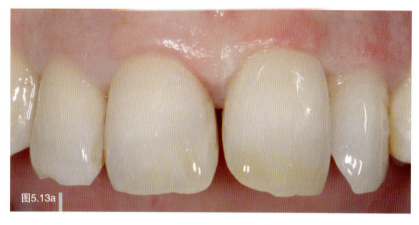

图5.13a

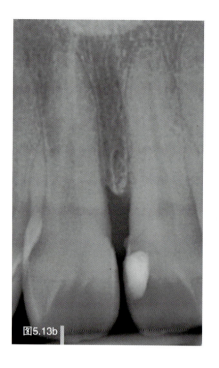

图5.13b

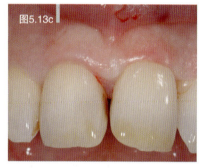

图5.13c

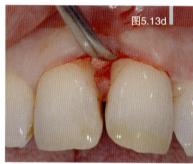

图5.13d

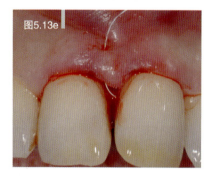

图5.13e

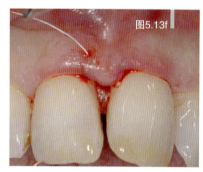

图5.13f

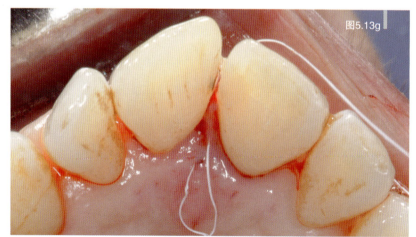

图5.13g

图5.13a~l

改良Laurell-Gottlow缝合。（a，b）病例右上颌中切牙近中骨下袋。（c，d）使用改良微创手术技术做简化保留龈乳头切口。（e）缝合使用11mm的6/0聚四氟乙烯线（Omnia）和3/8倒三角针。缝针从唇颊侧龈乳头基底部进入。（f）在腭侧龈乳头根方走行。（g）穿过腭侧龈乳头，并在腭侧进针点冠方再次进针穿过腭侧龈乳头。（h）然后由内向外从唇颊侧龈乳头基底部穿出，出针点位于第一进针点同水平位置。

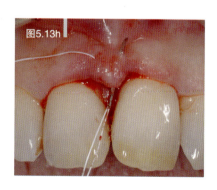

图5.13h

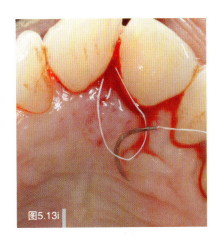

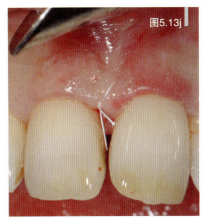

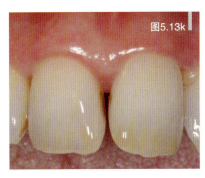

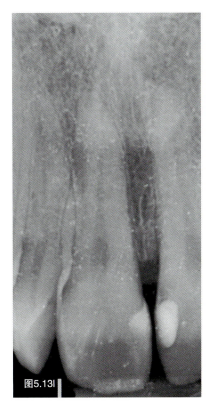

图5.13a~l（续）
（i）缝合针通过邻面接触点根方穿过腭侧线袢。（j）然后返回唇颊侧打结。（k）1年后软组织愈合良好。（l）根尖片显示缺损区存在骨充盈。

再生性牙周手术的决策过程

根据不同的切口位置、翻瓣方式与缝合类型，再生性手术可采用多种方法。因此，医生在术前做出正确决策非常重要，正确诊断是其中关键环节。影像学检查显示出缺损区真实的三维解剖结构，可以指导医生选择正确的治疗方案。

切口技术

在不考虑龈乳头宽度的情况下，几乎所有病例都可以选择简化龈乳头保留技术切开。只有当邻间隙＞2mm时，才考虑采用单纯或改良的保留龈乳头切口。

翻瓣技术

如果从唇颊侧入路即可对缺损区域完全清创，最好使用单侧翻瓣或改良微创手术技术（M-MIST）进行分离。若唇颊侧入路不能彻底清创，可采用微创翻瓣技术。

生物材料的选择

如果缺损区域为有利型骨缺损，可以只充填骨移植材料，或联合使用EMD，否则需要使用屏障膜。

缝合技术

如果龈乳头宽大，可使用垂直交叉褥式缝合；龈乳头较窄则建议使用改良Laurell-Gottlow缝合。缝线选择聚四氟乙烯线。

再生性牙周手术后的组织愈合

编者：Myron Nevins，Marcelo Camelo，Chia-Yu Jennifer Chen，David M. Kim

　　牙周炎是由菌斑生物膜介导、发生于炎症易感者的牙周支持组织破坏性疾病。牙槽骨不可逆丧失是影响临床决策的重要因素。经过术前的牙周基础治疗，患者可能达到临床牙龈健康状态。虽然牙周医生希望通过非手术治疗的方式阻止牙槽骨继续丧失，但通常还需要进行骨修整、牙周组织再生或种植修复等手术治疗。

　　结合几十年来对多种生物材料和治疗方法的

验证，研究人员认为再生性治疗是牙周基础治疗后续决策中的关键环节。深牙周袋伴有邻面角形骨缺损与远期牙周附着组织丧失和牙齿缺失有关（Papapanou Wennstrom，1991）。牙周治疗基本目标是为患者和口腔医生提供比较容易清洁的牙齿邻间区域。最佳选择是通过再生性治疗改善缺损状况，临床上获得新附着并且使探诊深度减小。

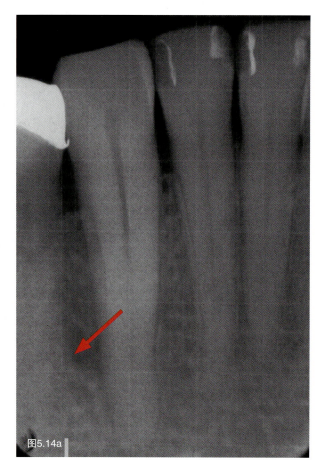

图5.14a

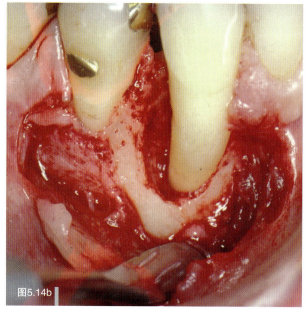

图5.14b

图5.14a~e

（a）术前根尖片显示尖牙与第一前磨牙之间存在骨下袋（红色箭头所指）。（b）下颌尖牙远中面牙周组织严重丧失。

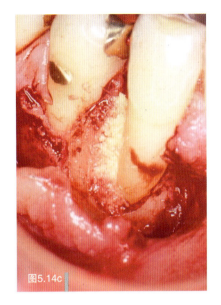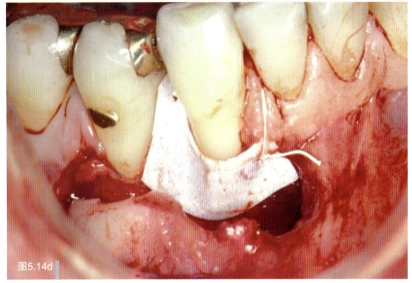

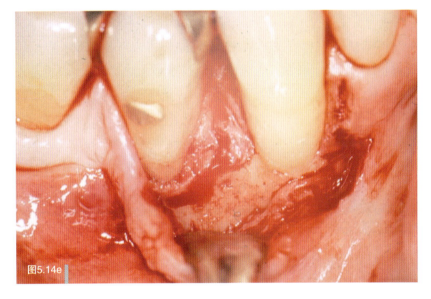

图5.14a~e（续）

（c）骨缺损严重，颊侧骨壁丧失。在本病例中，因其可能损伤相邻第一前磨牙而不能进行骨切除术。缺损区主要是二壁骨缺损且累及范围较大，仅在根尖处存留3个骨壁。因此，不应采用骨切除术去除骨缺损区之外的所有骨组织。（d）缺损区使用自体骨颗粒充填，覆盖Gore-Tex屏障膜。（e）术后6年复诊：术区牙周组织再生使尖牙正常行使功能。

牙周组织再生的概念是指新的牙周膜、牙槽骨、牙骨质形成，具有功能性的新附着组织覆盖已经暴露的根面。组织学上，牙周组织再生只能通过牙齿和牙周组织取材切片染色证实，但因其很难获取，临床上证明手术成功的最佳方法之一是经手术入路再次进入组织内观察成骨状况（图5.14a~e）。其他如探诊深度减小、临床新附着形成、影像学显示骨量增加、牙齿松动度减小等，都可作为治疗成功的指标；但是，通过这些指标无法评价一种技术或材料能否实现最终的再生。由于生物材料具有阻射性，影像学检查结果可能显示获得了完全的牙周组织再生。

术区创口愈合是包含多个既相对独立又存在交叉步骤的一个动态过程。在牙周缺损区域，纤维蛋白块为邻近组织牙周膜、牙槽骨、血液中的细胞迁移和增殖提供初始支架（Susin，2015）。上述暂时性基质形成几周后，组织开始形成，优势细胞通过修复或再生占据缺损区并主导其愈合。因此，再生性治疗后，妨碍细胞迁移和不利于创口稳定的缺损形态对组织愈合影响很大（Steffensen and Webert，1989）。大量研究表明缺损区域骨移植物容纳性越好，再生效果的可预测性越强。如果缺损区周围有骨壁包绕，特别是三壁骨缺损，可促进成骨相关细胞覆盖暴露的根面。下颌后牙区牙槽骨主要由松质骨构成，因此该区域三壁骨缺损的再生治疗效果更佳。

治疗理念

临床手术治疗决策应主要考虑影响治疗成功的生物学因素和植入材料。骨缺损的手术治疗必须遵循以下基本原则：

- 翻瓣使缺损区域清晰可见
- 根面清创；去净肉芽组织
- 空间维持和血凝块稳定
- 创口完全关闭的初期愈合

相关生物材料主要包括替代骨组织的移植物、引导性组织再生术（GTR）中使用的屏障膜、单独或联合使用的促进创口愈合的生物制剂（Kao，2015）。理想的生物材料应考虑具有的特点：生物相容性好、效果可预测性强、临床可操作性佳、临床风险小、术后并发症少、易于被患者接受（Schallhorn，1977）。

植骨术是治疗骨缺损的有效方法。虽然现有证据表明前文所提到的移植材料骨诱导作用有限，但最新研究证实其可作为骨引导过程中的支架，如自体骨、脱矿或未脱矿的同种异体骨、异种骨和骨替代材料（Mellonig，1996；Camelo，1998；Rummelhart，1989）。Bowers等的经典研究评估了使用未经（生理盐水、血液等）处理的脱矿冻干同种异体骨（DFDBA）治疗骨缺损的效果（Bowers，1989）（图5.15a～c）。与未植骨区相比，植入脱矿冻干同种异体骨的区域获得了明显的牙周组织附着以及牙骨质和新骨形成。

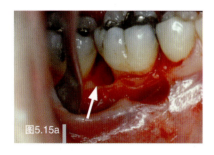 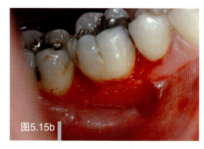 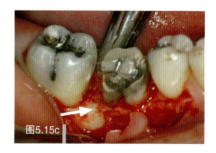

图5.15a～c
（a）术中口内像显示46远中面三壁骨缺损。（b）缺损区充填自体骨颗粒。（c）2年后，该牙位行牙冠延长术，远中面未出现骨缺损。

组织学切片染色清晰显示了分层覆盖的移植物，并可根据生物材料、新形成骨和结缔组织的百分比评估效果。后牙植骨区包含的骨祖细胞证实了有新骨形成。

组织工程中使用血小板来源生长因子（PDGF）和EMD（Emdogain，Straumann）可形成更多的新骨。

创口愈合过程中使用屏障膜防止上皮和结缔组织长入（Caton，1987），同时屏障膜为组织再生提供空间、保证血凝块稳定。大量临床研究已证实牙周植骨术、GTR以及两者联合应用在牙周组织再生中的有效性。联合使用骨移植材料和屏障膜治疗严重骨缺损具有很强的可预测性（Mc-Clain and Schallhorn，1993）（图5.16a～e和图5.17a～h）。组织工程学研究现致力于通过仿生学方法，使用生物因子模拟牙周组织再生相关的细胞活动。根据2015年AAP研讨会的系统回顾，使用生物材料，特别是EMD（Emdogain，Straumann）和重组人血小板来源生长因子（rhPDGF-BB）联合自体脱矿冻干骨和GTR术式能显著提高骨下袋临床治疗效果（Kao，2015）。

为评估矿化颗粒形式的同种异体基质rhPDGF-BB用于治疗牙周缺损的临床、影像学和组织学效果，一项研究纳入9例重度牙周炎患者共15个位点，至少有1颗牙齿存在骨下袋和/或磨牙Ⅱ度根分叉病变，且符合拔牙指征。（Nevins，2003）。翻起全厚瓣后，通过根面牙石下方的骨缺损形态确定病变累及的范围。在术前和术后9个月时，进行影像学检查，并探诊检

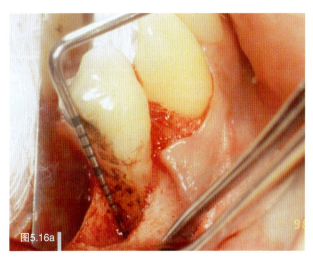

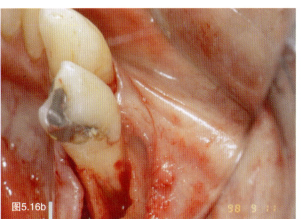

图5.16a～e
（a）下颌第一前磨牙近中面深骨下袋。（b）根面彻底清创。（c）植入Bio-Oss与自体骨颗粒混合物。

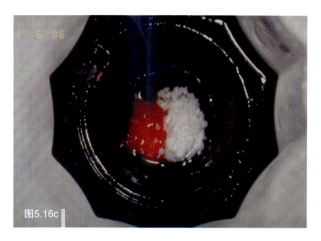

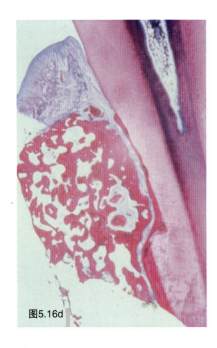
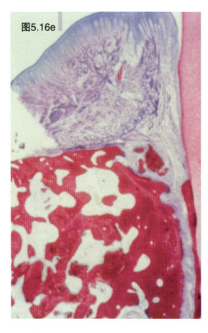

图5.16a~e（续）
（d）组织学切片显示曾经牙周组织破坏的根面出现再生。（e）新骨包绕Bio-Oss和自体骨移植颗粒。

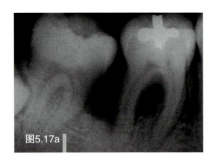
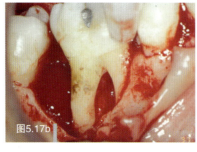
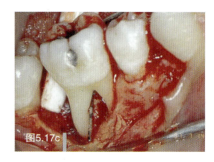
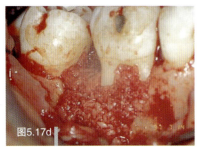
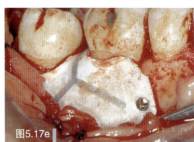
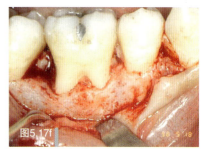

图5.17a~h
（a）46术前根尖片显示远中根大范围骨缺损合并根分叉病变。（b）非手术治疗不能实现彻底的清创。（c）根面清创，病变区域内远中根大范围缺损，合并Ⅲ度（译者案）根分叉病变。（d）自体骨颗粒充填缺损区域。（e）使用钛网加强的不可吸收膜覆盖缺损区域。（f）术后7个月显示根分叉区域完全被骨组织充满，大部分远中骨缺损消失，剩余病损区可进行简单骨去除与修整。

查牙周袋深度和临床附着水平。植入rhPDGF/自体骨的位点，垂直向探诊深度和邻面新附着获得分别是（6.42±1.69）mm、（6.17±1.94）mm（两组指标P值均＜0.01，差异具有统计学意义）。治疗后9个月，拔除牙齿并切取牙周组织进行组织学观察。

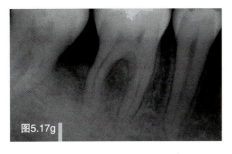
图5.17g

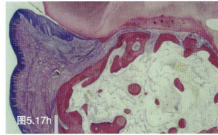
图5.17h

图5.17a~h（续）
（g）术后1年根尖片显示骨组织愈合情况。（h）组织切片证实有牙周组织再生：新的牙周膜、新的牙槽骨和新的牙骨质形成。

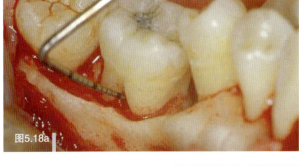
图5.18a

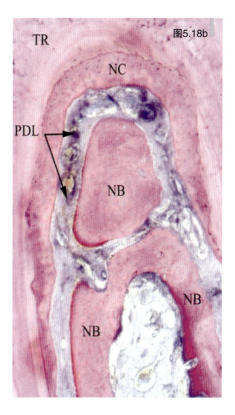
图5.18b

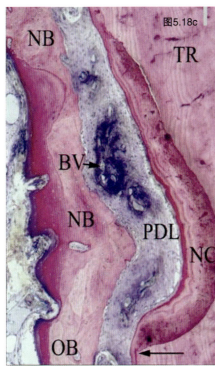
图5.18c

图5.18a~c
（a）探诊深度5mm，Ⅱ°根分叉病变。主要为水平型骨吸收，累及下颌磨牙舌侧面。（b）术后9个月组织学检查显示有新形成的牙骨质、牙周膜和牙槽骨。新形成的牙槽骨与原牙槽骨密度相似。（c）放大显示牙根、新牙周膜和新牙槽骨。牙周膜垂直向和水平向纤维有序排列。NB：新牙槽骨；NC：新牙骨质；PDL：牙周膜；TR：牙根；OB：原有牙槽骨；BV：血管。

在牙周组织严重缺失的13存在一个大范围骨下袋。翻瓣和清创后发现，骨下袋区域较大、累及近中和远中位点，使用自体骨联合rhPDGF治疗。术前和术后9个月影像学检查结果相比，以标志点为参考，冠方出现了新骨。牙齿组织学切片观察到已有成熟Sharpey纤维插入牙骨质并有新骨形成，未出现牙根吸收和牙固连。组织学上，几乎形成100%的新骨，仅有很少量自体骨移植颗粒存在。研究证实，这种治疗方法可有效治疗Ⅱ度根分叉病变（图5.18a～c）（Nevins，2003译者案）。

一项由11家机构开展的多中心随机对照研究（Nevins，2005）纳入了180例至少存在1个≥4mm骨下袋并接受rhPDGF-BB进行牙周再生治疗的患者，最终获得了178例（98%）的组织学样本进行观察。受试者被随机分至3个治疗组，1组：β-TCP+浓度0.3mg/mL rhPDGF-BB缓冲液，2组：β-TCP+浓度1mg/mL rhPDGF-BB缓冲液，3组：β-TCP+缓冲液。3个月后，与3组增加3.3mm相比，1组获得临床新附着更多，达3.8mm（$P=0.032$），但6个月后，差异并无统计学意义。6个月时，1组和3组骨高度增加分别是2.6mm和0.9mm（$P<0.001$）；缺损修复比例分别为57%和18%（$P<0.001$）；后续进行的一项为期3年的观察显示，按照随机对照原则，召回

83名患者进行临床检查（Nevins，2013）。使用临床和影像学检查结果共同定义治疗成功的标准：临床附着水平增加（CAL）≥2.7mm和骨高度增加≥1.1mm。相比对照组，接受浓度0.3mg/mL rhPDGF-BB治疗组比其他组效果更好，缺损修复比例从12个月时的62.2%，提高到了24个月时和36个月时的75.9%和87%，对照组则分别是39.5%、48.3%和53.8%。

上述结果表明，使用人工合成PDGF-BB作为支架材料可长期提高治疗效果，临床与影像学检查结果均保持稳定。再生性手术可使患牙长期保留（Nevins，2007）。观察包含骨下缺损、根分叉病变和牙龈退缩的所有组织学样本时发现，植入rhPDGF的位点可观察到新骨形成区内的微生态环境以及骨代谢加速现象。

总结

临床医生可以使用各种专业器械与方法治疗多种复杂的难治性骨缺损。专科医生施行再生性牙周手术效果的可预测性已得到极大提高，使很多患者受益。如今已有更多方法可代替拔牙及后续种植修复，但前提是需要支持组织条件良好可为修复体提供足够的支持力。然而，为达到理想的治疗效果，医生很有必要仔细评估骨缺损状况，酌情选择手术策略。

手术过程5.1

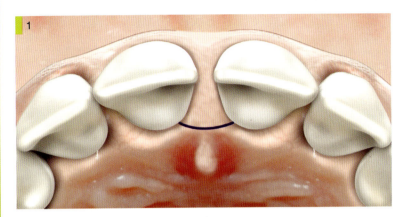

龈乳头保留技术

图1 根据Henry Takei龈乳头保留技术，在舌腭侧基底部做水平切口。

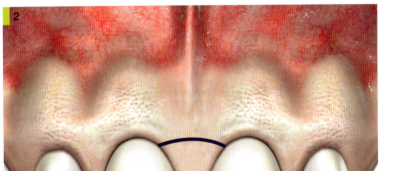

图2 根据Cortellini改良龈乳头保留技术，在唇颊侧做水平切口。

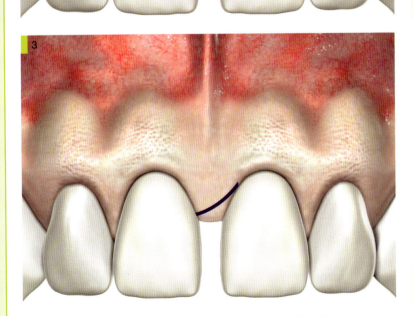

图3 根据Cortellini简化龈乳头保留技术，在邻面龈乳头做斜形切口。

手术过程5.2

再生性牙周手术中的缝合技术

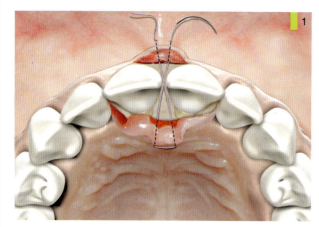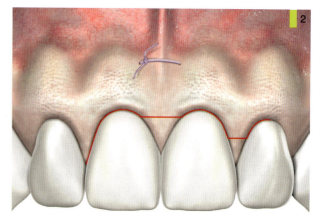

图1和图2 水平交叉褥式缝合。

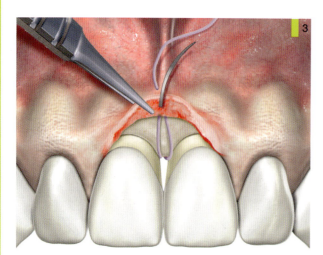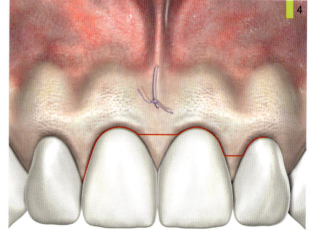

图3和图4 垂直内褥式缝合。

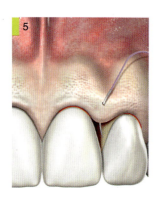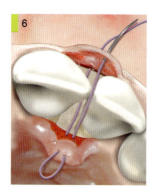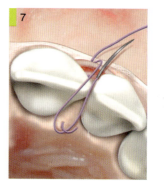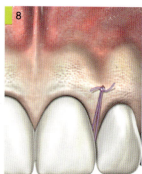

图5～图8 Laurell-Gottlow缝合。

手术过程5.3

改良Laurell–Gottlow缝合

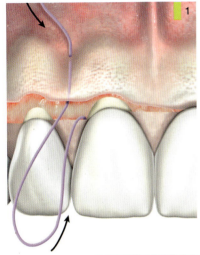

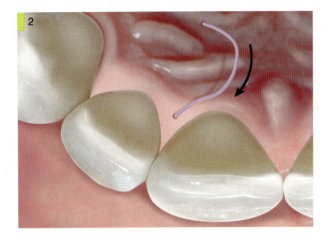

图1和图2　缝针从唇颊侧龈乳头基底部由外向内进入，穿过龈乳头止于腭侧，在出针点垂直方向冠方处再次穿过腭侧龈乳头进行垂直褥式缝合，并保留一个宽松的线袢。

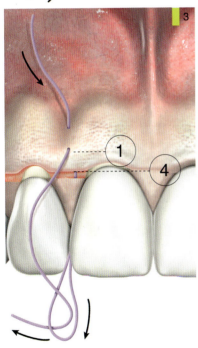

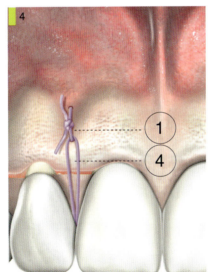

图3和图4　缝针通过邻面接触点根方到达唇颊侧龈乳头，在第一进针点垂直方向冠方处由内向外穿出唇颊侧龈乳头，并再次通过邻面接触点到达腭侧，穿过线袢，最后与唇颊侧另一端线头打结。

图5　矢状面方向缝合线走行。
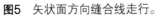

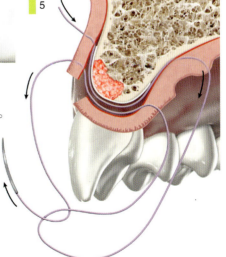

(Original drawings by Dr. R. Plahuta, Cortona.)

技术数据表5.1

生物材料

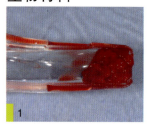
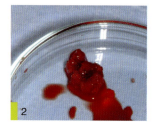
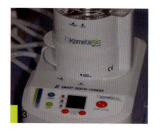
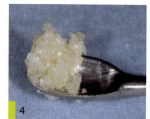

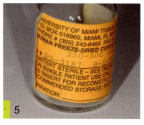
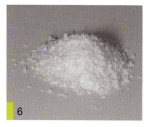
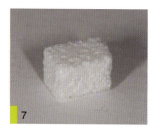
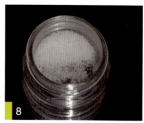

图1和图2 使用刮骨器获得自体骨。

图3和图4 通过特殊器械制备拔除的自体牙牙本质（Smart Dentin Grinder，Kometa Bio）。

图5 从瓶中取出骨。

图6 动物来源骨：去蛋白牛骨颗粒（Bio-Oss，直径0.25～1mm，Geistlich）。

图7 去蛋白牛骨颗粒混合10%猪胶原（Bio-Oss Collagen，Geistlich）。

图8 磷酸三钙合成骨（Bone Ceramic，Straumann）。

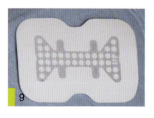
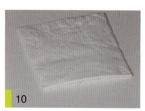
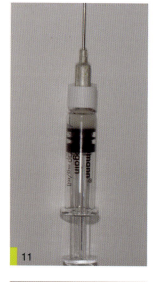
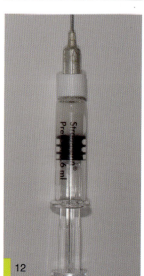

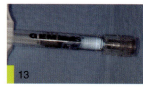
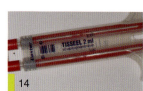
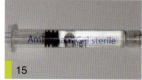

图9 钛网加强聚四氟乙烯膜。

图10 可吸收猪胶原膜（Bio-Gide，Geistlich）。

图11 猪来源的釉基质蛋白（Emdogain，Straumann）。

图12 无菌24%EDTA（PrefGel，Straumann）。

图13 人重组血小板来源生长因子（rhPDGF-BB）（Gem21，Lynch Biologics）。

图14 人来源纤维封闭剂（Tisseell，Baxter）。

图15 富含透明质酸和氨基酸凝胶（AminoGam Gel，Professional Dietetics）。

技术数据表5.2

Bio-Oss®胶原

Bio-Oss®胶原是动物来源的异种生物材料，包含90%牛骨颗粒和10%猪胶原。矿化物完全去除蛋白和抗原成分，可提升血凝块稳定性，通过骨传导作用使骨组织再生，从而促进牙周组织再生。低降解速率使移植材料可维持更长时间。加入的胶原成分可促进微血管再生，使材料更容易使用并适合骨缺损形态。

这是再生性牙周手术的材料选择。

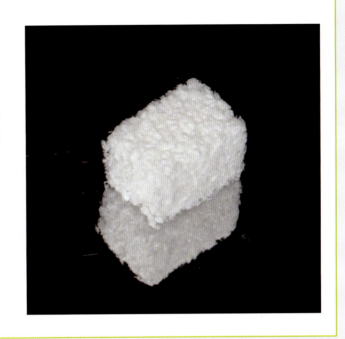

技术数据表5.3

Bio-Gide® Perio

Bio-Gide® Perio（盖氏）可吸收膜由双层猪胶原组成。外侧面光滑（图1），内侧面粗糙（图2）。相比Bio-Gide®，Bio-Gide Perio®有两个特点，光滑面吸潮速度慢，可为术者放置与塑形屏障膜提供更多时间，并且坚硬的材质使其在干燥条件下更易被裁剪，有利于引导性骨组织再生。

表面改良后的膜更容易塑形与使用，可以将其应用在非有利型骨下缺损区域保护Bio-Oss®骨胶原。

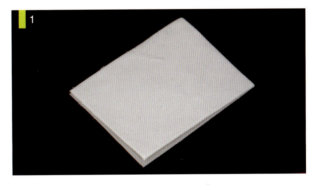

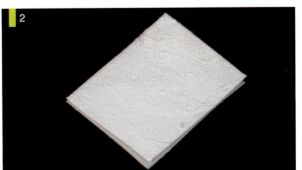

技术数据表5.4

缝合材料

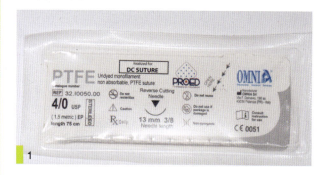

图1 聚四氟乙烯（PTFE）是牙周再生和整形手术中使用的不可吸收缝线。直径4/0缝线搭配3/8倒三角针，线长为13mm。

图2 直径5/0缝线搭配3/8倒三角针，线长为12mm。

图3 直径6/0缝线搭配3/8倒三角针，线长为11mm。

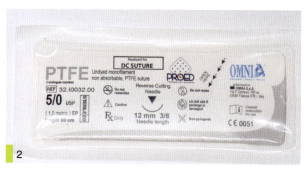

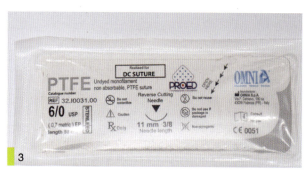

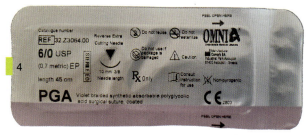

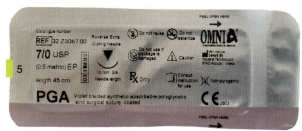

图4 聚羟基乙酸（PGA）是牙周再生和整形手术中使用的可吸收缝线。直径6/0缝线搭配3/8倒三角针，线长为10mm。

图5 直径7-0缝线搭配1/2倒三角针，长7mm。

参考文献

Annunziata M, Piccirillo A, Perillo F et al. Enamel matrix derivative and autogenous bone graft for periodontal regeneration of intrabony defects in humans: a systematic review and meta-analysis. Materials (Basel). 2019;12(16).

Aslan S, Buduneli N, Cortellini P. Clinical outcomes of the entire papilla preservation technique with and without biomaterials in the treatment of isolated intrabony defects: A randomized controlled clinical trial. J Clin Periodontol. 2020;47(4):470-78.

Aslan S, Buduneli N, Cortellini P. Entire papilla preservation technique: a novel surgical approach for regenerative treatment of deep and wide intrabony defects. Int J Periodontics Restorative Dent. 2017a;37(2):227-33.

Aslan S, Buduneli N, Cortellini P. Entire papilla preservation technique in the regenerative treatment of deep intrabony defects: 1-Year results. J Clin Periodontol. 2017b;44(9):926-32.

Bowers GM, Chadroff B, Carnevale R et al. Histologic evaluation of new attachment apparatus formation in humans. Part III. J Periodontol. 1989;60:683-93.

Camelo M, Nevins ML, Lynch SE et al. Periodontal regeneration with an autogenous bone-Bio-Oss composite graft and a Bio-Gide membrane. Int J Periodontics Restorative Dent. 2001;21:109-19.

Camelo M, Nevins ML, Schenk RK et al. Clinical, radiographic, and histologic evaluation of human periodontal defects treated with Bio-Oss and Bio-Gide. Int J Periodontics Restorative Dent. 1998;18:321-31.

Cardaropoli D, Nevins M, Schupbach P. New Bone Formation Using an Extracted Tooth as a Biomaterial: A Case Report with Histologic Evidence. Int J Periodontics Restorative Dent. 2019;39(2):157-63.

Cardaropoli G, Leonhardt AS. Enamel matrix proteins in the treatment of deep intrabony defects. J Periodontol. 2002;73(5):501-4.

Caton JG, DeFuria EL, Polson AM, Nyman S. Periodontal regeneration via selective cell repopulation. J Periodontol. 1987;58:546-52.

Checchi L, Schonfeld SE. A technique for esthetic treatment of maxillary anterior infrabony lesions. Quintessence Int. 1988;19:209-13.

Cortellini P, Prato GP, Tonetti M. The simplified papilla preservation flap. A novel surgical approach for the management of soft tissues in regenerative procedures. Int J Periodontics Restorative Dent. 1999;19(6):589-99.

Cortellini P, Prato GP, Tonetti MS. The modified papilla preservation technique. A new surgical approach for interproximal regenerative procedures. J Periodontol. 1995:66(4):261-6.

Cortellini P, Tonetti MS, Lang NP et al. The simplified papilla preservation flap in the regenerative treatment of deep intrabony defects: clinical outcomes and postoperative morbidity. J Periodontol. 2001;72(12):1702-12.

Cortellini P, Tonetti MS. A minimally invasive surgical technique with an enamel matrix derivative in the regenerative treatment of intra-bony defects: a novel approach to limit morbidity. J Clin Periodontol. 2007;34(1):87-93.

Cortellini P, Tonetti MS. Clinical concepts for regenerative therapy in intrabony defects. Periodontol 2000. 2015;68(1):282-307.

Cortellini P, Tonetti MS. Improved wound stability with a modified minimally invasive surgical technique in the regenerative treatment of isolated interdental intrabony defects. J Clin Periodontol. 2009;36(2):157-63.

Del Fabbro M, Bortolin M, Taschieri S, Weinstein R. Is platelet concentrate advantageous for the surgical treatment of periodontal diseases? A systematic review and meta-analysis. J Periodontol. 2011;82(8):1100-11.

Evian CI, Rosenberg ES, Coslet JG, Corn H. The osteogenic activity of bone removed from healing extraction sockets in humans. J Periodontol. 1982;53:81-5.

Irokawa D, Okubo N, Nikaido M et al. Periodontal Regenerative Therapy of Intrabony Defects Using Deproteinized Bovine Bone Mineral in Combination with Collagen Barrier Membrane: A Multicenter Prospective

Case-Series Study. Int J Periodontics Restorative Dent. 2017;37(3):393-401.

Kao RT, Nares S, Reynolds MA. Periodontal regeneration – intrabony defects: a systematic review from the AAP Regeneration Workshop. J Periodontol. 2015;86:77-104.

Kothiwale S, Bhimani R, Kaderi M, Ajbani J. Comparative study of DFDBA and FDBA block grafts in combination with chorion membrane for the treatment of periodontal intrabony defects at 12 months post surgery. Cell Tissue Bank. 2019.

Laurell L, Gottlow J, Zybutz M, Persson R. Treatment of intrabony defects by different surgical procedures. A literature review. J Periodontol. 1998;69(3):303-13.

Maroo S, Murthy KR. Treatment of periodontal intrabony defects using □-TCP alone or in combination with rhPDGF-BB: a randomized controlled clinical and radiographic study. Int J Periodontics Restorative Dent. 2014 ;34(6):841-7.

McClain PK, Schallhorn RG. Long-term assessment of combined osseous composite grafting, root conditioning, and guided tissue regeneration. Int J Periodontics Restorative Dent. 1993;13:9-27.

Mellonig JT, Bowers GM, Bright RW, Lawrence JJ. Clinical evaluation of freeze-dried bone allografts in periodontal osseous defects. J Periodontol. 1976;47:125-31.

Nevins M, Giannobile WV, McGuire MK et al. Platelet-derived growth factor stimulates bone fill and rate of attachment level gain: results of a large multicenter randomized controlled trial. J Periodontol. 2005;76:2205-15.

Nevins M, Hanratty J, Lynch SE. Clinical results using recombinant human platelet-derived growth factor and mineralized freeze-dried bone allograft in periodontal defects. Int J Periodontics Restorative Dent. 2007;27:421-27.

Nevins M, Camelo M, Nevins ML, Schenk RK, Lynch SE Periodontal regeneration in humans using recombinant human platelet-derived growth factor-BB (rhPDGF-BB) and allogenic bone. J Periodontol. 2003 Sep;74(9):1282-922.

Nevins M, Kao RT, McGuire MK et al. Platelet-derived growth factor promotes periodontal regeneration in localized osseous defects: 36-month extension results from a randomized, controlled, double-masked clinical trial. J Periodontol. 2013;84(4):456-64.

Nyman S, Gottlow J, Karring T, Lindhe J. The regenerative potential of the periodontal ligament. An experimental study in the monkey. J Clin Periodontol. 1982;9:257-65.

Nyman S, Lindhe J, Karring T, Rylander H. New attachment following surgical treatment of human periodontal disease. J Clin Periodontol. 1982;9:290-96.

Palachur D, Prabhakara Rao KV, Murthy KR et al. A comparative evaluation of bovine-derived xenograft (Bio-Oss Collagen) and type I collagen membrane (Bio-Gide) with bovine-derived xenograft (Bio-Oss Collagen) and fibrin fibronectin sealing system (TISSEEL) in the treatment of intrabony defects: A clinico-radiographic study. J Indian Soc Periodontol. 2014;18(3):336-43.

Papapanou PN, Wennstrom JL. The angular bony defect as indicator of further alveolar bone loss. J Clin Periodontol. 1991;18:317-22.

Re S, Corrente G, Abundo R, Cardaropoli D. Orthodontic movement into bone defects augmented with bovine bone mineral and fibrin sealer: a reentry case report. Int J Periodontics Restorative Dent. 2002;22(2):138-45.

Romeo U, Libotte F, Palaia G et al. Oral soft tissue wound healing after laser surgery with or without a pool of amino acids and sodium hyaluronate: a randomized clinical study. Photomed Laser Surg. 2014;32(1):10-6.

Rummelhart JM, Mellonig JT, Gray JL, Towle HJ. A comparison of freeze-dried bone allograft and demineralized freeze-dried bone allograft in human periodontal osseous defects. J Periodontol. 1989;60:655-63.

Schallhorn RG. Present status of osseous grafting procedures. J Periodontol. 1977;48:570-76.

Sculean A, Chiantella GC, Arweiler NB et al. Five-year clinical and histologic results following treatment of human intrabony defects with an enamel matrix derivative combined with a natural bone mineral. Int J

Periodontics Restorative Dent. 2008;28(2):153-61.

Sculean A, Chiantella GC, Windisch P et al. Healing of intra-bony defects following treatment with a composite bovine-derived xenograft (Bio-Oss Collagen) in combination with a collagen membrane (Bio-Gide PERIO). J Clin Periodontol. 2005;32(7):720-4.

Steffensen B, Webert HP. Relationship between the radiographic periodontal defect angle and healing after treatment. J Periodontol. 1989;60:248-54.

Susin C, Fiorini T, Lee J, De Stefano JA et al. Wound healing following surgical and regenerative periodontal therapy. Periodontol 2000. 2015;68:83-98.

Takei HH, Han TJ, Carranza FA Jr et al. Flap technique for periodontal bone implants. Papilla preservation technique. J Periodontol. 1985;56(4):204-10.

Tonetti MS, Steffen P, Muller-Campanile V et al. Initial extractions and tooth loss during supportive care in a periodontal population seeking comprehensive care. J Clin Perio- dontol. 2000;27:824-31.

Trombelli L, Farina R, Franceschetti G, Calura G. Single-flap approach with buccal access in periodontal reconstructive procedures. J Periodontol. 2009;80(2):353-60.

Trombelli L, Heitz-Mayfield LJ, Needleman I et al. A systematic review of graft materials and biological agents for periodontal intraosseous defects. J Clin Periodontol. 2002;29(Suppl 3):117-35.

第6章

软组织解剖缺损和重建技术
ANATOMICAL DEFECTS AND RECONSTRUCTION
TECHNIQUES OF SOFT TISSUES

前言

膜龈缺损是困扰许多患者的一组临床表征，它发生在口腔内软组织，被定义为牙龈与牙槽黏膜组织量、形态和/或两者位置关系异常。膜龈异常可能与下方牙槽骨缺损有关。"**膜龈**"是指覆盖牙槽骨的口腔黏膜，包括角化的牙龈组织和邻近的牙槽黏膜。

根据1996年牙周病学世界研讨会发布的共识报告，**膜龈治疗**是通过使用手术或非手术方法改善软组织缺损形态、位置和量及其下方牙槽骨

（共识报告，1996）。

膜龈治疗包括以下方法：

- 对因治疗
- 正畸治疗
- 牙周整形手术

牙周整形手术包括使用多种手术方法预防和纠正由于解剖、发育、创伤、菌斑相关因素引起的牙龈、牙槽黏膜与牙槽骨缺损。

根据1999年的共识报告，牙周膜龈缺损包括以下情况（图6.1a~f）：

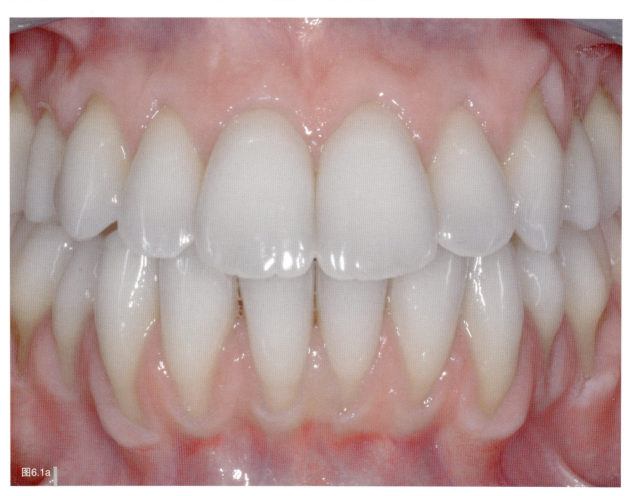

图6.1a

图6.1a~f
牙周膜龈缺损。（a）年轻女性患者多牙位牙龈退缩。

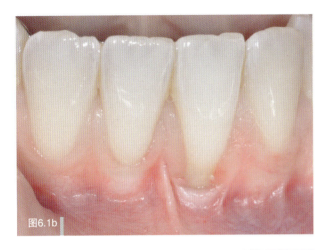

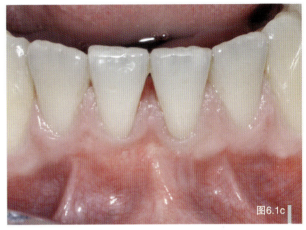

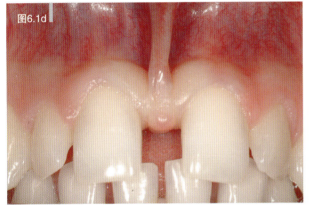

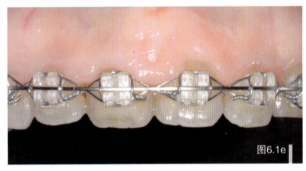

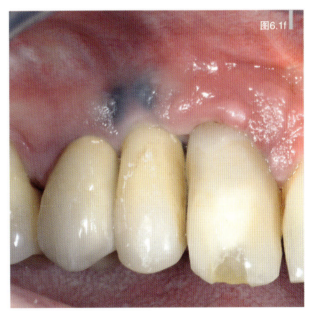

1. 牙龈退缩

   a. 唇颊侧/舌腭侧

   b. 邻面（龈乳头）

2. 角化龈缺失

3. 前庭沟浅

4. 系带或肌肉附着位置异常

5. 牙龈增生

   a. 假性牙周袋

   b. 牙龈边缘不协调

   c. 牙根过度暴露

   d. 牙龈肥大

6. 色素沉着

图6.1a~f（续）
（b）下颌中切牙角化龈缺失。（c）下颌前牙区前庭沟浅。（d）正中唇系带牵拉龈乳头。（e）牙龈增生形成假性牙周袋。（f）角化龈"黑线"。

   膜龈异常基于临床评估和影像学检查、根据病因和严重程度分类。

正常膜龈

正常膜龈被定义为在没有如牙龈炎、牙周炎或牙龈退缩等情况存在时的非病理性的软组织状态。然而，未处于病理状态的膜龈也可能存在牙龈的缺陷。例如，已经证实如果患者能够进行良好的自我菌斑控制，即使附着龈宽度不足也可以维持牙周组织健康状态（Wennstorm，1987；Scheyer，2015），当然这种情况不利于菌斑控制，可能成为软组织发生炎症或退缩的诱发因素。

牙周表型

生物型可用于描述软组织厚度和形态特征。多年来，学界已使用过很多名词，如牙龈生物型、牙周生物型、牙龈型、牙周型、牙龈表型、牙周表型。最新观点认为"牙周表型"最为准确恰当，因为它不仅包含遗传基因特征，还考虑了环境因素的影响，并且"牙周"一词包括牙龈下方的骨组织，涵盖面比牙龈更广。不同牙周表型可根据解剖特点划分，如牙龈厚度（GT）、角化龈宽度（KT）、牙槽骨形态（BM）和牙齿大小。以下是3种基于这些参数评估后制定的牙龈生物型分类（Zweers，2014）（图6.2a～c）：

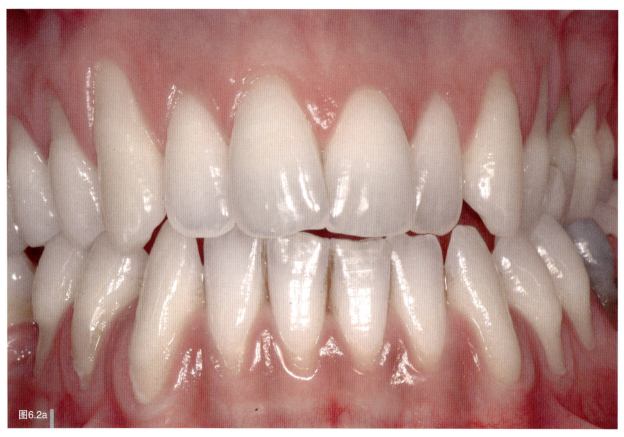

图6.2a

图6.2a～c
牙龈生物型。（a）薄扇生物型；（b）厚龈生物型；（c）厚扇生物型。

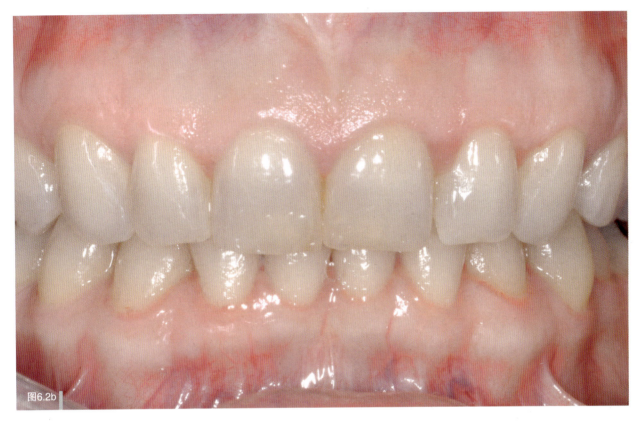

图6.2b

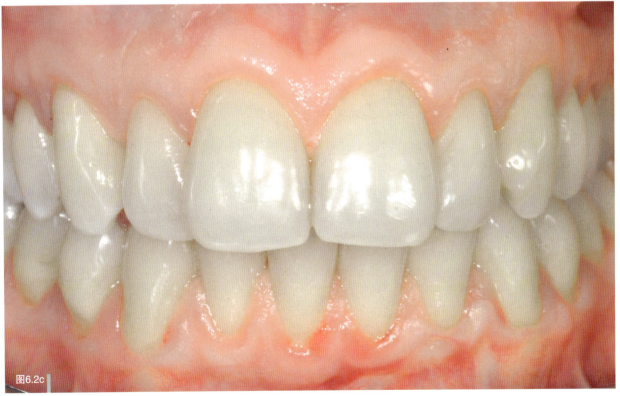

图6.2c

- **薄扇生物型**：通常是尖圆形牙冠，牙颈部突度小，邻面接触点靠近切端，角化龈窄，牙龈薄，牙槽骨薄
- **厚龈生物型**：牙冠更方圆，邻面接触点更靠近根方，角化龈宽，牙龈厚，牙槽骨厚
- **厚扇生物型**：厚纤维性牙龈，牙冠长，角化龈窄，扇贝型牙龈边缘

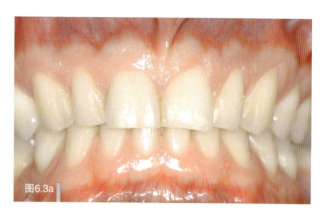

牙龈厚度可通过多种方法测量，如使用牙髓治疗器械直接穿透牙龈测量（Cardaropoli，2012）、计算机辅助设计/计算机辅助制作（Ronay，2011）或将牙周探针插入龈沟内。

牙龈退缩

牙龈退缩是指游离龈边缘从釉牙骨质界（CEJ）向根方迁移，造成牙根面暴露和附着丧失（Wennstrom and Piniprato，2003）。各种直接因素和促进因素可引发牙龈退缩。从病因角度分析，造成牙龈退缩的相关因素分类包括：

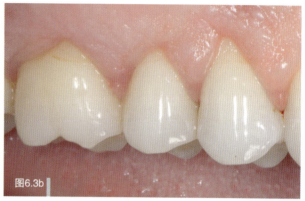

- **机械性因素**（图6.3a~d）：刷牙不当、牙线使用错误、佩戴唇钉
- **炎症性因素**（图6.3e，f）：牙龈缘菌斑形成和堆积
- **牙周组织破坏性疾病因素**（图6.3g，h）：牙周附着组织丧失导致的退缩

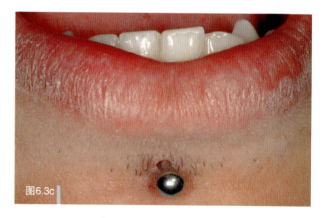

图6.3a~h
牙龈退缩的原因。（a，b）刷牙不当引起的损伤；（c，d）唇钉；（e，f）菌斑积累；（g，h）牙周组织破坏性疾病。

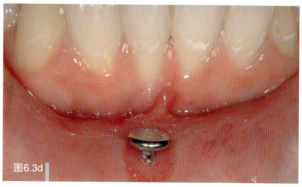

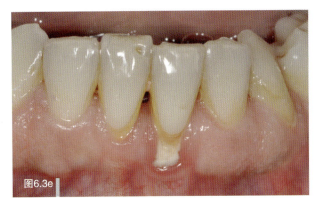

图6.3e

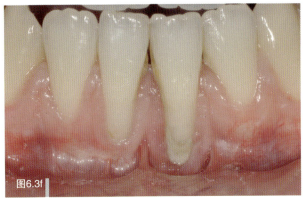

图6.3f

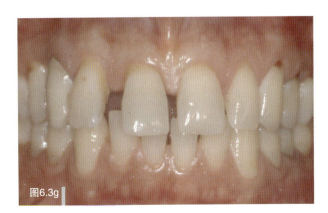

图6.3g

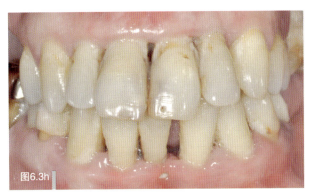

图6.3h

　　刷牙不当造成的创伤是引发牙龈退缩的主要机械性因素，与刷牙持续时间、方法、力量、频率、刷毛硬度有关。使用牙线时的意外创伤可引起Stillman龈裂，继而出现牙龈退缩。舌侧固定矫治器（Disc）或唇钉的直接创伤也可能引起牙龈退缩。

　　毫无疑问，龈缘菌斑堆积与自我口腔卫生清洁不佳有关，有时伴随角化龈不足或不适合的修复体或保持器边缘。严重牙周疾病相关的牙龈退缩是由于牙齿周围组织附着丧失。邻面牙周支持组织丧失使其在唇颊面附着位置改变、牙龈软组织向根方移位（Serino，1994）。

　　诱发牙龈退缩的各种**因素**可能包括：

- **附着龈缺失**（图6.4a）：附着龈缺失或宽度 < 2mm、角化龈 < 1mm，均不利于患者自我菌斑控制，刷牙时易引起牙齿不适，促进菌斑堆积继而引发炎症
- **较薄的牙龈**（图6.4b）：薄扇生物型是引发牙龈退缩的重要因素之一
- **骨开裂**（图6.4c，d）：在牙龈退缩相关的解剖缺陷中，骨开裂是一个非常重要的因素。骨开裂指牙根表面皮质骨缺失的解剖性病理类型

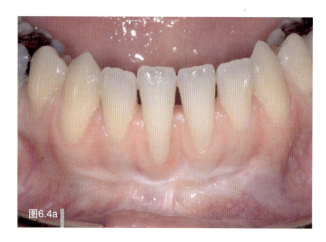

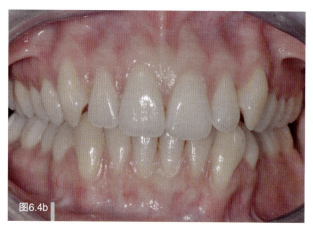

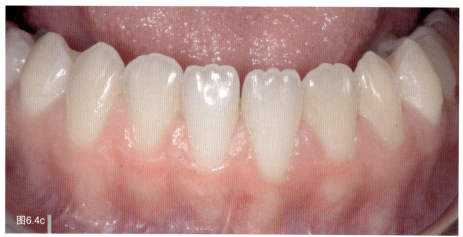

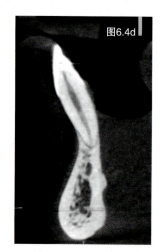

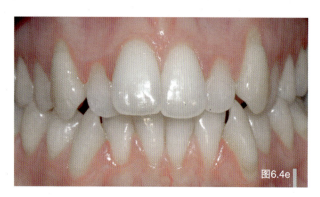

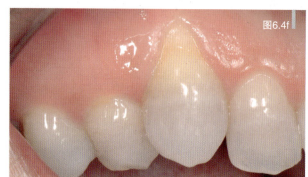

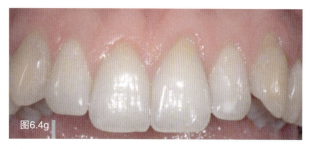

图6.4a～q

诱发牙龈退缩的因素。（a）下颌中切牙附着龈缺失；（b）薄牙龈表型；（c，d）下颌切牙唇侧骨开裂；（e～g）牙齿排列位置异常。

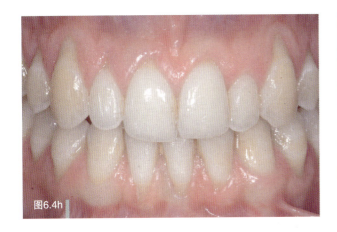

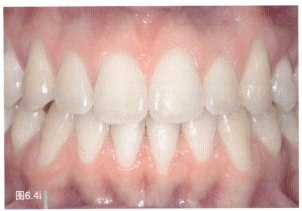

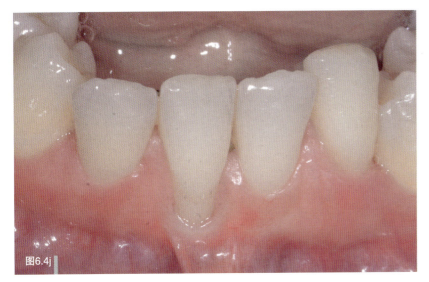

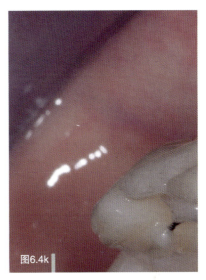

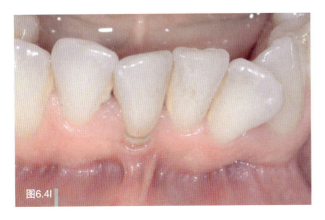

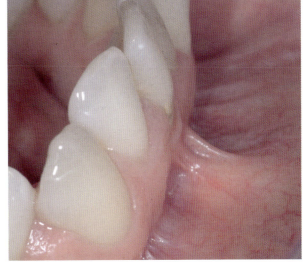

图6.4a～q（续）

（h，i）有正畸治疗史（固定矫治）；（j，k）系带牵拉综合征和附着龈缺失；（l，m）暴露根面积累菌斑。

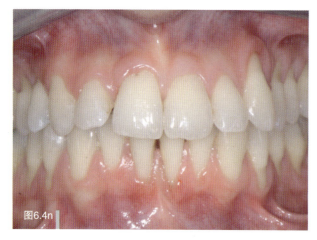

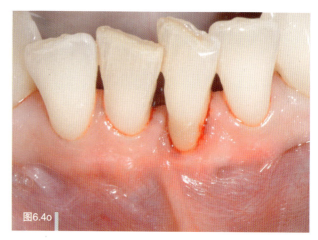

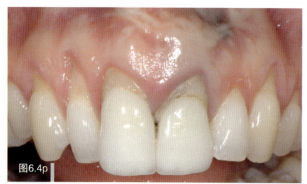

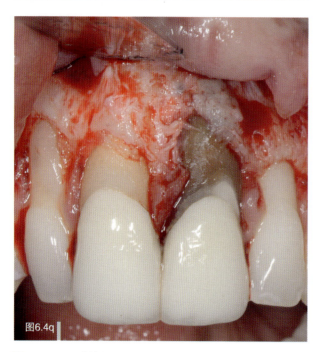

图6.4a～q（续）
（n，o）前庭沟深度不足；（p，q）不适合的修复体
边缘。

在此区域无牙周膜附着。有两种情况可能导致骨开裂：

- **牙齿排列位置异常**（图6.4e～g）：牙齿排列不齐、位于牙弓之外是造成牙龈退缩的一个重要因素

- **正畸治疗**（图6.4h，i）：由于正畸力的方向和大小不同，牙龈退缩可发生在正畸过程中或结束后。扩弓或直立牙齿，特别是施加重力时，可能将牙齿移出牙槽骨之外

■ **系带附丽异常**（图6.4j～m）：系带位于龈乳头处可能会造成病理状况，引发牙龈退缩，被称为牵拉综合征

■ **前庭沟深度不足**（图6.4n，o）：前庭沟很浅，接近膜龈联合位置，也是引发牙龈退缩的因素

■ **医源性因素**（图6.4p，q）：修复体或充填物边缘封闭不佳可导致菌斑堆积，引起牙龈炎症

牙龈退缩的诊断和分类

牙龈退缩是指游离龈边缘从釉牙骨质界向根方移位，临床上使用牙周探针辅助检查进行诊断。牙龈组织、结缔组织、牙槽骨丧失可使游离龈边缘向根方移位。如果釉牙骨质界无法辨别，切端可作为测量的参考标志点。牙龈退缩程度提示病情的严重程度，以毫米（mm）为单位计量，但数值大小与治疗成功概率无关，治疗成功与否取决于角化龈是否缺失和邻面牙周支持组织高度（图6.5）。除牙龈退缩程度外，另一评估

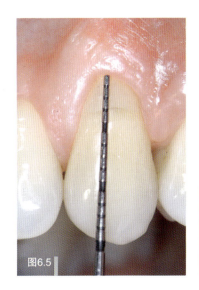

图6.5
牙龈退缩的测量：从釉牙骨质界到游离龈边缘之间的距离。

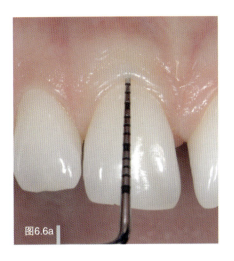

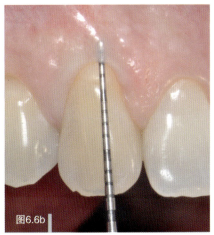

图6.6a，b
牙龈厚度的测量。（a）厚龈型：探针无法透过游离龈。（b）薄龈型：探针可透过游离龈。

参数是牙龈厚度，将牙周探针插入龈沟内观察它在组织中是否能透过。如果**牙龈薄**（≤1mm）可见探针，牙龈厚（>1mm）则不可见探针（De Rouck，2009）（图6.6a，b）。评估角化龈宽度也很重要，使用探针测量游离龈边缘到膜龈联合之间的距离（图6.7）。关于邻面附着水平，大量研究证实邻面附着水平足够的牙龈退缩更有可能获得完全的根面覆盖（图6.8）。一项全球性调查显示，牙颈部硬组织缺损与牙龈退缩和更低的

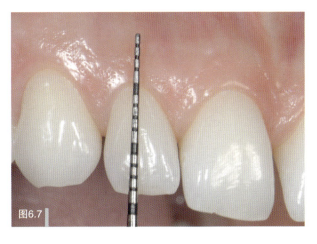

图6.7
角化龈宽度的测量：从游离龈边缘到膜龈联合之间的距离。

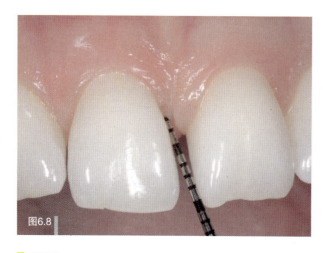

图6.8
邻面附着水平的测量。探诊深度2mm，存在生理性龈沟且牙周组织附着紧密。

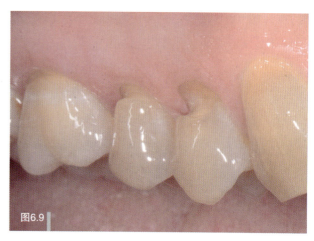

图6.9
非龋性牙颈部缺损。

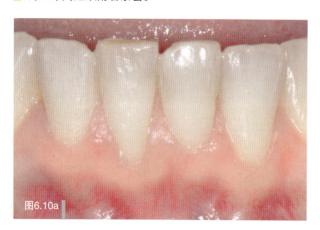

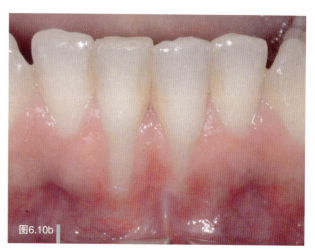

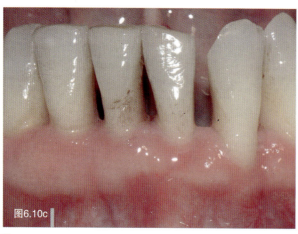

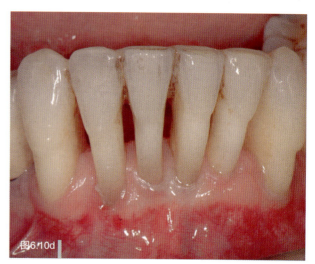

图6.10a～d
牙龈退缩Miller分类。（a）Ⅰ类；（b）Ⅱ类；（c）Ⅲ类；（d）Ⅳ类。

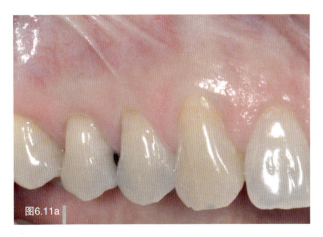

图6.11a

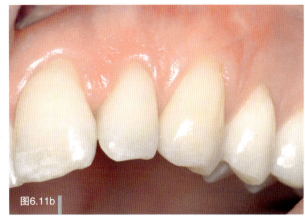

图6.11b

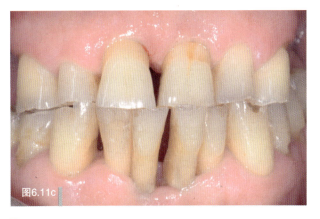

图6.11c

图6.11a～c
牙龈退缩Cairo分类。（a）Ⅰ类；（b）Ⅱ类；（c）Ⅲ类。

根面覆盖率具有相关性（Pini Prato，2015）（图6.9）。1985年，Preston Miller提出了牙龈退缩最重要的一种分类（Miller，2015）：包含以下4类，并与预后相关（图6.10a～d）。

- **Ⅰ类**：龈缘退缩未达到膜龈联合，邻面无附着丧失（无牙槽骨吸收，龈乳头充满邻间隙），可实现100%根面覆盖
- **Ⅱ类**：龈缘退缩达到或超过膜龈联合，邻面无

附着丧失（无牙槽骨吸收，龈乳头充满邻间隙），可实现100%根面覆盖
- **Ⅲ类**：龈缘退缩达到或超过膜龈联合，邻面有附着丧失（牙槽骨吸收，龈乳头部分充满邻间隙），只能部分根面覆盖
- **Ⅳ类**：龈缘退缩达到或超过膜龈联合，邻面牙槽骨和龈乳头缺失和/或牙齿异位，无法实现根面覆盖

近来，Cairo（2011）提出的新分类，将邻面附着程度作为诊断牙龈退缩的指标（图6.11a～c），划分如下：

- **Ⅰ类**：牙龈退缩，邻面无附着丧失
- **Ⅱ类**：牙龈退缩，邻面附着丧失不超过唇颊侧
- **Ⅲ类**：牙龈退缩，邻面严重附着丧失超过唇颊侧

牙颈部1/3缺损

牙颈部1/3的硬组织缺损可造成CEJ消失，并形成不同范围及深度的台阶。牙颈部缺损可分为**龋性牙颈部缺损**（Carious Cervical Lesion，CCL）和**非龋性牙颈部缺损**（Non-Carious Cervical Lesion，NCCL）。根据定义，**龋性牙颈部缺损**与累及CEJ的釉质龋和根面龋有关（图6.12）。在龋性牙颈部缺损的治疗中，使用牙科充填材料进行常规操作可完善修复釉质缺损；而对于根面缺损，一般在去净龋损后采用**"生物材料充填"**修复缺损组织，即通过结缔组织移植物（图6.13a～m）或三维胶原蛋白基质（图6.14a～i）填充硬组织缺损。**非龋性牙颈部缺损**是无龋病表征的颈部1/3牙体缺损，根据其病因主要分为以下3类（图6.15a～c）：

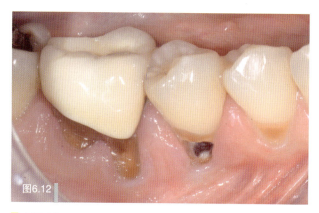

图6.12
45的颈部龋损。

- **磨损**：机械性病因，是一种光滑、凹形的唇颊侧缺损，边缘清晰，深度不一
- **酸蚀**：化学性病因，是一种浅层病变，边缘无锐利线角，牙体组织坚硬，呈玻璃状外观。病变和正常牙体组织表面之间无边界线

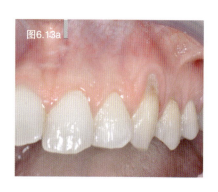
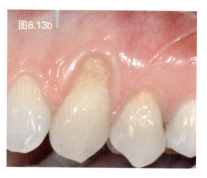
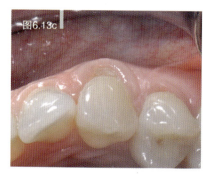
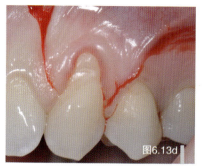
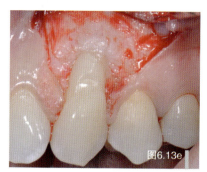

图6.13a～m
23牙龈退缩伴牙颈部龋的生物材料填充。缺损的正面及侧面口内像（a，b）。𬌗面观显示在颈1/3水平向存在牙体组织缺损（c）。使用粗粒金刚砂超声工作尖（HPLE EM1，Komet）清除龋损区腐质，制备梯形瓣（d），翻开半厚瓣（e）。

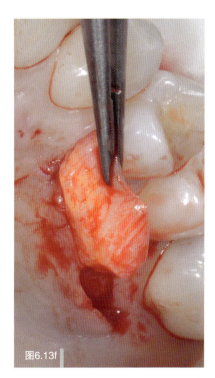

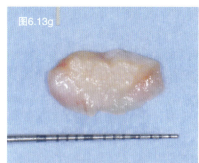

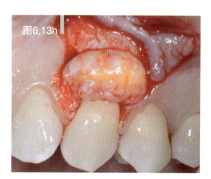

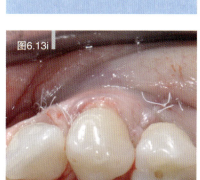

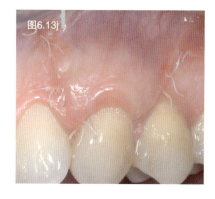

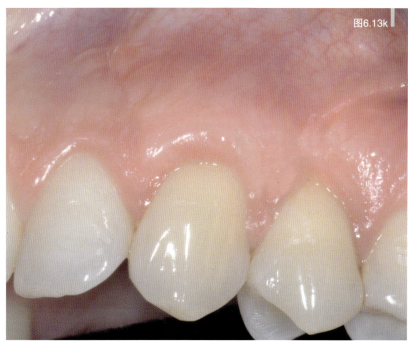

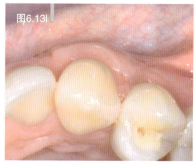

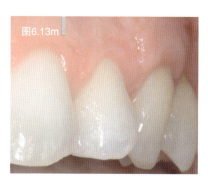

图6.13a~m（续）

从上腭部获取结缔组织移植瓣（f，g），覆盖于龋损上，以填补硬组织缺损，实现"生物材料充填"（h）。移植瓣冠向复位后殆面观显示牙龈组织丰满（i）。2周后，组织愈合良好（j）。12个月后愈合良好，牙龈退缩部分已被覆盖，组织的稳定性和厚度均有所改善（k~m）。

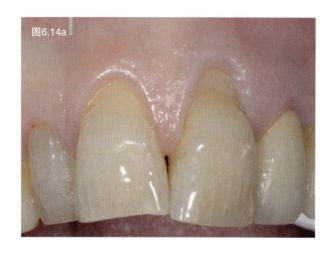

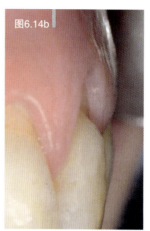

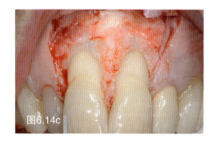

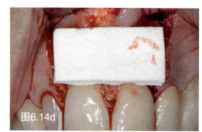

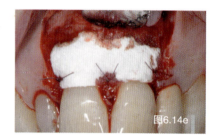

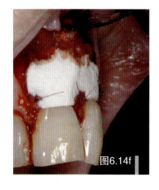

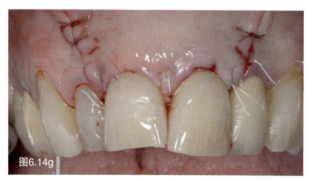

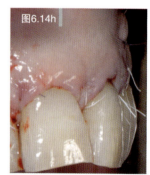

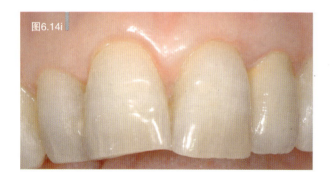

图6.14a~i

11、21牙龈退缩的生物材料充填法。 初始口内像显示11、21（a）均存在较深的颈部缺损。侧面观显示唇-腭方向的骨组织缺失。该区域内龈瓣必须得到良好的支撑，单纯的血凝块支撑不足，组织瓣易于塌陷（b）。梯形龈瓣由2个垂直切口组成（c）；切取3mm厚的三维胶原蛋白基质（Mucograft, Geistlich）（d）并缝合（e）。牙颈部缺损完全被Mucograft充填（f）。龈瓣向冠方复位，至完全覆盖退缩根面（g，h）。12个月后随访显示治疗效果良好（i）。

■ **楔状缺损**：病因与咬合应力相关，为边缘锐利的角形或楔状缺损。龈下缺损通常磨损面较宽

根据是否存在CEJ和是否存在牙颈部台阶将楔状缺损分类如下（Pini Prato et al，2010）（图

6.16a，b）：

■ **A-级**：CEJ可识别，无台阶
■ **A+级**：CEJ可识别，有台阶
■ **B-级**：CEJ无法识别，无台阶
■ **B+级**：CEJ无法识别，有台阶

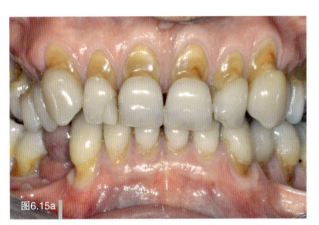

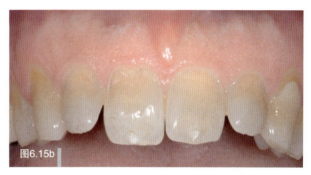

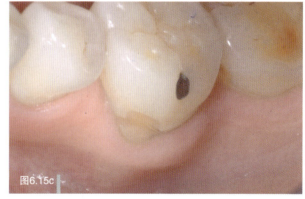

图6.15a～c
非龋性牙颈部缺损。多处磨损（a）。上前牙颈部酸蚀（b）。下颌磨牙楔状缺损（c）。

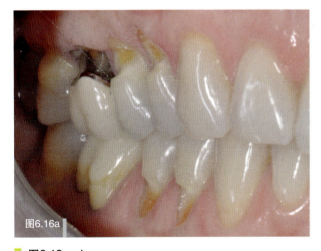

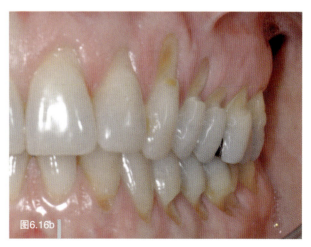

图6.16a，b
非龋性牙颈部缺损，CEJ不可探且存在台阶（a，b）。

附着龈缺失的治疗

角化组织的存在是确保龈缘组织健康的先决条件，是牙周领域关注的主题。目前普遍认为，若患者菌斑控制良好，不必保持一定量的角化龈以避免牙周组织炎症和附着丧失；而如果患者的菌斑控制不佳，则保证足够量的附着龈对于维持牙周组织健康至关重要（Cortellini and Bissada，2018）（图6.17a~e）。如果附着龈量很少（＜1mm），同时存在边缘性龈炎，或探诊超过膜龈联合且刷牙时疼痛，或将要进行唇颊向正畸移动治疗时，必须行软组织增量手术（图6.18a~c）。此时，可采用多种手术方法，如系带切除术、根向复位瓣术、侧向转位瓣术、前庭沟加深术、双层皮瓣术、游离龈移植术或使用胶原蛋白基质代替结缔组织移植技术，上述方法都具有其特定的适应证（图6.19a~i）。

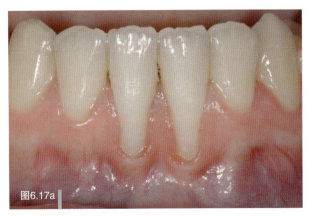
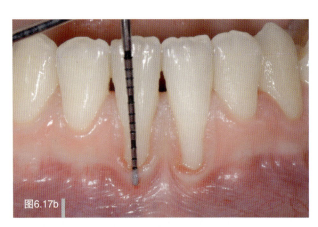
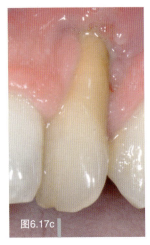
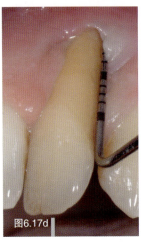
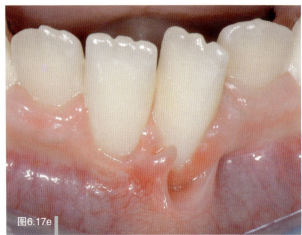

图6.17a~e

附着龈缺失。 31、41牙龈难以维持健康（a），因为可探及的角化组织极少（b）。22唇侧附着龈完全缺失（c）及唇侧探诊情况（d）。年轻患者附着龈缺失伴有边缘性龈炎（e）。

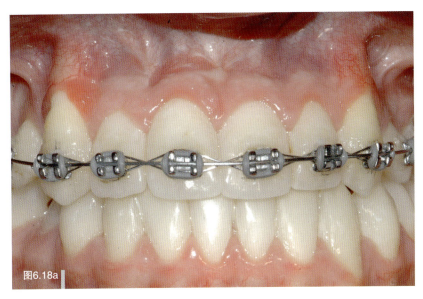

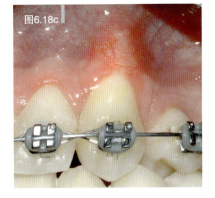

图6.18a～c
角化龈缺失。正畸治疗中的年轻患者（a），13、23唇侧牙槽黏膜均菲薄，特征性表现为黏膜表面可见密集毛细血管（b，c）。

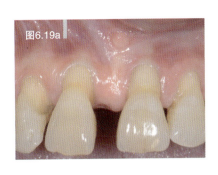

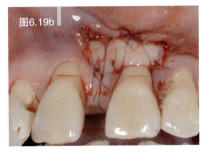

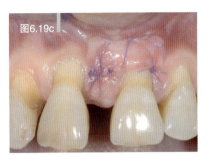

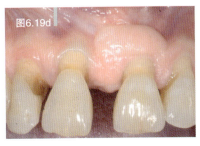

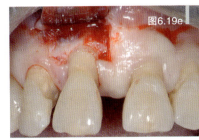

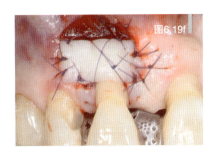

图6.19a～i
游离龈移植。患者65岁，11、21附着龈缺失。治疗目的为增宽角化组织，而非覆盖Miller IV类牙龈退缩部分（a）。首先，获取游离龈，缝合于21唇侧（b）。2周后，移植物再血管化（c），术后3个月随访显示完全愈合（d）。随后，在11制备受区，暴露坚硬稳定的骨膜（e），上腭切取的游离上皮移植物缝合固定在骨膜上（f）。

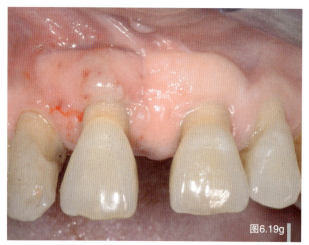

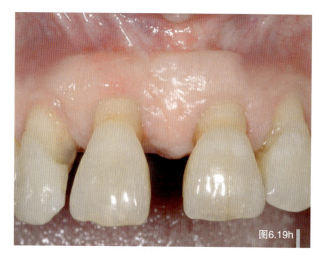

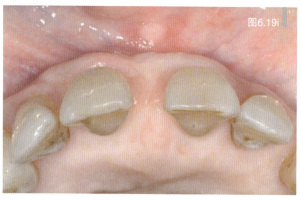

图6.19a~i（续）
14天后，移植物再血管化良好（g）。术后12个月随访显示效果非常稳定，两处移植物结合良好，患者的口腔卫生状况控制良好（h，i）。

系带切除术

系带是连接唇颊内侧与牙槽突的黏膜皱襞。系带富含结缔组织、成纤维细胞、细胞外基质、胶原纤维、肌肉纤维和基质。它们的主要功能是把可动的口唇软组织锚定到不可动的牙槽突表面。

根据系带插入水平，系带可分为如下类型（Placek et al，1974）（图6.20a~e）：

- 黏膜型
- 牙龈型
- 龈乳头型
- 穿龈乳头型

系带切除术的指征为母乳喂养期间遗留的上唇系带妨碍中切牙间隙的闭合，或游离龈缘出现病理性牵拉（牵拉综合征），诱发牙龈退缩。对此选择的手术是系带切除术，通过常规或激光辅助手术去除深部骨膜纤维直至膜龈联合。

在经典治疗方法（Friedman，1957）中，系带切除术是于系带基底部做2个菱形切口，将其从周围黏膜剥离并移除，最后在膜龈联合水平处做骨膜上切口。采用可吸收缝合线，在牙槽黏膜根尖处将组织拉拢缝合，冠方则为膜龈联合处的二期愈合（图6.21a~g）。

在现代治疗方法中，系带切除术极大地受益于激光的使用，尤其是二极管激光和Nano YAG

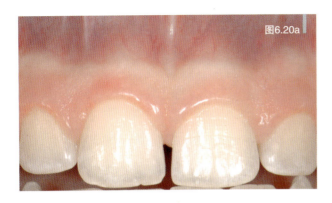

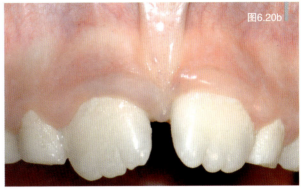

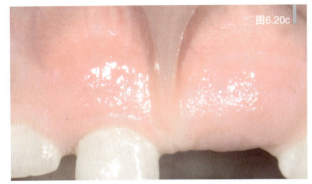

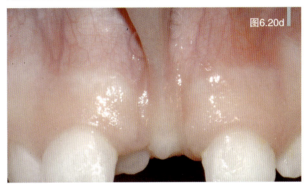

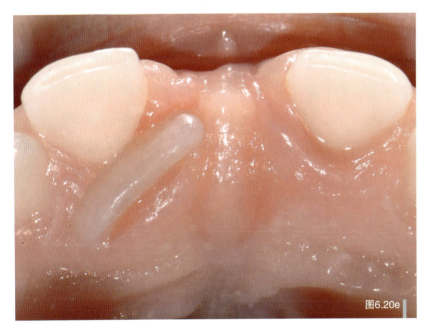

图6.20a~e
Placek系带分类。附着于黏膜型系带（a）。附着于牙龈型系带（b）。附着于龈乳头型系带（c）。穿龈乳头型系带（d，e）。

激光。使用直径为300μm的引导纤维做微创切口，切口出血极少，无须缝合并可快速愈合。应用富含透明质酸和氨基酸的凝胶（Aminogan

Gel，Professional Dietetics）保护二期愈合的黏膜切口（图6.22a~j）。

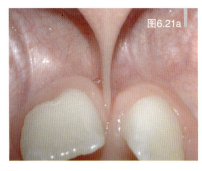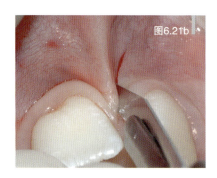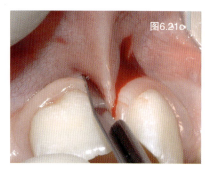

图6.21a~g

系带切除术。生长发育期年轻患者，系带附着于龈乳头（a）。含1：100000肾上腺素麻醉剂行局部麻醉，注意缓慢注入麻醉剂，避免因牙槽黏膜肿胀造成系带与周边组织解剖关系不清楚。在系带的侧面，恰好位于系带黏膜与角化龈和牙槽黏膜之间的边界处，用15 C刀片做"V"形斜切切口，2个切口在系带插入牙龈的位点汇合（b，c）。

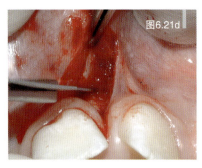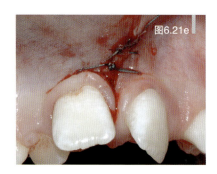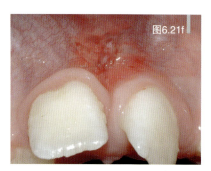

图6.21a~g（续）

系带以菱形打开，将嘴唇向上牵拉，用刀片在深部骨膜上做切口以去除插入的肌肉纤维（d）。沿冠根方向做间断缝合。最根端的牙槽黏膜将实现一期愈合，而最冠方的附着龈将实现二期愈合（e）。2周后的愈合状态（f）。

图6.21a~g（续）

一段时间后，当其他恒牙萌出并完成正畸治疗时，正中龈乳头充满上中切牙邻间隙。系带完全消失，仅在牙槽黏膜水平留下极小的瘢痕（g）。

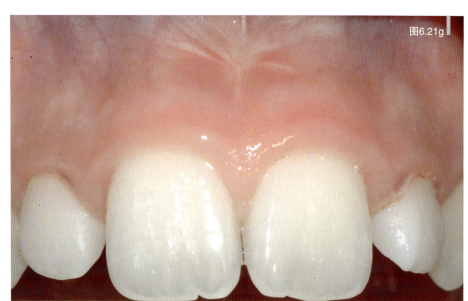

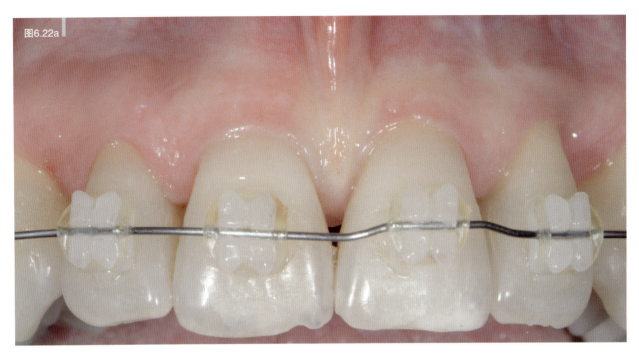

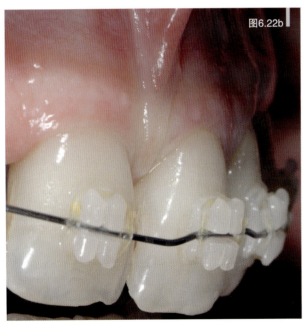

图6.22a~j

激光辅助系带切除术。患者成年女性，接受正畸-牙周联合治疗，龈乳头型系带（a）。侧面观展示牵拉综合征，系带插入点极低（b）。使用最少量无血管收缩剂的麻醉剂，应用直径300μm活化纤维传导激光（Nano YAG，DMT）做切口。切口在系带两侧成"V"形（c~e）。

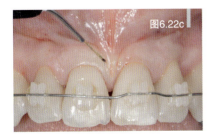

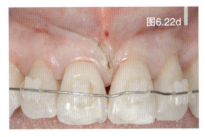

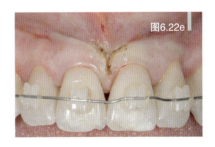

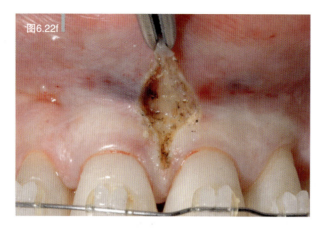

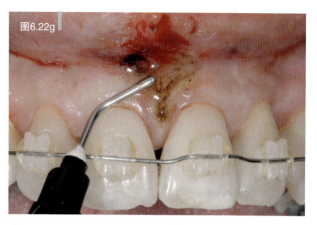

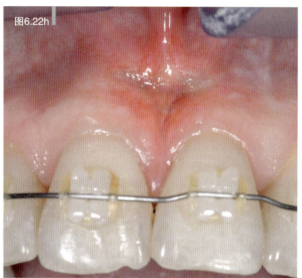

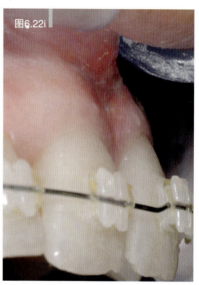

图6.22a~j（续）

系带两侧做"V"形切口，切开的系带组织唇向翻开，形成菱形创口（f）。在牙槽黏膜处做多个骨膜上切口以分离肌肉纤维。激光辅助手术无须缝合，其愈合为二期愈合，因此需要用富含透明质酸和氨基酸的凝胶（Aminogan Gel，Professional Dietetics）加以保护（g）。2周后处于愈合的后期阶段，已完全实现再上皮化（h）和肌肉纤维的根方移位（i）。6个月后在很大程度上完成愈合过程，牵拉综合征得以完全解决（j）。

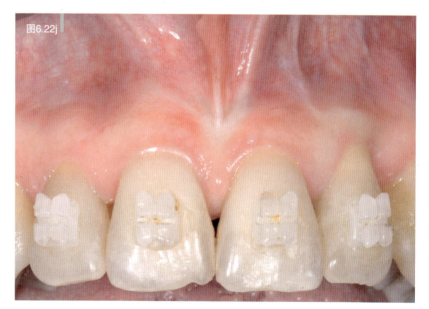

前庭沟加深术

该类型手术可改变前庭区牙槽嵴表面较高的牙槽黏膜附着水平，从而使膜龈联合线根向移位。当剩余附着龈宽度不足时，即可行前庭沟加深术；当附着龈缺失时，在游离龈移植术之前应

行前庭沟加深术。术中于膜龈联合水平上做一条具有一定深度并垂直于下方骨面的切口线，随后将手术刀片平行于骨面放置，剥离一定厚度的半厚瓣。牙槽黏膜即可自发根向移位，留下暴露的骨膜。应通过骨膜固定缝合线将牙槽黏膜缝合至其下的骨膜，否则在愈合阶段牙槽黏膜将

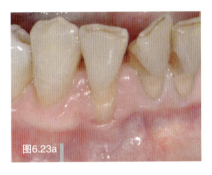
图6.23a

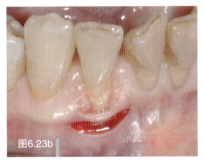
图6.23b

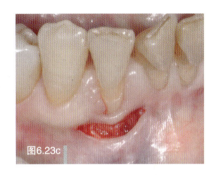
图6.23c

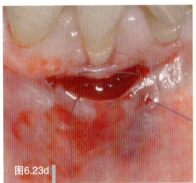
图6.23d

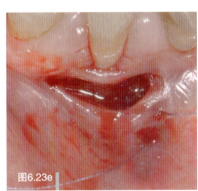
图6.23e

图6.23a～h
前庭沟加深术。42附着龈宽度极小，患者几乎无法维持口腔卫生（a）。15C手术刀片在膜龈联合处垂直于骨面做切口，不切穿骨膜（b）。然后，将刀片旋转90°并保持在骨膜上方，做一个平行于骨面的切口（c）。

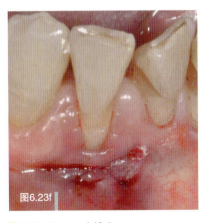
图6.23f

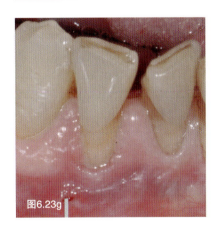
图6.23g

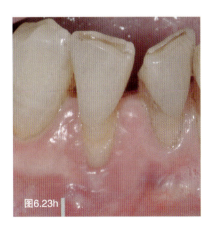
图6.23h

图6.23a～h（续）
使用可吸收缝线（PGA 6/0，Omnia）通过骨膜固定缝合牙槽黏膜边缘（d～f）。2周后，可观察到愈合良好（g），6个月后随访，完全愈合，可见膜龈联合线根向移动和角化龈增宽（h）。

冠向移位，直至回到初始水平。暴露的骨膜二期愈合（图6.23a～h）。为了加速愈合并减轻术后疼痛，可在骨膜上应用三维胶原蛋白基质（Mucograft，Geistlich）。前庭沟加深术也可以借助激光、二极管或Nano YAG进行，无须将牙槽黏膜与骨膜缝合（图6.24a～h）。

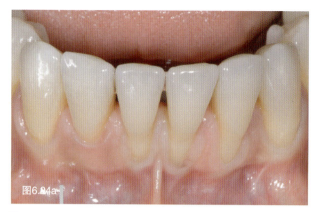

图6.24a～h
激光辅助前庭沟加深术。31、41牙龈退缩至膜龈联合处。前庭沟深度不足导致刷牙困难（**a**，**b**）。

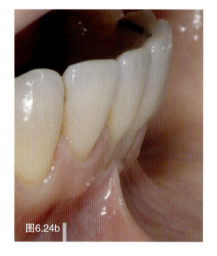

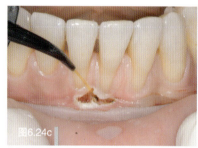

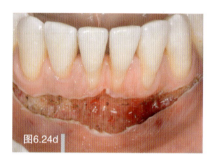

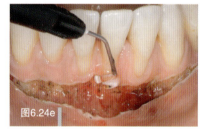

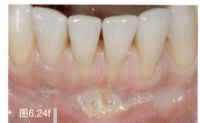

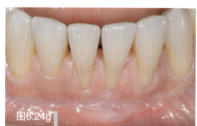

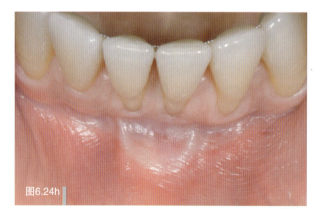

图6.24a～h（续）
使用直径300μm活化纤维传导激光（Nano YAG，DMT）进行切口，沿膜龈联合切开（**c**，**d**），将牙槽黏膜根向移位，以便能够做其他骨膜上切口。为了实现完全二期愈合以提高愈合水平，将富含透明质酸和氨基酸的凝胶（Aminogan Gel，Professional Dietetics）涂抹在创口表面（**e**）。2周后，组织处于愈合阶段（**f**）。6个月后，可观察到膜龈联合向根方移位，角化龈增宽，并改善了菌斑控制效果（**g**，**h**）。

"露龈笑"的治疗

被动萌出不足是一种与发育或遗传因素相关的临床病症，导致CEJ的冠方存在过量牙龈组织（图6.25a，b）。上述情况导致了所谓的"露龈笑"，即患者微笑时露出过多牙龈。在发育期，恒牙于牙弓中主动萌出，随后进入被动萌出阶段，即牙龈组织向根方迁移并接近CEJ。若

此生理过程未发生，游离龈缘就会保留在CEJ冠方的牙釉质表面。探查时通常可以探到CEJ，因为牙龈组织未附着于牙釉质表面。这种情况下，牙槽骨嵴顶边缘过于偏冠方，靠近CEJ，因此没有足够的空间形成生物学宽度（Garber and Salama，1996）。与被动萌出不足相关的露龈笑治疗方法包括牙龈切除术联合根向复位瓣术和骨切除术（图6.26a~l）。若手术过程中没有足

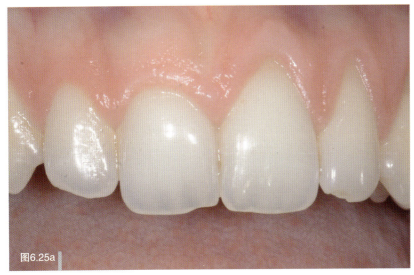

图6.25a，b
11和12被动萌出不足，对侧牙齿同时存在牙龈退缩，可以清晰识别CEJ（a），如虚线所示（b）。11和12诊断为被动萌出不足，21和22诊断为牙龈退缩。

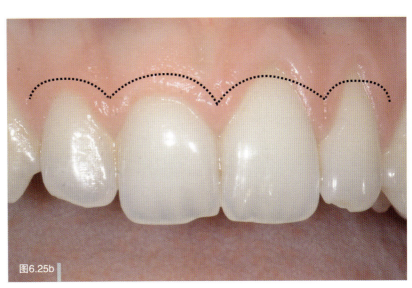

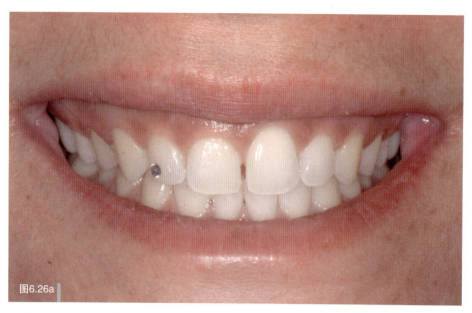

图6.26a

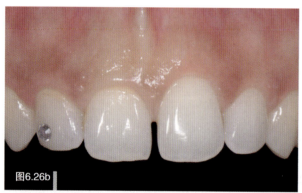

图6.26b

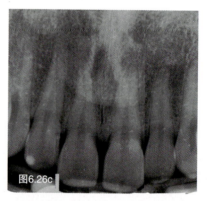

图6.26c

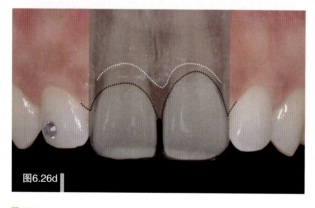

图6.26d

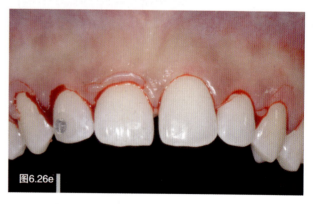

图6.26e

图6.26a~l

骨切除术治疗露龈笑。 患者女性，27岁，露龈笑（a）。正面口内像显示上颌美学区临床牙冠短小（b）。根尖片显示CEJ和牙槽嵴顶水平接近（c），通过口内像和影像学两者之间的重叠得以证实，其中白色虚线为牙槽嵴轮廓，黑色虚线为牙龈轮廓（d）。除21外，各牙位均行内斜切口，随后行沟内切口（e）。

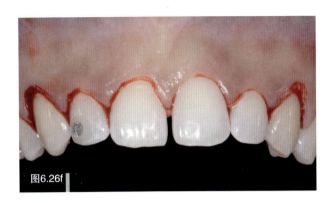

图6.26f

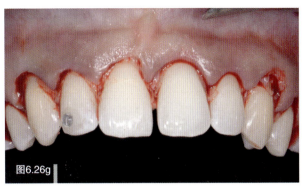

图6.26g

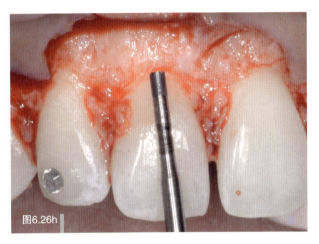

图6.26h

图6.26a~l（续）

切除龈缘（f）。翻全厚瓣（g）。注意龈乳头的保留方式。使用一种顶端具有切削功能而侧面没有切削功能的特殊车针（H41 316 023，Komet）进行骨修整，这种车针可以与牙面接触而不损伤牙体组织，安装在红环手机上使用，从而恢复牙槽嵴顶与CEJ间适当的距离（h）。用橄榄形多刃钻（H37 31023，Komet）修整尖牙隆起处的牙槽骨（i）。骨修整后（j）。

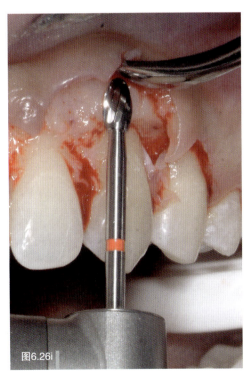

图6.26i

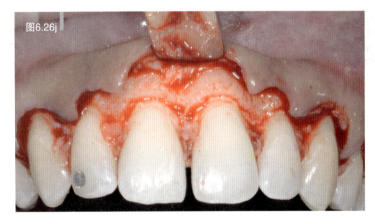

图6.26j

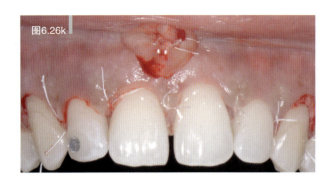

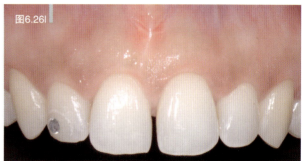

图6.26a~l（续）

龈瓣行单纯间断缝合（PTFE 5/0，Omnia），同时切除唇系带以防止术后牵拉（k）。经过12个月的愈合，软组织恢复良好，牙龈生理外形得以恢复（l）。

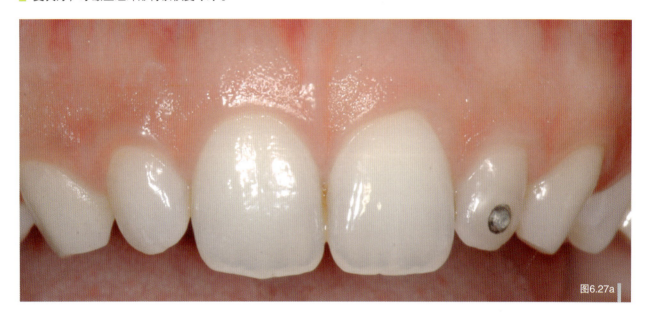

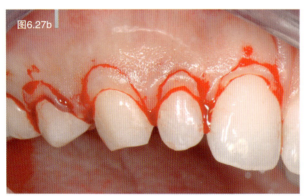

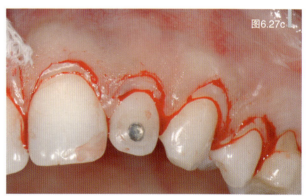

图6.27a~e

牙龈切除术治疗露龈笑。年轻患者伴牙龈过度显露，临床牙冠短（a）。首先在龈缘根方的CEJ水平做内斜切口，随后做沟内切口（b，c）。

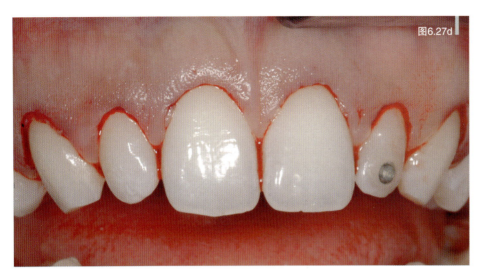

图6.27d

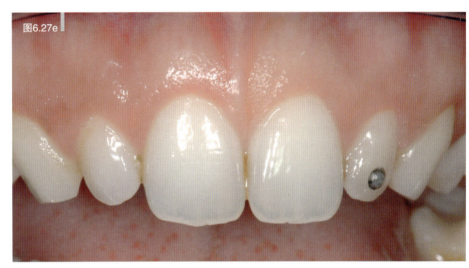

图6.27e

图6.27a~e（续）
切除两条切口线之间的牙龈组织（d）。经12个月的愈合可以观察到良好的效果（e）。

够空间形成生物学宽度，牙龈组织冠向再生引起复发的情况就不可避免。只有当患牙CEJ和牙槽嵴水平位置合适，内斜切口切除后所获得的龈缘位置才能保持长期稳定（图6.27a~e）。测量临床冠的长度（即游离龈和切缘之间的距离）和在根尖片上测量牙冠的长度（即CEJ和切缘之间的距离），以明确详细的手术计划。应用CBCT影像可观察牙槽嵴顶和CEJ的相对位置，为制订手术方案提供依据。手术要求在距离CEJ冠方

0.5mm处做一个扇形且斜向龈缘根方的内斜切口，再做沟内切口，切除多余牙龈组织。由于在牙间隙处只做部分厚度的切口，龈乳头的高度得以维持。随后，在不超过膜龈联合的情况下翻全厚瓣。通过骨切除术和骨成形术重塑牙槽嵴边缘轮廓，保持与CEJ间2~3mm的距离，以便留出生物学宽度形成的空间。单纯间断缝合龈瓣（图6.28a~n）。

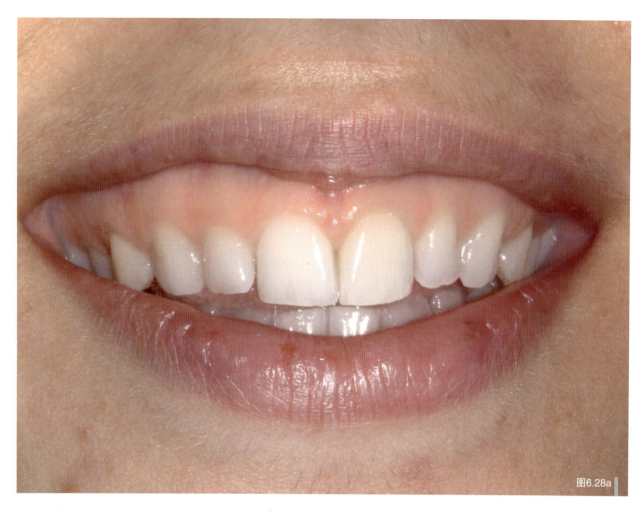

图6.28a～n
被动萌出不足。露龈笑的年轻女性患者（**a**）。

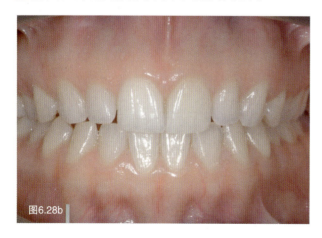

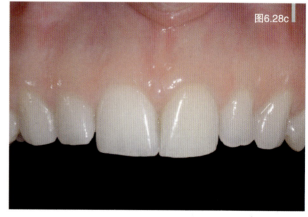

图6.28a～n（续）
诊断为被动萌出不足（**b**）。临床冠较短，探诊时不能探及CEJ（**c**）。

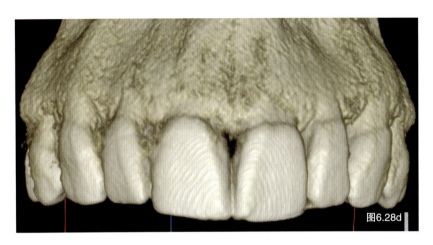

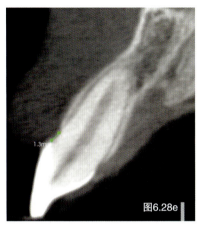

图6.28a～n（续）
CBCT影像显示CEJ和牙槽嵴顶之间的距离非常接近（d）。矢状位测量CEJ和牙槽嵴顶之间的距离为1.3mm（e）。设计手术导板（f）。

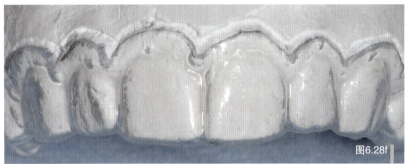

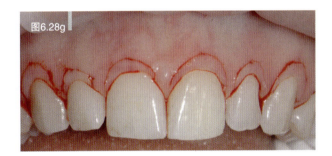

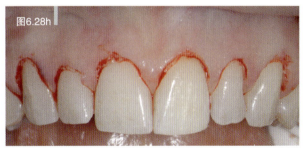

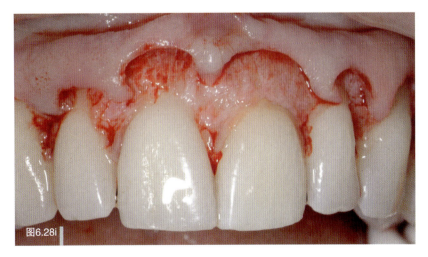

图6.28a～n（续）
先做龈缘切口，然后做沟内切口（g）。随后切除龈缘（h）。翻全厚瓣，注意保留龈乳头（i）。

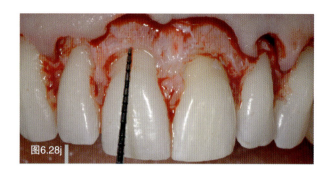

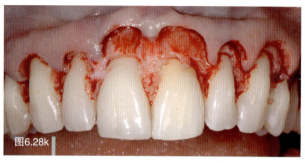

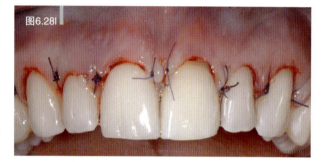

图6.28a~n（续）

CEJ处去除高度大约2.5mm的骨组织（j）。确保生物学宽度的充分恢复（k）。使用可吸收缝合线（PTFE 5/0，Omnia）单纯间断缝合龈瓣（l）。

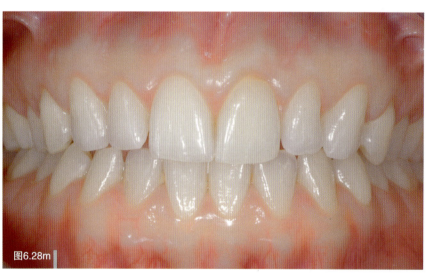

图6.28a~n（续）

经过12个月的愈合，取得良好的美学效果（m，n）。

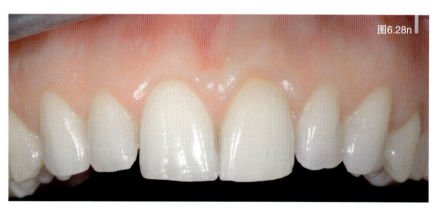

游离龈移植术

编者：Raffaele Cavalcanti

最新出版的《Classification of Periodontal and Peri-implant Diseases》用一个专题章节描述了临床工作中与膜龈缺陷和病变有关的患者常见问题。这些疾病被分为膜龈异常和缺陷，包括角化组织缺损及牙龈退缩（Cortellini et al，2018；Jepsen et al，2018），与以往不同，目前角化组织的厚度和宽度缺陷等很少被关注。一项最近的系统综述（Kim et al，2015）强调，如果口腔卫生水平良好，一定宽度的角化组织并不是维持牙周健康的必要条件。但对于口腔卫生欠佳的患者，附着龈对维持牙周健康具有非常重要的作用。具体来说，缺乏角化组织和附着龈被认为是牙龈炎症发生的易感因素（Lang et al，1972）。薄扇型的位点易形成牙龈退缩。最近的一篇论文（Agudio et al，2016）支持这类疾病的治疗理念。该论文比较了定期行牙周维持治疗的薄扇型患者中，经游离龈移植术和未经手术的同一个体对侧部位牙周软组织的稳定性（随访时间为18～35年）。在随访期结束时（平均23.6年），64个治疗位点中有83%的牙龈退缩面积减小，而未治疗部位中有48%的退缩面积增加。该研究表明，在薄扇型病例中，游离龈移植术可使得根面暴露减少，并提高牙龈的长期稳定水平。

多年来使用最广泛的治疗方案之一为游离龈移植术（Free gingival graft，FGG）或上皮下结缔组织移植术，可在角化组织量、附着及厚度不足时，增加牙龈组织体积。这项技术最初由Bjorn（1963）提出，随后Nabers（1966）与Sullivan和Atkins（1968）再次提出。其首要目的是在天然牙齿及缺牙区角化龈缺失或不足处，移植或适当增加角化龈，也应用于治疗种植体周围软组织不足。该治疗方法对下颌切牙区常见的正畸治疗后代偿性倾斜引发的角化龈不足非常有效（图6.29a，b）。

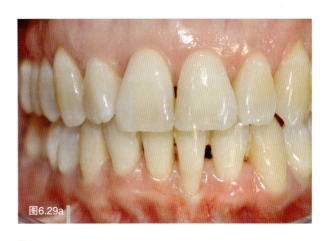

图6.29a
正畸治疗后的薄扇型患者，31角化龈附着不足。

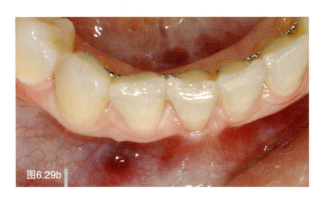

图6.29b
31牙龈退缩的𬌗面观，可见组织厚度明显受损。

该类手术的第二个目标是牙龈退缩时覆盖暴露的牙根表面，但覆盖效率有限，通常无法实现完全性根面覆盖（complete root coverage，CRC）。该技术的另一个特殊点在于，移植组织的颜色和表面特征通常与受区和邻近区域完全不同，这就限制了其在美学要求较高区域的使用。

该类手术操作需要一系列标准化的步骤：

- 受区处理
- 供区移植物的获得
- 移植物的放置及缝合固位
- 供区的止血及缝合

受区的制备按以下步骤进行：小心处理牙根表面，暴露骨膜受区，用于放置移植物；将未与骨膜连接的非角化黏膜剥离、去除和/或向根方移位；移除大部分冠方肌肉纤维。血管化的受区大小应适当，需根据待覆盖的无血管暴露根面进行计算（图6.29c）。

获取移植物可供选择的区域，腭黏膜的后部，即前磨牙、磨牙对应的区域。供区的选择取决多项因素，尤其是腭部的高度、可用组织的厚度、组织的表面特征（有无皱襞），可用组织量取决于受区的大小。移植物的厚度一般在1.5～2mm。有条件的情况下，应尽量避开腭皱襞或脂肪及腺体组织成分较多的区域，例如腭前部的黏膜下层。

获取移植物操作中需进行矩形切口设计，第一个水平切口为垂直于骨面、平行于龈缘切口，随后于近中和远中分别做2个垂直切口，及1个偏腭侧根端的水平切口。通过4个切口确定供区

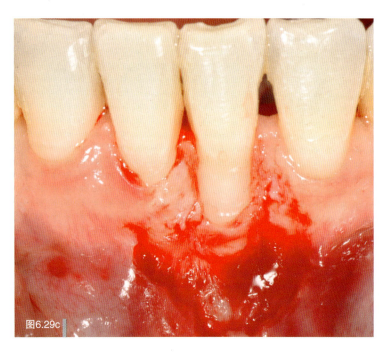

图6.29c
受区处理，暴露牙根和骨膜表面。

后，做平行于牙龈表面的切口以分离移植物，将移植物的厚度保持在1.5～2mm的预期范围内（图6.29d，e）。

对移植物进一步修整成形，去除所有可能影响移植物植入受区的残留脂肪组织。随后将移植物置于受区，在移植物的边角或垂直切口处用悬吊缝合固定在根面骨膜上，轻微施加压力，以避

免移植物移动及移植物与受区之间存在过量血凝块（图6.29f，g）。通过压迫性缝合止血以稳定供区。一般情况下，采用固位至邻近牙齿舌隆突的悬吊缝合。可采用纤维蛋白或胶原蛋白海绵、牙周塞治剂或热成型压膜材料保护创面，以减少术后患者的并发症和不适。

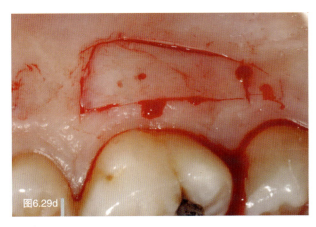

图6.29d
在选定的供区设计水平和垂直切口。

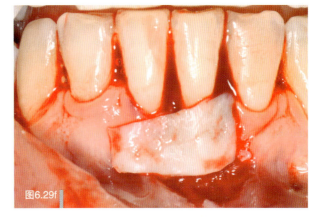

图6.29f
将移植物放置于受区。

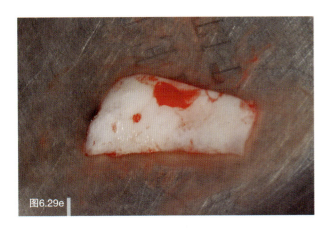

图6.29e
供区获取移植物后，将其保存在无菌生理盐水中，以待植入受区。

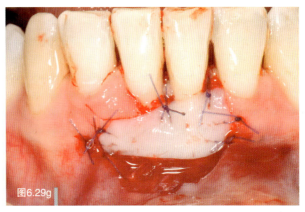

图6.29g
缝合固定后的移植物外观。

术后约14天拆线，此时移植物已完成再血管化（图6.29h，i）。1988年，Nobuto关于愈合机制的研究显示，移植组织的再血管化主要是通过邻近区域的上皮下血管增生发生的。

文献中另一个经常被强调的发现是，随着时间推移，组织逐渐成熟，牙龈组织冠向移位进一步恢复，被称为爬行附着（Pini Prato et al，2018）（图6.29j~l）。

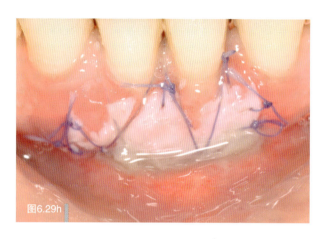

图6.29h
拆线前的术区外观。

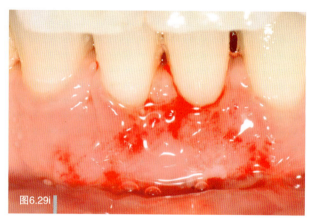

图6.29i
拆线后移植区外观，轻度充血，表明移植物已再血管化。

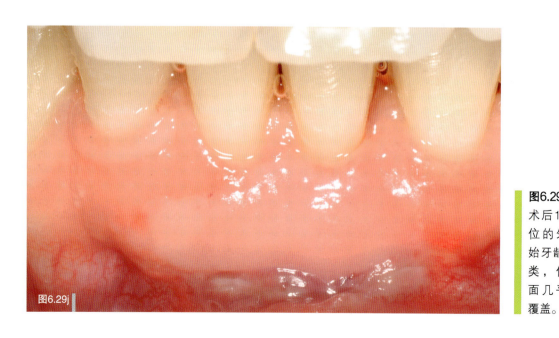

图6.29j
术后1年术区前庭部位的外观。尽管初始牙龈退缩达RT2分类，但目前牙根表面几乎完全被牙龈覆盖。

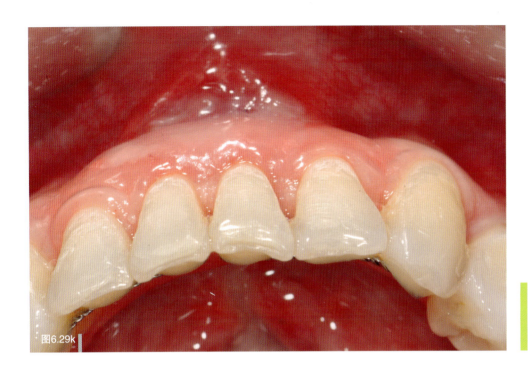

图6.29k
术区的𬌗面观，前庭区软组织体积和厚度明显增加。

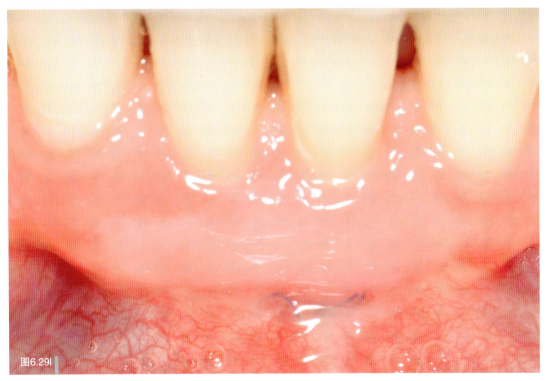

图6.29l
术后3年移植区的外观。

总之，不以根面覆盖为目的的牙周软组织增量手术（文献中称为非根面覆盖手术）主要适用于无附着龈和角化组织不足的情况。特别包括以下几种情况：附着龈及角化组织的缺失导致患者口腔卫生维护中存在不适感，难以维持牙周健康（图6.30a，b）；需要进行牙齿代偿性倾斜的正畸运动或正畸后牙齿倾斜造成的角化龈缺失（图6.31a~g）；角化组织宽度＜2mm，未来修复体边缘位于龈沟内或接近龈缘（图6.32a~d）；牙龈退缩持续进展和恶化时，特别是薄扇型的患者（图6.33a~d）。

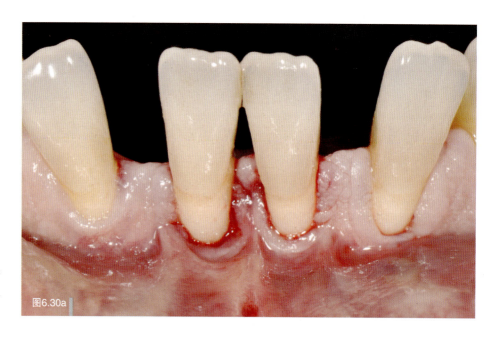

图6.30a
患者口腔卫生不良，导致下颌切牙牙周组织炎症明显。

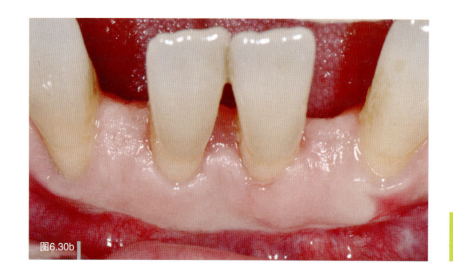

图6.30b
同一区域游离龈移植术后的外观。

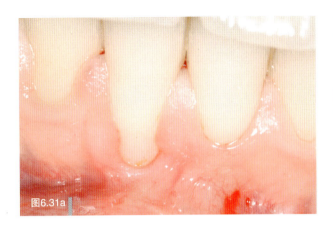

图6.31a
既往接受正畸治疗的患者牙龈退缩，处于加重期。

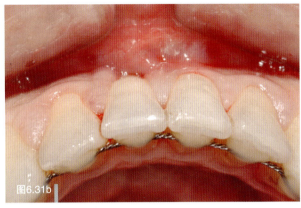

图6.31b
牙龈退缩的殆面观。

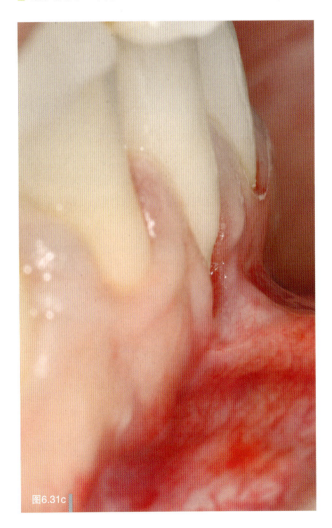

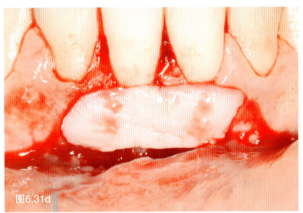

图6.31d
放置移植物。

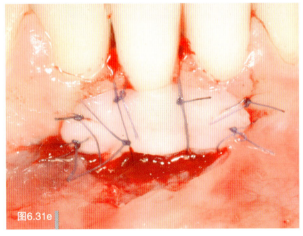

图6.31c
牙龈组织缺损的侧面观。

图6.31e
缝合固定移植物。

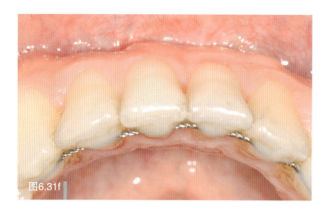

图6.31f
术后2年移植区殆面观。

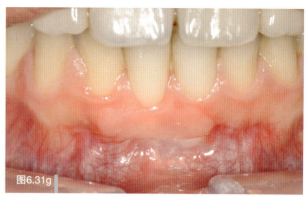

图6.31g
术后6年移植区前庭侧外观。

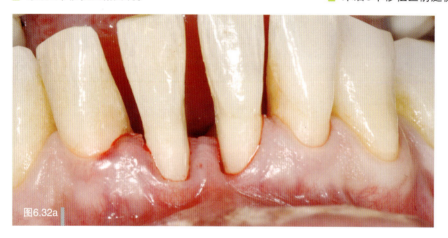

图6.32a
薄扇型下前牙区，将进行瓷贴面修复治疗。

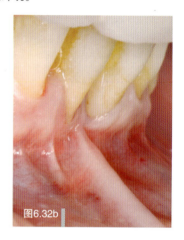

图6.32b
待治疗区的侧面观。

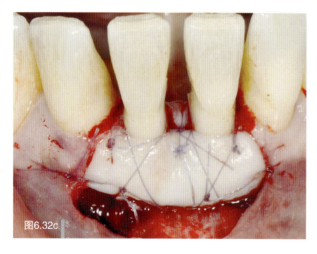

图6.32c
游离龈移植物的放置及缝合。

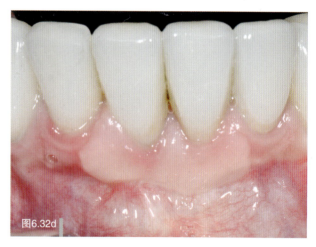

图6.32d
修复后的术区。

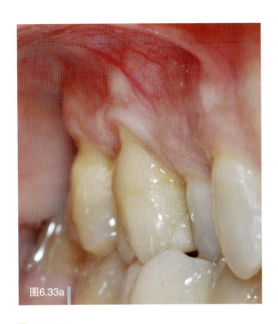

图6.33a
26薄扇型，牙龈退缩，角化龈余量少。

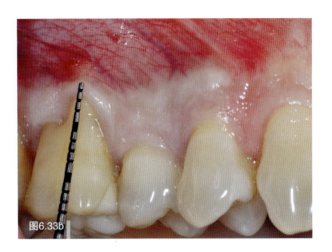

图6.33b
角化龈宽度约为1mm，不附着于牙齿表面，探诊超过膜龈联合。

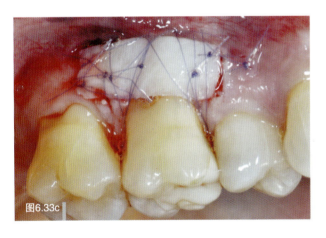

图6.33c
游离龈瓣缝合固位稳定。

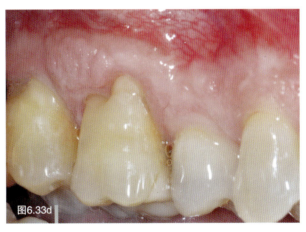

图6.33d
术后2年随访，术区外观。

　　近年提出的治疗方法中，特别是当治疗目标为角化龈增量时，游离龈移植术无疑是最受临床治疗相关文献支持的，也是临床应用最为广泛的（Agudio et al，2008）。

参考文献

Agudio G, Nieri M, Rotundo R, Cortellini P, Pini Prato G. Free gingival grafts to increase keratinized tissue: a retrospective long-term evaluation (10 to 25 years) of outcomes. J Periodontol. 2008;79(4):587-94.

Agudio G, Cortellini P, Buti J, Pini Prato G. Periodontal Conditions of Sites Treated with Gingival Augmentation Surgery Compared with Untreated Contralateral Homologous Sites: An 18- to 35-Year Long-Term Study. J Periodontol. 2016;87(12):1371-1378.

Agudio G, Chambrone L, Pini Prato G. Biologic Remodeling of Periodontal Dimensions of Areas Treated with Gingival Augmentation Procedure: A 25-Year Follow-Up Observation. J Periodontol. 2017 Jul;88(7):634-642.

Bjorn, H.: Free transplantation of gingiva propria. Sveriges Tandlakarforbunds Tidning 1963; 22: 684.

Cairo F, Nieri M, Cincinelli S et al. The interproximal clinical attachment level to classify gingival recessions and predict root coverage outcomes: an explorative and reliability study. J Clin Periodontol. 2011;38(7):661-6.

Cardaropoli D, Tamagnone L, Roffredo A, Gaveglio L. Treatment of gingival recession defects using coronally advanced flap with a porcine collagen matrix compared to coronally advanced flap with connective tissue graft: a randomized controlled clinical trial. J Periodontol. 2012;83(3):321-8.

Consensus report: Mucogingival deformities and conditions around teeth. Ann Periodontol. 1999;4(1):101.

Consensus report: Mucogingival therapy. Ann Periodontol. 1996;1:702-6.

Cortellini P, Bissada NF. Mucogingival conditions in the natural dentition: Narrative review, case definitions, and diagnostic considerations. J Periodontol. 2018;89(Suppl 1):S204-S213.

De Rouck T, Eghbali R, Collys K et al. The gingival biotype revisited: transparency of the periodontal probe through the gingival margin as a method to discriminate thin from thick gingiva. J Clin Periodontol. 2009;36(5):428-33.

Friedman N. Mucogingival surgery. Text Dent J. 1957;75:358.

Jepsen S, Caton JG, Albandar JM et al. Periodontal manifestations of systemic diseases and developmental and acquired conditions: Consensus report of workgroup 3 of the 2017 World Workshop on the Classification of Periodontal and Peri-Implant Diseases and Conditions. J Periodontol. 2018;89(Suppl 1):S237-S248.

Kim DM, Neiva R. Periodontal soft tissue non-root coverage procedures: a systematic review from the AAP Regeneration Workshop. J Periodontol. 2015;86(2 Suppl): S56-72.

Garber DA, Salama MA. The aesthetic smile: diagnosis and treatment. Periodontol 2000. 1996;11:18-28.

Lang NP, Löe H. The relationship between the width of keratinized gingiva and gingival health. J Periodontol. 1972;43(10):623-7.

Miller PD Jr. A classification of marginal tissue recession. Int J Periodont Rest Dent. 1985;5(2):8-13.

Nabers JM. Free gingival grafts. Periodontics. 1966 Sep-Oct;4(5):243-5.

Nobuto T, Imai H, Yamaoka A. Microvascularization of the free gingival autograft. J Periodontol. 1988;59(10):639-46.

Pini Prato G, Franceschi D, Cairo F et al. Classification of dental surface defects in areas of gingival recession. J Periodontol. 2010;81(6):885-90.

Pini-Prato GP, Franceschi D, Cortellini P, Chambrone L. Long-term evaluation (20 years) of the outcomes of subepithelial connective tissue graft plus coronally advanced flap in the treatment of maxillary single recession-type defects. J Periodontol. 2018; 89:1 290-1299.

Pini Prato G, Magnani C, Zaheer F et al. Influence of inter-dental tissues and root surface condition on complete root coverage following treatment of gingival recessions: a 1-year retrospective study. J Clin Periodontol. 2015;42(6):567-74.

Placek M, Skach M, Mrklas L. Problems with the lip frenulum in parodontology. I. Classification and epidemiology of tendons of the lip frenulum. Cesk

Stomatol. 1974;74(5):385-91.

Rasperini G, Acunzo R, Cannalire P, Farronato G. Influence of periodontal biotype on root surface exposure during orthodontic treatment: a preliminary study. Int J Periodontics Restorative Dent 2015;35:665-75.

Ronay V, Sahrmann P, Bindl A et al. Current status and perspectives of mucogingival soft tissue measurement methods. J Esth Rest Dent. 2011;23:146-56.

Scheyer ET, Sanz M, Dibart S et al. Periodontal soft tissue non-root coverage procedures: a consensus report from the AAP regeneration workshop. J Periodontol. 2015;86:S73-S76.

Serino G, Wennstrom JL, Lindhe J, Eneroth L. The prevalence and distribution of gingival recession in subjects with high standard of oral hygiene. J Clin Periodont. 1994;21:57-63.

Sullivan HC, Atkins JH. Free autogenous gingival grafts. I. Principles of successful grafting. Periodontics. 1968;6(3):121-9.

Sullivan HC, Atkins JH. Free autogenous gingival grafts. 3. Utilization of grafts in the treatment of gingival recession. Periodontics. 1968; 6:152–160.

Wennström J, Pini Prato GP. Mucogingival therapy – Periodontal plastic surgery In: Lindhe J. Clinical periodontology and implant dentistry. Blackwell Munksgaard, 2003.

Wennström JL. Lack of association between width of attached gingiva and development of soft tissue recession. A 5-year longitudinal study. J Clin Periodontol. 1987;14(3):181-4.

Zweers J, Thomas RZ, Slot DE et al. Characteristics of periodontal biotype, its dimensions, associations and prevalence: a systematic review. J Clin Periodontol. 2014;41(10):958-71.

第7章

根面覆盖相关牙周整形手术
PERIODONTAL PLASTIC SURGERY FOR ROOT COVERAGE

前言

无论口腔卫生状况是否良好，均有较高比例的人群发生牙龈退缩，且发生情况与年龄增长呈正相关（图7.1a，b）。据报道，在美国近90%的65岁以上人群存在至少一个位点的牙龈退缩；而在18～64岁的人群中该比率为50%（Kassab and Cohen，2003）。针对不同牙龈退缩的类型，医生可通过多种**膜龈治疗**方案采用多种生物材料实现根面覆盖。主要分为3种治疗方式：

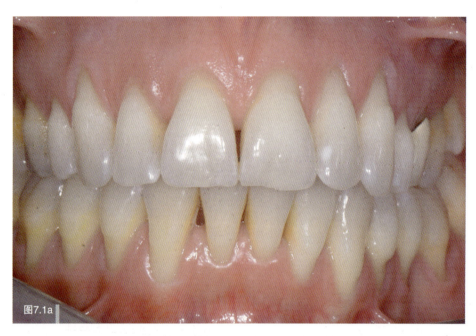

图7.1a

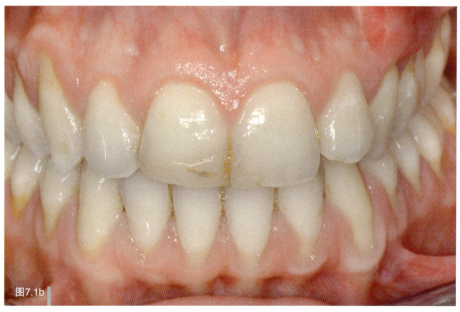

图7.1b

图7.1a，b
在口腔卫生较好的患者（a）和菌斑控制不佳的患者（b）中，出现上下颌多颗牙牙龈退缩。

（1）病因治疗和激发患者口腔卫生维护的主动性

牙龈退缩问题的解决往往从非手术治疗开始，结合激发患者家庭口腔卫生维护的主动性，以消除局部刺激因素。若存在刷牙引起的创伤，在手术治疗前需要对患者口腔卫生维护方式进行纠正。某些特定情况下，有效的病因治疗及患者良好的口腔卫生维护动机可以改善膜龈状况，借助爬行附着现象实现根面覆盖（图7.2a，b和图7.3a，b）。

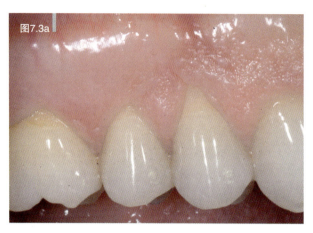

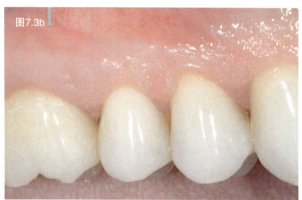

图7.3a，b
与刷牙创伤相关的14-16牙龈退缩，14存在龈裂（a）。由于早期诊断并采取正确的口腔卫生措施，牙龈退缩自行改善，无须手术治疗（b）。

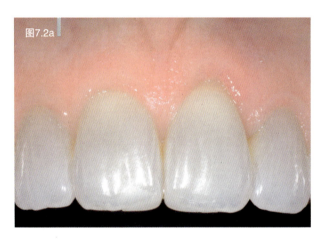

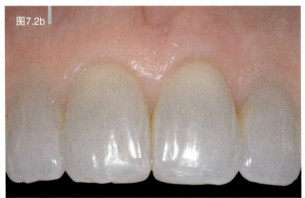

图7.2a，b
21 Miller Ⅰ类牙龈退缩（a）。口腔卫生宣教后，因存在"爬行附着"现象，牙龈退缩在6个月内自行恢复，足量附着龈可促进爬行附着（b）。

（2）正畸治疗

通过持续加载轻力进行正畸移动，将牙根移入牙槽突曲线内，可改善牙龈退缩。存在牙龈退缩的情况下进行牙周–正畸联合治疗，若预测正畸移动会使牙齿移出牙弓，则在正畸治疗之前进行膜龈手术；相反，若预测正畸移动会使牙齿移入牙弓，则在正畸治疗之后进行膜龈手术；如果正畸后退缩改善，则无须手术（图7.4a～d和图7.5a～s）。若牙龈退缩同时伴有牙周炎和病理性牙齿错位拥挤（Miller Ⅲ类或Ⅳ类），牙周-正畸治疗联合压入移动可改善牙龈退缩。

（3）牙周整形外科手术

牙周整形外科手术包括一系列纠正软组织缺损的外科手术。其中游离龈移植术、带蒂瓣（冠向复位瓣或侧向转位瓣）、隧道技术和双层技术（复位瓣与移植物相结合）可用于解决牙龈退缩，下文将详细介绍。

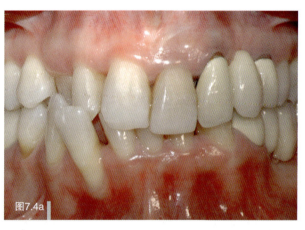
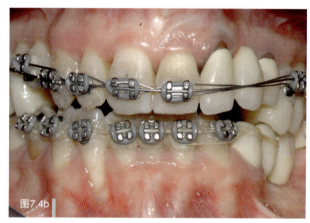
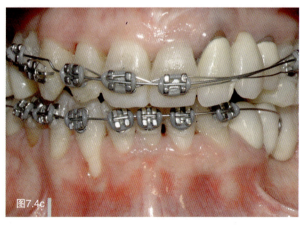
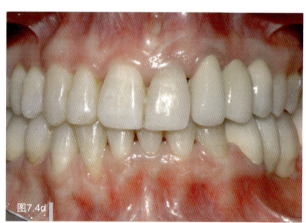

图7.4a～d

患者，34岁，错𬌗畸形，右侧反𬌗，42颊侧牙龈退缩6mm（**a**）。计划进行固定矫治，排齐牙齿并解决反𬌗问题。后牙抬高咬合以便右下颌切牙和尖牙向舌侧移动（**b**）。正畸移动将侧切牙牙根缓慢压入牙槽突内（**c**）。18个月后治疗结束，反𬌗问题得到纠正，牙列排齐。42牙龈退缩仅通过正畸舌向移动即获得明显改善。有足够宽的附着龈，可维持牙龈健康，如患者无美观要求，则可结束治疗（**d**）（正畸治疗由Dr. S. Re, Turin完成）。

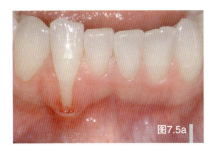
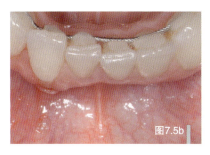
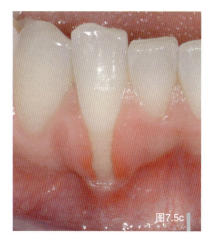

图7.5a~s

年轻患者42 Miller Ⅱ类（译者案）牙龈退缩（a）。舌面观可见粘接于舌侧的固定保持器。由于金属丝不是被动就位而产生扭力，导致根部出现转矩移动，使侧切牙根部从牙列中移出，造成牙龈退缩。在这种情况下，手术之前必须先进行正畸，使侧切牙牙根舌向移动（b）。初始附着龈缺失的状态妨碍菌斑控制，因此龈缘有炎症表现（c）。

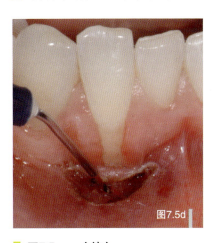
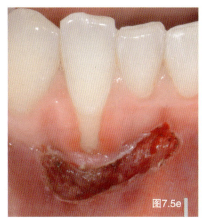
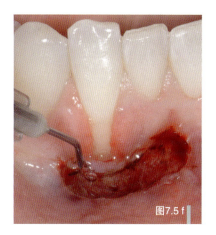

图7.5a~s（续）

首先使用激光（Nano YAG，DMT）进行前庭加深（d，e），并使用富含透明质酸和氨基酸的凝胶（Aminogam® Gel，Professional Dietetics）保护创口（f）。

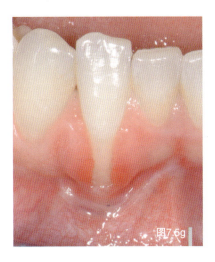
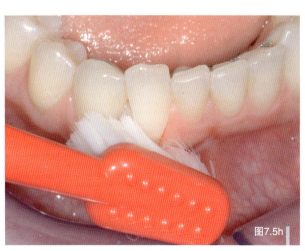

图7.5a~s（续）

2周后，创口已经愈合（g），指导患者使用软毛牙刷保持良好的菌斑控制（h）。

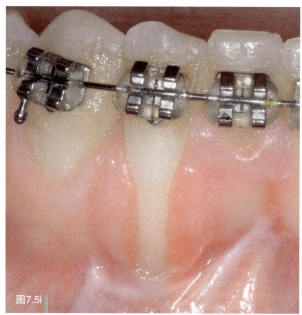

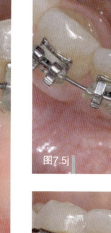

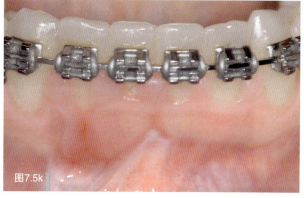

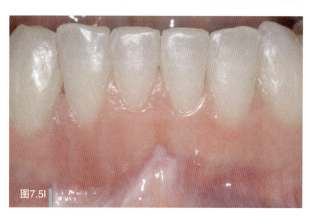

图7.5a~s（续）
此时可以开始正畸治疗，施加反向的牙根扭矩（i，j）。牙根移回牙槽突内同时，牙龈组织从近远中逐渐覆盖暴露的根面并定植其上（k）。

图7.5a~s（续）
正畸治疗结束时，42完全移入牙列中（l），但由于迁移组织已经上皮化，仍有龈裂遗留于根面中央（m，n）。

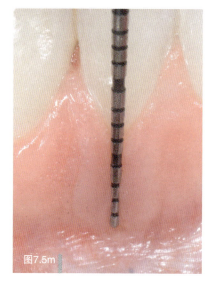

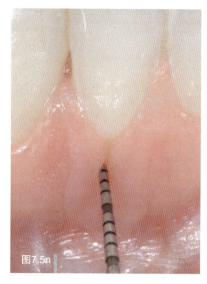

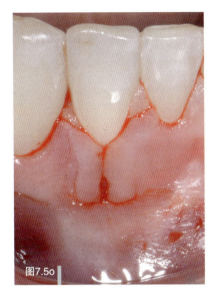 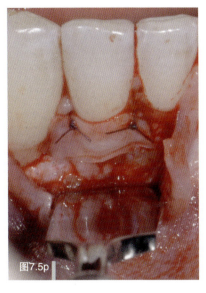 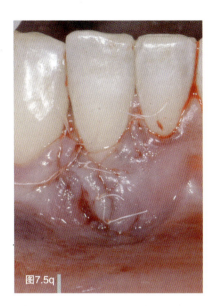

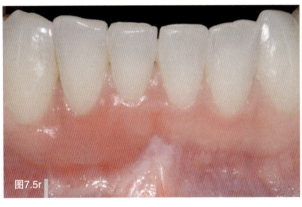 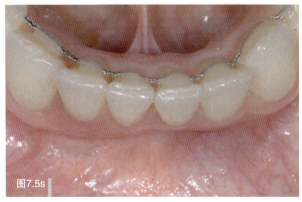

图7.5a~s（续）

此时牙龈退缩已变为Miller Ⅰ类，利于手术。用刀片去除根面两侧牙龈的上皮（o），将结缔组织移植物置于根面（p），不做松弛切口，直接缝合在龈瓣上（q）。12个月后口内像显示牙龈组织愈合，根面完全覆盖（r，s）（正畸治疗由Dr. E. Tessore，Turin完成）。

牙周整形外科手术

游离龈移植术

　　游离上皮-结缔组织移植物（Free gingival graft，FGG）可增加角化龈宽度，实现牙龈退缩处部分或全部覆盖（Sullivan and Atkins，1968）；因此常用于牙龈退缩伴附着龈宽度

不足或系带附丽于游离龈缘的情况。受区预备：首先在近远中龈乳头基底侧釉牙骨质界（cementoenamel junction，CEJ）处做2个水平切口，中间以唇颊侧沟内切口相连，两侧做垂直松弛切口且越过膜龈联合，终止于牙槽黏膜深层的水平切口；翻半厚瓣，确保受区暴露的骨膜与其下方的组织稳定。受区应该具备足够的宽度：

从机械强度的角度而言，充足的受区宽度可为移植物提供良好的支撑表面；从生物学的角度而言，足量的宽度可提供足够的血供。移植物必须完全覆盖暴露的骨膜，使用交叉悬吊缝合技术，通过细致的缝合，将移植物压紧于创面并固定在骨膜上（图7.6a~q）。

通过单侧垂直褥式缝合固定移植物（手术过程7.1）。对于根方和侧方角化龈缺失、前庭浅或系带附丽于龈缘的单颗牙牙龈退缩，最适用的治疗方案是两阶段手术技术，即先进行游离龈移植，适当恢复后再行冠向复位瓣术（Bernimoulin，1977）（图7.7a~t）。术后第一阶段，即术后2天，经过血浆渗出、上皮坏死和脱落后，游离移植物开始愈合。

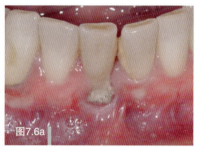

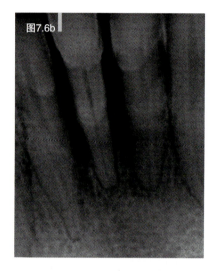

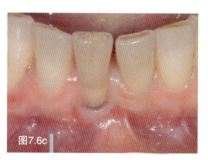

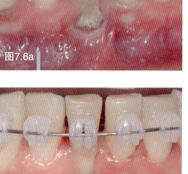

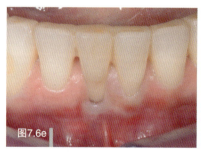

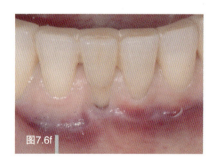

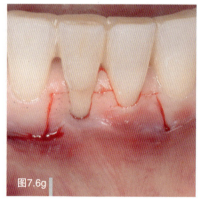

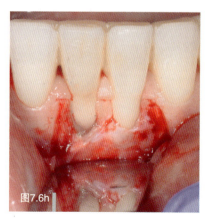

图7.6a~q

患者女性，62岁，患有广泛型牙周炎，下颌前牙区有菌斑和软垢堆积，牙龈组织有明显炎症。41根面有软垢堆积，龈缘退缩（a）。影像学显示有水平型骨吸收（b）。患者接受非手术病因治疗（c）。重新评估后，进行正畸治疗，关闭缝隙并舌向移动下颌前牙（d）。治疗12个月后，去除托槽，用马里兰夹板进行保持（e）。31-41龈缘退缩，41附着龈缺失（f）。做切口，制备受区骨膜床（g，h）。

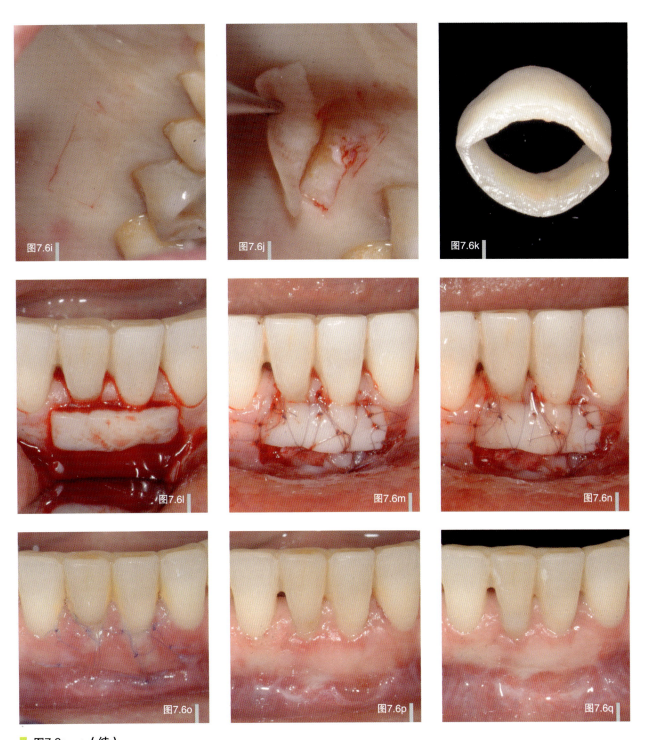

图7.6a~q（续）

供区位于上腭26近中（i）。在硬腭角化黏膜的浅表层进行分离，取上皮和表层结缔组织，避开脂肪区域（j），获得坚韧有弹性的组织（k）。移植物置于唇侧釉牙骨质界处（l），用聚羟基乙酸6/0缝线缝合（m），并涂布富含氨基酸和透明质酸的凝胶（n）。2周后可见早期愈合良好（o），1个月后完全愈合（p）。12个月后随访，已形成足量附着龈，实现良好的根面覆盖（q）。

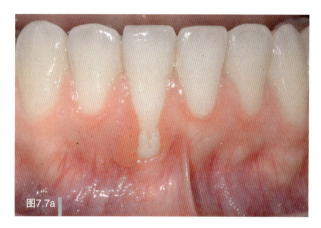

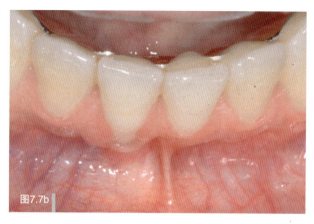

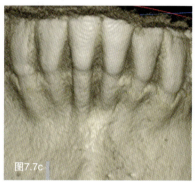

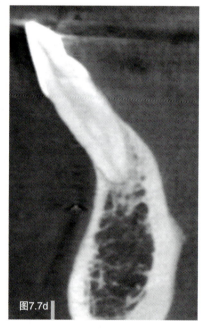

图7.7a~t

患者女性，24岁，41 Miller Ⅱ类牙龈退缩。初诊正面口内像显示龈缘菌斑堆积，组织炎症（a）。 船面口内像可见牙根受到扭力。患者曾使用固定矫治器进行正畸治疗（b）。CBCT检查（X9，My Ray）显示41牙根唇侧深度骨开裂（c，d）。治疗第一步为病因治疗（e），同时指导患者使用软毛牙刷正确维护口腔卫生（f）。

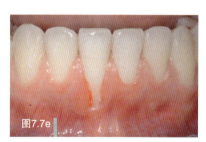

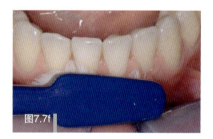

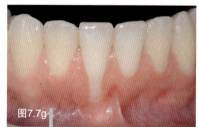

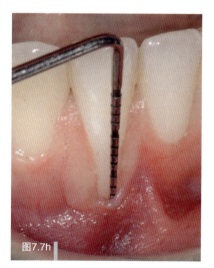

图7.7a~t（续）

6周后牙龈无明显炎症（g）。
牙周探诊可见附着龈缺失（h）。

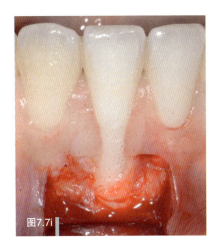
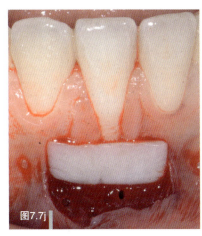
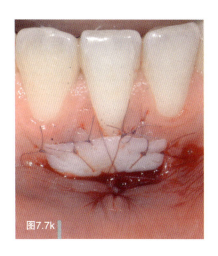

图7.7a~t（续）

在暴露根面的根方制备受区骨膜床，为移植物提供充足血供。若移植物位置过于偏向冠方，大部分位于根面，易导致血供不足（i）。将上皮–结缔组织移植物置于受区床上，确保其稳定且与受区匹配（j）。使用可吸收缝线（聚羟基乙酸6/0，Omnia）进行水平交叉褥式加压缝合，外周间断缝合。牙槽黏膜缝合于骨膜上（k）。

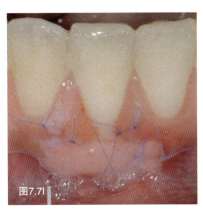
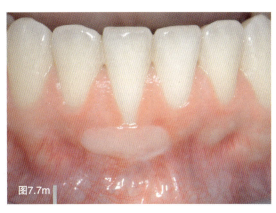

图7.7a~t（续）
术后2周随访术区情况（l）。3个月后，愈合良好，龈缘位于釉牙骨质界根方，但已形成足够宽度的角化龈（m）。

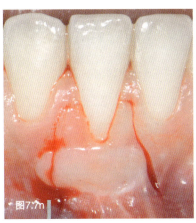
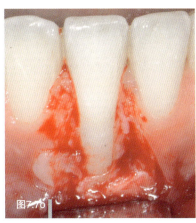
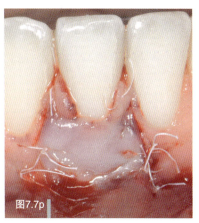

图7.7a~t（续）
为实现良好美学效果，制备冠向复位瓣覆盖剩余牙根面（n~p）。

图7.7a~t（续）
术后4周愈合，根面完全覆盖（q，r），1年后随访可见根面仍保持完全覆盖（s，t）。

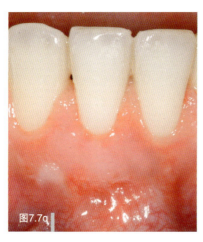

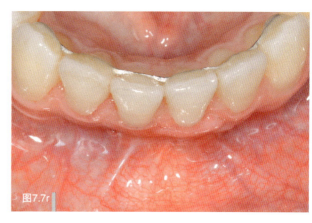

图7.7q

图7.7r

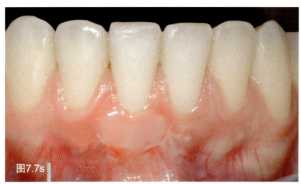

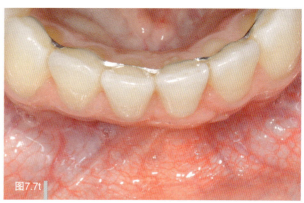

图7.7s

图7.7t

第二阶段：至术后第1周，开始出现血管新生和再上皮化；术后第2周，发生血管吻合。为促进愈合，缝合时移植物必须紧密贴附于受区平面不留空腔，以免形成血凝块。目前认为游离龈移植也有缺陷，可能形成"邮票状"外观，即与邻接区域颜色和外形不同（图7.8a，b）；或发生瘢痕样肥大增生（图7.9a，b）。

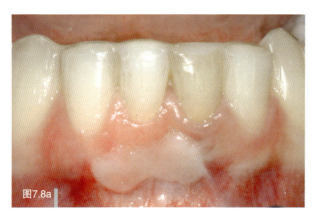

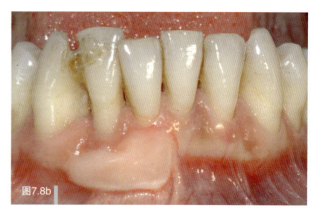

图7.8a

图7.8b

图7.8a，b
越过下颌膜龈联合的游离移植物呈"邮票状"愈合的典型病例（a，b）。

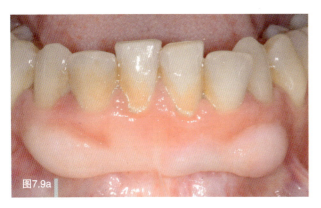

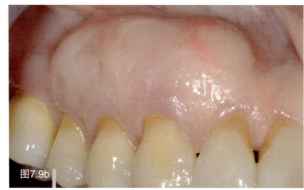

图7.9a，b
下颌（a）和上颌（b）游离龈移植后形成瘢痕的病例。

冠向复位瓣

冠向复位瓣（Coronally Advanced Flap，CAF）即制备可沿冠向滑行的龈瓣，将龈缘从退缩处移至釉牙骨质界，覆盖暴露的根面。单颗牙退缩，通常做2个垂直松弛切口；而多颗牙退缩，则通过制备倾斜的外科龈乳头并将其进行旋转移动，避免制备过长的垂直松弛切口。

单颗牙牙龈退缩的CAF

术中（Alien and Miller，1989）制备龈瓣，在退缩邻近区域形成2个新的龈乳头，被称为外科龈乳头，将其移动并准确复位于解剖龈乳头处。为了弥补牙弓的自然曲度，每个外科龈乳头沿冠向移动时，除了垂直向移动，还需进行旋转移动。在唇颊侧退缩处做沟内切口，近远中做2个冠根向外扩的垂直松弛切口，并越过膜龈联合，完成带蒂瓣制备。垂直切口内侧角度相对于下方骨面约30°，以增大结缔组织的支撑表

面，降低遗留瘢痕的风险。注意龈瓣应以不同方式翻起：从龈乳头到退缩线处翻半厚瓣，从退缩线处到膜龈联合翻全厚瓣，最后在膜龈联合根方再次翻半厚瓣。解剖龈乳头去上皮，暴露结缔组织，与外科龈乳头内侧结缔组织结合（手术过程7.2）。在根尖区骨膜处水平切开，分离肌肉附着点，获得良好的松弛龈瓣，然后使用冠向悬吊缝合，将外科龈乳头叠加在解剖龈乳头进行缝合。从龈瓣近中外科龈乳头外表面向内进针，在解剖龈乳头处由唇颊侧至腭侧穿出，缝线绕过牙齿腭侧，将针从牙齿远中邻接点下方退出至唇颊侧；然后从远中外科龈乳头外表面向内进针，在解剖龈乳头处由唇颊侧进针至腭侧，缝线由远中向近中绕过牙齿腭侧后从近中邻接点下方退出，在近中颊侧打结。每个外科龈乳头都固定在相应的解剖龈乳头上，并将近中和远中龈乳头相连（手术过程7.3）。在原垂直切口处进行单纯间断缝合（图7.10a～j）。

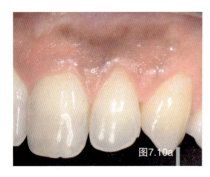

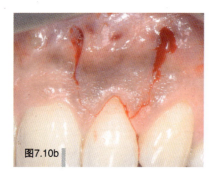

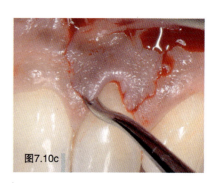

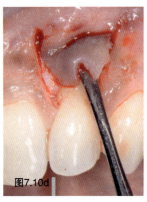

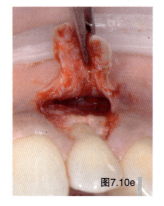

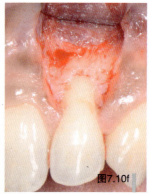

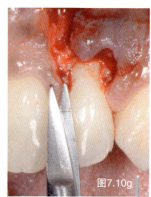

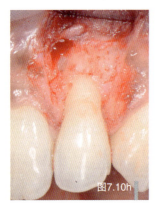

图7.10a~j

22单颗牙Miller I 类牙龈退缩的冠向复位瓣。初诊口内像可见牙龈退缩，附着龈宽度充足（**a**）。使用15C手术刀片制备2个外科龈乳头，做2个垂直松弛切口，并通过沟内切口相连（**b**）。在龈乳头处使用"龈乳头分离器"（DC2，Maxil），微创分离，翻半厚瓣（**c**），从退缩线处至膜龈联合翻全厚瓣（**d**），膜龈联合根方翻半厚瓣（**e**）。随后使用15C手术刀片或大外科剪将龈乳头去上皮（**f~h**）。松弛的龈瓣进行冠向悬吊缝合。原垂直切口进行单纯间断缝合（**i**）。12个月后可见根面完全覆盖（**j**）。

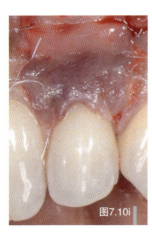

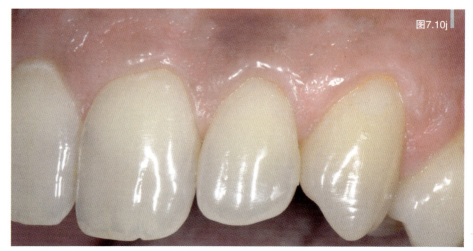

多颗牙牙龈退缩的CAF

多颗牙牙龈退缩时，可在瓣末端做1个或2个垂直松弛切口，将龈瓣冠向复位。但此时制备的倾斜切口需较大范围，超出了膜龈联合，还可能涉及前牙区中线。长龈瓣可以避免这种情况。选择1颗牙齿作为旋转中心（center of rotation，CR），制备倾斜的外科龈乳头，其冠方向旋转中心汇聚（Zucchelli and De Sanctis，2000）。龈瓣以不同方式翻起，从外科龈乳头到退缩线处为半厚瓣，从退缩线处到膜龈联合为全厚瓣，膜龈

联合根方再次翻半厚瓣。外科龈乳头沿冠向垂直移动的同时，向CR的反方向进行旋转（手术过程7.4）。解剖龈乳头去上皮，龈瓣冠向复位，并通过多次复位缝合使每个外科龈乳头与相应解剖龈乳头重合；第一针在CR所在牙齿处缝合。信封瓣的长度与退缩牙齿数量有关，一般限定不超过中切牙和第一磨牙之间。此类信封瓣垂直移动最大位置在CR处，所以CR通常设为龈瓣中间位置的牙齿，或退缩最大的牙齿。因尖牙位于𬌗曲线最突出处，常设为CR（图7.11a~g）。

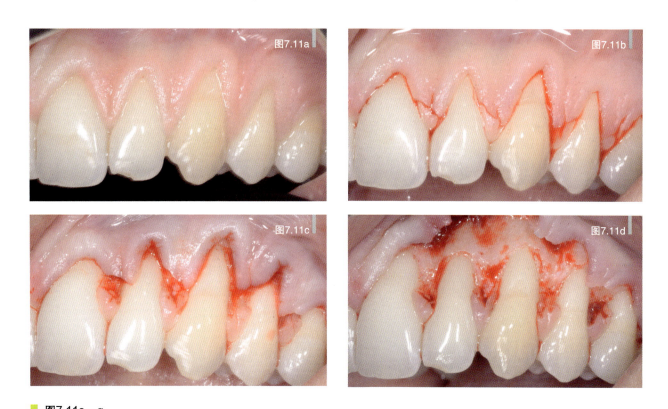

图7.11a~g
多颗牙Miller Ⅰ类牙龈退缩行冠向复位瓣。初诊口内像显示21-25牙龈退缩（a）。制备倾斜的外科龈乳头，切口朝向位于尖牙处旋转中心（b）。以半厚瓣翻开外科龈乳头（c），以半厚-全厚-半厚瓣翻起龈瓣，直到实现完全松弛（d）。

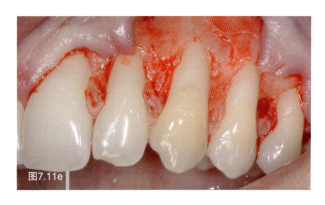

图7.11e

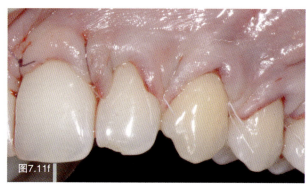

图7.11f

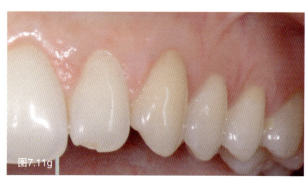

图7.11g

图7.11a～g（续）
龈乳头去上皮（e），龈瓣进行冠向悬吊缝合（f）。术后12个月随访，根面已完全覆盖（g）。

前牙区多颗牙牙龈退缩时，如从尖牙到尖牙的牙龈退缩，手术中可以设置过中线的CR。做斜形切口形成外科龈乳头，起于邻牙退缩的根方边缘，止于距解剖龈乳头顶点根方约退缩深度加1mm处，实现根面覆盖的过度矫正，弥补愈合阶段的组织收缩。

侧向转位瓣

侧向转位瓣（Laterally Positioned Flap，LPF）是治疗牙龈退缩的另一种方法（Espinel and Cafesse，1981）（手术过程7.5）。这一方法要求退缩部位的邻牙有较宽的角化龈。做松弛切口，角度与瓣转位的倾斜角度对称，并越过膜龈联合。在退缩处邻牙的角化龈，距龈沟底至少

1mm处，做平行于龈缘的切口。该切口近远中的长度应满足覆盖退缩的需求，考虑到近远中受区支撑宽度，应在退缩近远中距离上增加3～4mm（图7.12a～g）。

隧道技术

若冠向复位瓣不适用，如前庭深度不足时，可用隧道技术治疗牙龈退缩。隧道技术重点在于信封瓣的半厚分离（Allen，1994）。龈乳头保留，仅从其基底侧穿通。使用隧道技术专用显微刀片和牙龈分离器分离半厚瓣，越过膜龈联合，使龈瓣可冠向移动。冠向复位后，利用牙邻接点进行悬吊缝合，固定龈瓣（图7.13a～f）。

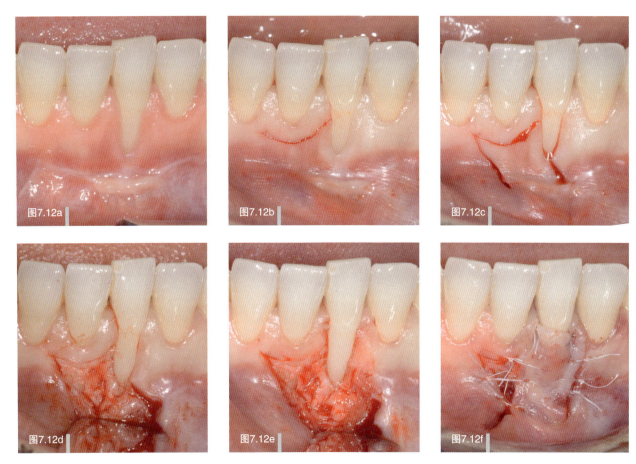

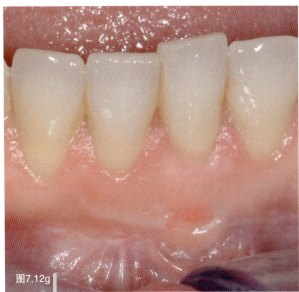

图7.12a~g

31 Miller Ⅱ类牙龈退缩行侧向转位瓣。病变牙齿牙龈退缩较严重，附着龈缺失（a）。邻牙做平行于龈缘的切口，比唇侧釉牙骨质界宽6mm（3mm+3mm，近远中各3mm支撑宽度）（b），2个垂直松弛切口互相平行，与龈瓣移位方向对称倾斜（c），翻半厚瓣并使之完全松解（d）。退缩处邻近的龈乳头去上皮（e），龈瓣旋转后进行缝合。部分供区进行二期愈合（f）。12个月后随访显示愈合良好，根面完全覆盖（g）。

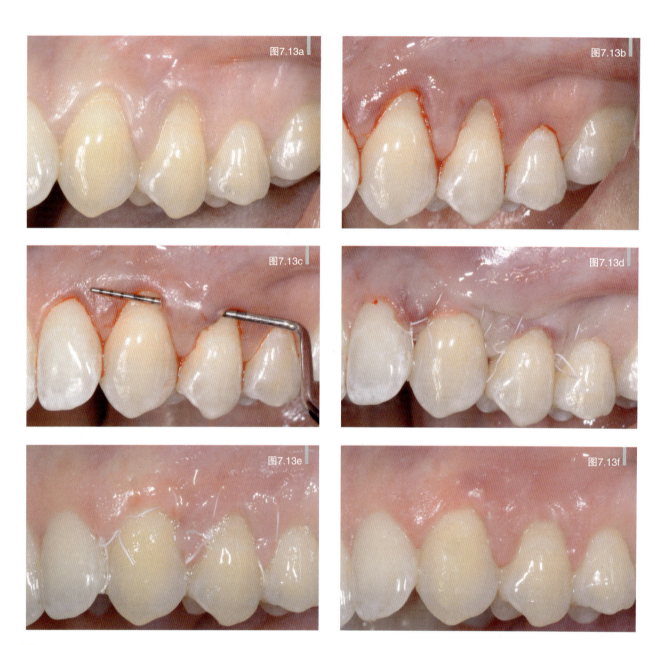

图7.13a~f
隧道技术。患者23-24 Miller Ⅰ类牙龈退缩（a）。做沟内切口，龈乳头不离断（b），翻半厚瓣，在近远中向形成一条"隧道"（c）。进行悬吊缝合使龈瓣冠向复位（d）。14天后复诊可见初步愈合状况良好（e），12个月后复诊见愈合良好，24实现根面完全覆盖（f）。

双层技术

双层技术即**冠向复位瓣联合结缔组织移植**（connective tissue graft，CTG），结缔组织被带蒂瓣完全覆盖（Langer and Langer，1985）。为保持根面完全覆盖后的长期疗效，纠正牙龈退缩时，应适当增加牙龈厚度（Cairo et al，2008）。因此，双层技术是牙龈退缩手术治疗的**金标准**（图7.14a～e）。在附着龈宽度不足（＜2mm）、牙龈较薄（＜1mm）或牙颈部缺损（龋性或非龋性）导致硬组织缺失的情况下，重点推荐使用双层技术（临床病例7.3，临床病例7.4）。

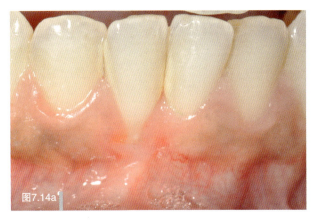
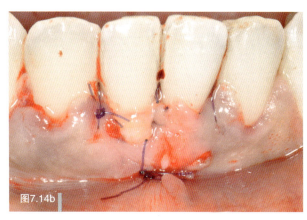
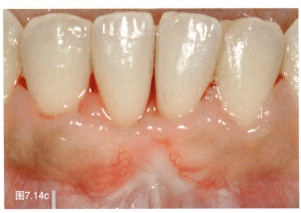
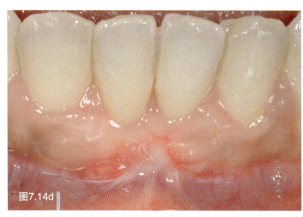

图7.14a～e
双层技术。41牙龈退缩，附着龈缺失（**a**）。翻瓣，并将结缔组织移植物缝合在下方。同期行前庭沟加深（**b**）。3周后，根面已完全覆盖，组织尚未完全愈合（**c**）。术后6个月复诊可见疗效显著（**d**）。5年随访结果说明借助此类外科手术可以保持长期疗效（**e**）。

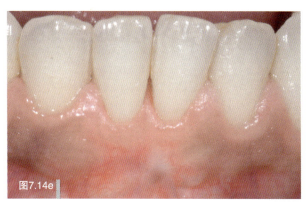

置入结缔组织移植物，可使龈缘牙龈组织厚度增加，减少冠向复位瓣的收缩。此外，移植物本身也可直接覆盖龈瓣无法覆盖处。此方法还可增加角化龈宽度，甚至可在缺失情况下重建角化龈（图7.15a~j）。生物学角度上，腭部黏膜完全角化，因此取出的结缔组织细胞具备诱导细胞分化、形成角化上皮的能力。可从上腭取上皮–结缔组织，或用信封技术获得单纯结缔组织。龈

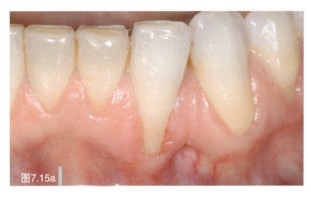
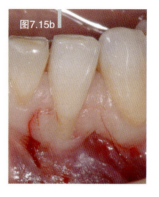
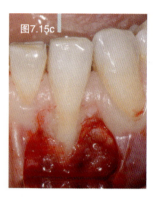

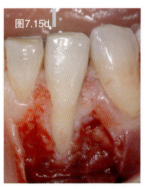
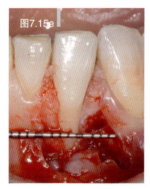
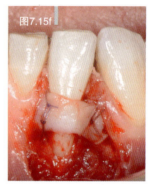
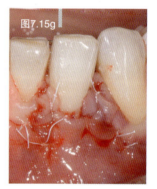

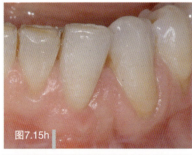
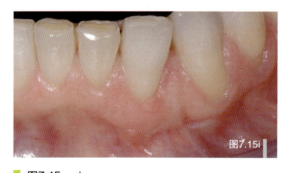

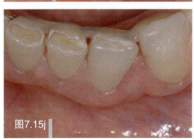

图7.15a~j

双层技术。32牙龈退缩，附着龈缺失（a）。制备2个外科龈乳头并做两侧垂直松弛切口（b），翻半厚瓣（c），解剖龈乳头去上皮（d）。测量受区支撑面宽度以确定结缔组织移植物尺寸（e），使用可吸收缝线（聚羟基乙酸6/0，Omnia）将结缔组织移植物缝合在釉牙骨质界处（f）。冠向复位，将外科龈乳头与相应的解剖龈乳头重叠（g）。5周后口内像显示根面完全覆盖（h），12个月随访可见根面仍完全覆盖（i，j）。

瓣制备要求与冠向复位瓣基本一致，不同之处在于其全部翻半厚瓣。结缔组织移植物置于釉牙骨质界处，加压交叉缝合于骨膜上，使之固定在解剖龈乳头上。尚存在少量角化龈（至少0.5mm）时，可使用生物材料（如三维胶原基质）（Cardaropoli et al，2012）代替结缔组织。

上腭组织分离方法

牙周整形外科手术需制备上皮–结缔组织或单纯结缔组织用于自体软组织移植。腭部因被角化黏膜完全覆盖，常被选择为供区。但腭部存在腭大动脉及其分支，因此有一定手术风险（图7.16a～c）。腭大动脉起自腭降动脉，穿翼腭窝进入腭管，通过腭大孔到达口腔。沿其在腭管中的走行，分出较小的动脉分支，即腭小动脉，通过腭小孔到达口腔。腭大动脉在腭突水平部与牙槽突内板交界处的黏膜下层向前走行，为硬腭黏膜和腭侧牙龈提供血供。终末部分穿过切牙孔，通过蝶腭管向后进入鼻腔，在此处与蝶腭动脉分支吻合。腭大孔可以通过直接扪诊软腭边界的骨缘定位，76%的人腭大孔位于平第三磨牙腭侧处，13.6%的人腭大孔位于第二磨牙、第三磨牙之间腭侧处，10.4%的人腭大孔位于平第二磨牙腭侧处（Hassanali and Mwaniki，1984）。动脉的垂直走行与腭部解剖形态有关。高腭穹隆者

动脉距CEJ的平均距离为17mm，中腭穹隆者为12mm，低腭穹隆者为7mm（Reiser，1996）。从上腭分离的自体软组织为上皮–结缔组织或单

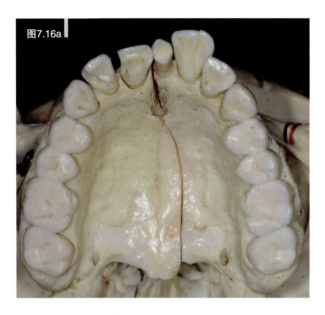

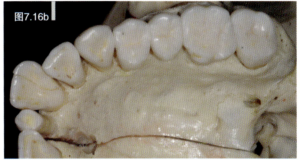

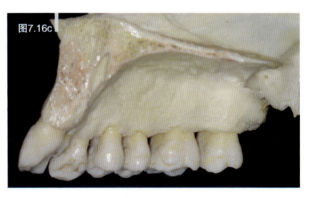

图7.16a～c
腭大动脉进入位于软硬腭交界处的腭大孔（a）。多数情况下，腭大孔位于第二磨牙远中（b）。腭穹隆高者腭动脉的走行更靠根方，腭穹隆扁平者走行更接近冠方（c）。

纯结缔组织。术前必须仔细评估术区，以避开腭皱襞并降低术中出血风险。

上皮-结缔组织的共同获得

上皮-结缔组织切取后可用于进行游离龈移植，有角化的上皮可直接暴露于口腔；也可去除表层上皮，用作双层技术的结缔组织移植物。在前磨牙-磨牙区的上腭黏膜进行矩形切取：先在术区牙齿龈沟底根方至少1mm处，垂直于深层骨平面做水平切口；然后刀片平行于黏膜行进，进刀深度1.5~2mm，将上皮-结缔组织与下层富含脂肪的组织平行分离。这种浅层切取可减少术中出血（图7.17a~m）。可使用胶原海绵止血，并进行加压缝合固定，以保护供区（图7.18）。使用殆垫保护供区也可显著减少术后不适，进行压迫止血的同时可显著减少术区敏感（图7.19a~c）。上皮-结缔组织共同分离的优势在于视野好，可获得的组织量充足。但这一方法也可能发生出血风险和术后不适。若所需移植物是上皮-结缔组织，制备完成可以直接缝合；若所

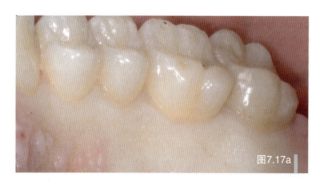

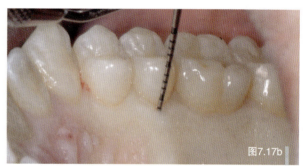

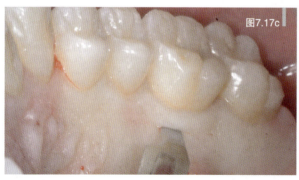

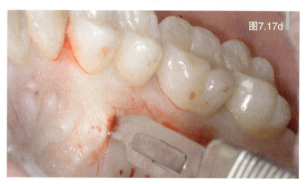

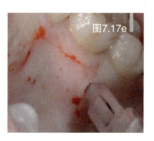

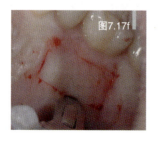

图7.17a~m

上皮-结缔组织的分离。移植物在腭皱襞远中、腭大孔近中切取。建议使用1∶50000的肾上腺素进行局部麻醉，使腭部组织缺血（a）。首先做近冠方的切口，距龈沟1~1.5mm（b）。刀片直立，垂直于腭部，做半厚瓣切口，不切开骨膜（c），随后做2个垂直切口（d，e），以及位于根方的水平切口（f）。

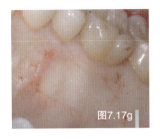

图7.17g

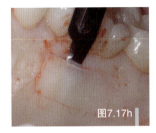

图7.17h

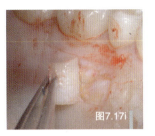

图7.17i

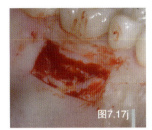

图7.17j

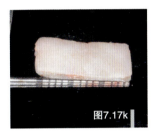

图7.17k

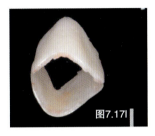

图7.17l

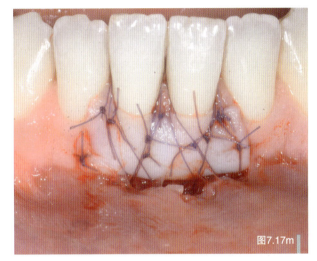

图7.17m

图7.17a~m（续）

此时矩形切口轮廓清晰（g），使用15C手术刀片分离两层结缔组织（h），厚度为1~1.5mm（i）。腭部留有开放创口，将行二期愈合（j）。在移植之前，测量移植物并完成预备（k）。弹性和坚韧性（l）是移植物成活并适应受区必不可少的特性（m）。

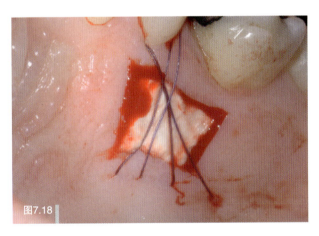

图7.18

图7.18

供区止血法。供区可用修剪得当的胶原海绵（Condress，Smith & Nephew）进行保护，置于创口处，用水平褥式加压缝合固定在术区牙齿的颈部。主要依靠胶原海绵发挥止血作用。

图7.19a~c

保护供区。上皮–结缔组织移植物遗留的创口导致深层结缔组织暴露，行二期愈合（a）。将胶原海绵置于创口（b），并佩戴殆垫，压住胶原海绵保护创口，减少术后并发症（c）。

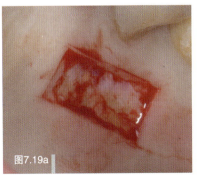

图7.19a

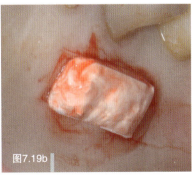

图7.19b

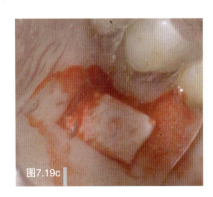

图7.19c

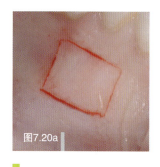 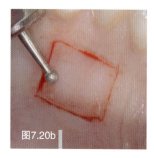 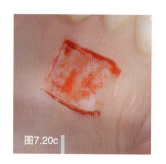 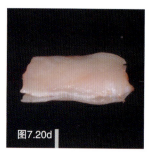

图7.20a~d

口腔内去上皮。用15C手术刀片划定切取区域边缘（a），使用涡轮手机和金刚砂球钻在口内去除表面上皮层（b）。使用手术刀分离单纯结缔组织（c），进行移植（d）。

需移植物是单纯结缔组织，应去除表层上皮组织。有多种方法可用于上皮–结缔组织移植物去上皮：将移植物从上腭分离之前，通过涡轮手机配合金刚砂球钻去上皮（图7.20a~d）；从上腭分离后，可在手术台上用新的手术刀片或显微外科剪刀去上皮（图7.21a~d）。为了操作简便，移植物可以置于粗糙表面，比如无菌铺巾上，并用手术镊夹持。去上皮操作必须非常谨慎，确保仅去除且完全去除上皮层。

信封技术获取结缔组织瓣

信封技术中，在术区距龈沟底至少1mm处，做垂直于上腭的单一线形切口，不切开骨膜。使用骨膜剥离子轻轻翻开切口，以便将刀片插入上皮下。刀片与骨面平行，插入浅层位置，将上皮与结缔组织分离。然后，将刀片插入稍深层处（1~2mm），将结缔组织从骨膜上分离。做近远中的垂直切口，从四边将结缔组织离断，并用镊子将其从信封瓣中取出。单纯间断缝合关闭上腭切口（图7.22a~g）。与上皮–结缔组织的分

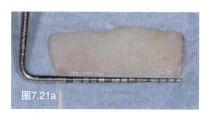

图7.21a~d

上皮–结缔组织移植物去上皮。移植物可置于粗糙表面，如外科铺巾上（a），使用新的15C手术刀片平行于移植物表面去上皮（b），完全暴露结缔组织（c）。理想的结缔组织移植物无脂肪成分，坚韧且有弹性（d）。

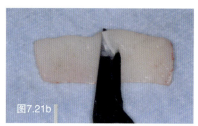 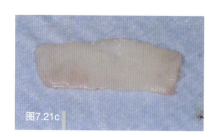 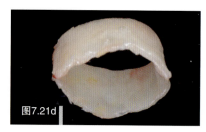

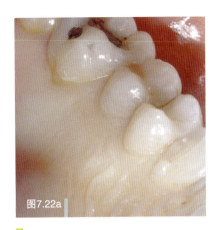
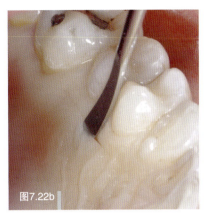
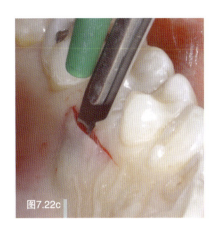

图7.22a~g
使用信封技术分离。 腭部充分麻醉后，做冠方水平切口，始于尖牙远中，止于第一磨牙近中（a）。用骨膜剥离子翻开切口（b），将手术刀片平行于上腭平面插入，将上皮与结缔组织分离（c）。

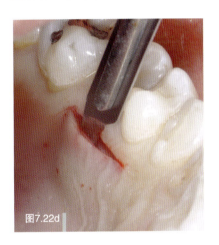
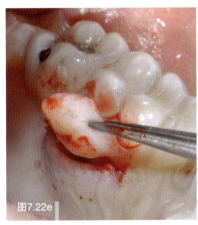
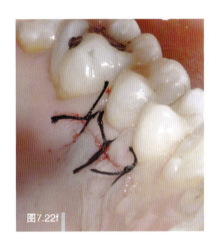

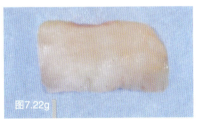

图7.22a~g（续）
做第二个切口，平行于第一个切口但更深，将结缔组织与骨膜分离（d）。通过做近远中的2个垂直切口，以及根方的上皮下水平切口，将结缔组织分离出来（e）。供区切口单纯间断缝合，实现一期愈合。若余留组织厚度不足，可通过放置胶原海绵弥补（f）。预备完成待移植的移植物（g）。

离相比，信封技术优势在于移植物可向近中延伸，不受腭皱襞限制；出血更易控制，供区缝合后一期愈合，术后恢复更佳，可降低出血风险并减少术后反应。信封技术缺陷在于，如腭部角化黏膜较薄，可获取组织的数量不足、质量不佳；虽然理论上是进行一期愈合，但是过薄的表层上皮常发生坏死而导致二期愈合。

牙周整形外科手术中的生物材料

　　冠向复位瓣联合CTG（双层技术）是根面覆盖的最佳方法。然而，在两个部位进行手术，操作时间增长，患者术后不适发生率较高，术中、术后出血风险高，且可获取的供体组织有限。因此，常使用生物材料替代结缔组织进行手术，从而覆盖根面、改善临床附着水平并增加角化龈宽度，同时获得满意的颜色和协调的组织外形。

　　多年来，对各种生物介质、骨替代物、不可吸收膜和可吸收膜进行研究，结果各不相同。

　　在软组织手术中，临床医生可使用人类来源（同种移植）或动物来源（异种移植）的生物材料作为自体组织的替代物。脱细胞真皮基质和三维胶原基质得到了材料专业相关的文献支持。

　　在过去的10年中，三维胶原基质（Mucograft®，Geistlich；技术数据表7.1）作为膜龈手术中结缔组织移植物的替代品，可用于增宽角化龈，改善牙龈退缩以及促进软组织缺损愈合（图7.23a，b）。Mucograft®是一种猪源天然胶原基质，厚度约3mm，包括致密胶原纤维组成的外层（占总厚度的10%）和多孔胶原纤维组成的内层（占总厚度的90%）。外层与软组织相接，可直接暴露于口腔也可以缝合固定在龈瓣内；内层则与骨膜或暴露的根面相接。从生物学角度，愈合过程为三维胶原基质固定血凝块并使之稳定，待胶原完全吸收后随即进行软组织再生。随机临床试验表明，Mucograft®作为结缔组织移植物的替代物可应用于双层技术来治疗牙龈退缩（Cardaropoli et al，2012）。使用Mucograft®要求有角化组织，极少量存留即可；若没有角化组织，无法诱导细胞分化（图7.24a～i）。Mucograft®在针对单颗牙退缩及多颗牙退缩的应用中均有效（Cardaropoli et al，2014）。使用生物材料取代自体移植物，无用量的限制。此基质也可用于角化龈增宽术，在有角化龈存留情况下，可置于骨膜上并暴露于口腔（Sanz et al，2009）（临床病例7.5）。

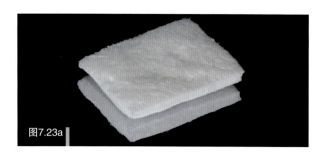 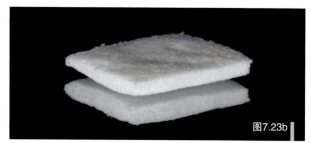

图7.23a，b
猪源三维胶原基质（Mucograft®，Geistlich）。Mucograft®基质的原始厚度约为3mm，由天然的双层胶原组成，外层含有致密的胶原纤维，在"开放愈合"过程中可进行缝合后暴露于口腔中；内层海绵层能够促进血凝块稳定。基质可完全吸收，愈合完成后将被自身牙龈组织完全取代（a，b）。

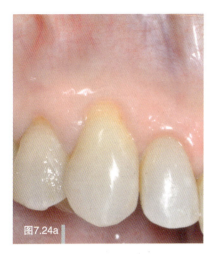

图7.24a

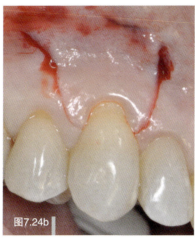

图7.24b

图7.24a～i

三维胶原基质治疗单颗牙牙龈退缩。 13 Miller Ⅰ类牙龈退缩（a）。制备2个外科龈乳头，两侧做垂直松弛切口（b）。翻半厚瓣（c），龈乳头去上皮（d）。修整猪胶原蛋白基质（Mucograft®，Geistlich），使之与骨膜床相匹配（e），并用可吸收缝线（聚羟基乙酸6/0，Omnia）在解剖龈乳头处和根尖区骨膜处进行缝合（f）。

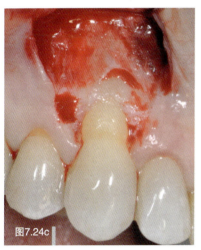

图7.24c

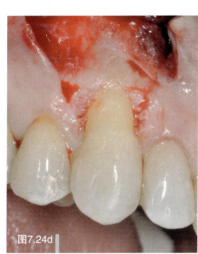

图7.24d

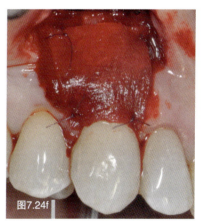

图7.24e

图7.24a～i（续）

龈瓣冠向复位，冠向悬吊缝合固定（g），原垂直切口处单纯间断缝合（聚四氟乙烯线6/0，Omnia）（h）。12个月后复诊可见美学效果理想，实现根面完全覆盖（i）。

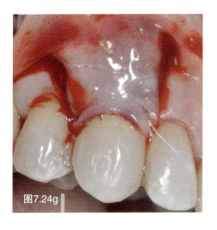

图7.24g

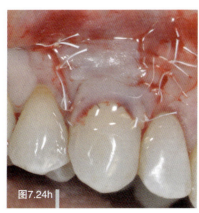

图7.24h

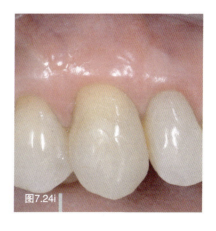

图7.24f

图7.24i

最近，一种新的猪源交联型三维胶原基质面世（Fibrogide®，Geistlich；技术数据表7.2），其初始厚度为6mm，具有更好的机械抗压性能（图7.25a～l）。自体结缔组织的另一替代品是脱细胞真皮基质（AlloDerm™，Biohorizons），可联合冠向复位瓣或隧道技术使用（Allen，2006）（临床病例7.1）。

釉基质蛋白（Emdogain®，Straumann）也可用于根面牙龈退缩。当用于牙根表面时，可形成一种细胞外基质刺激细胞，促进牙周再生和软组织创口愈合。用于根面覆盖时，釉基质蛋白通过调节伤口愈合过程，诱导功能性附着再生。与冠向复位瓣联合使用，可以有效治疗牙龈退缩（见根面覆盖的龈瓣组织学修复，第342页）（McGuire et al，2012）（临床病例7.2）。

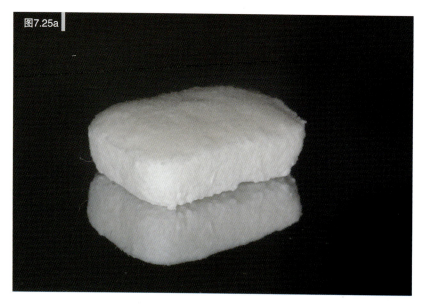

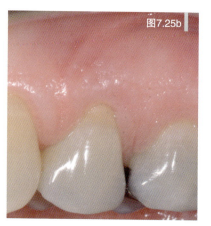

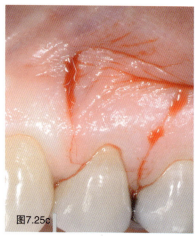

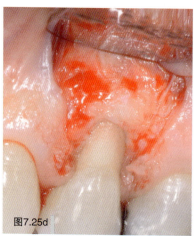

图7.25a～l
使用交联型三维胶原基质治疗单颗牙牙龈退缩。 图示为猪源性三维胶原基质，经过交联过程，空间稳定性增加（Fibrogide®，Geistlich），其厚度为6mm（**a**）。24 Miller Ⅰ类牙龈退缩（**b**）。按冠向复位瓣要求制备切口（**c**），龈乳头去上皮（**d**）。

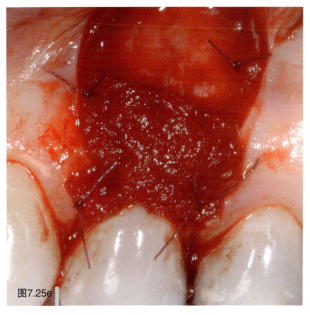

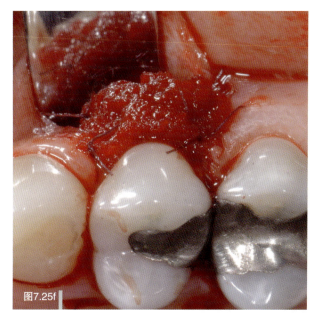

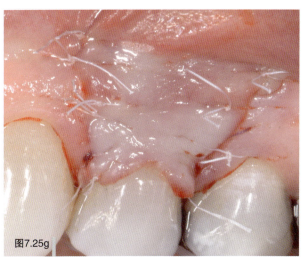

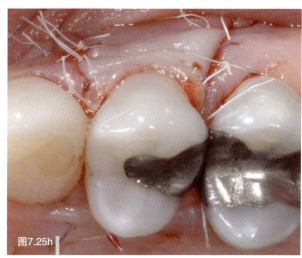

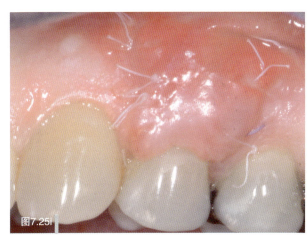

图7.25a~l（续）

将Fibrogide®（Geistlich）压薄50%，修整，用可吸收缝线缝合于骨膜上（e，f），然后将龈瓣覆盖于上方，冠向复位并缝合（g，h）。2周后可见愈合较为理想（i）。

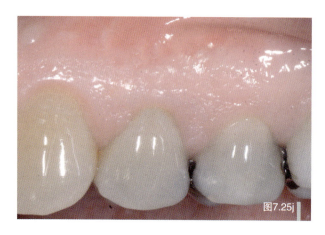

图7.25a~l（续）
12个月后复诊，根面完全覆盖（j），牙龈厚度增加（k），软组织丰满度良好（l）。

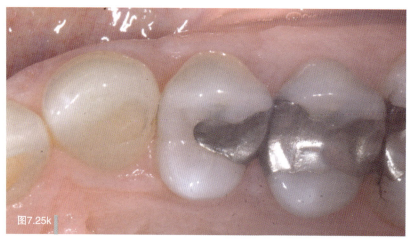

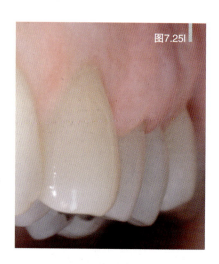

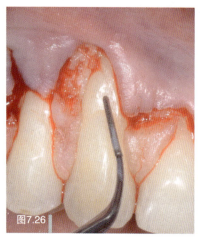

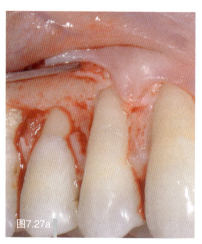

图7.26
暴露根面的机械处理。 可使用细颗粒金刚砂超声探头（DPL3EM1，Komet）进行轻柔的根面清洁及平整。

图7.27a，b
暴露根面的化学处理。 在缝合龈瓣之前，暴露的牙根表面应进行化学处理（a）。涂抹24%EDTA（PrefGel®，Straumann），2分钟后用生理盐水冲洗，可去除玷污层，且不会过度破坏根面（b）。

暴露根面的处理

膜龈手术时患牙根面是否需要机械或化学处理一直是倍受争论的话题。一方面，并没有证据证实使用牙科手机或手动器械（如刮匙或刮治器）进行根面平整和降低根面突度对根面覆盖有益处；另一方面，根面在被组织瓣或移植物覆盖之前，是否必须接受清创处理尚无定论。虽然对于污染根面需要被清除的牙本质的量尚无标准，

但在此阶段过度的根面处理必定会增加术后牙本质敏感的风险。目前倾向于尽可能保守地处理根面，推荐使用超声、抛光膏或喷砂。为了保护余留的附着牙周组织，根面处理应控制在生理性龈沟或牙周袋内探针能探入的区域（图7.26）。关于根面的化学处理，尽管已有文献报道目前使用的各种物质（如枸橼酸、四环素和EDTA等），但尚无文献证实使用这些物质可以提高根面覆盖率（Roccuzzo et al，2002）（图7.27a，b）。

牙龈退缩治疗的决策过程

考虑到解剖学、生物学以及临床3个方面，包括是否存在余留角化组织、余留角化组织量以及边缘牙周组织厚度等因素，针对3种不同类型的牙龈退缩提出了可选择的治疗方案（图7.28a~f）。

Ⅰ类牙龈退缩（图7.28a，b）

伴有窄附着龈和厚牙龈表型的单颗牙或多颗牙牙龈退缩。此类牙龈退缩仅通过移动边缘牙龈组织而无须增加其厚度即可达到治疗目的。

手术治疗：冠向复位瓣或侧向转位瓣。

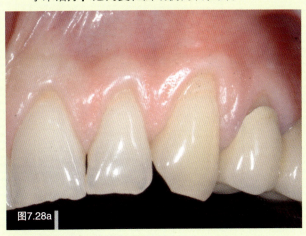
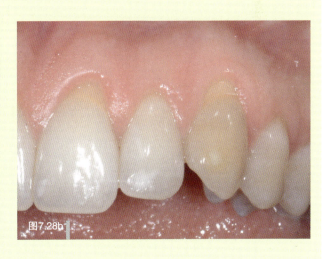

图7.28a~f

Ⅰ类牙龈退缩。 在牙龈退缩的根方或者侧方存在足够厚的角化组织，可移动这些组织从而覆盖暴露根面（a，b）。

Ⅱ类牙龈退缩（图7.28c，d）

单颗牙或多颗牙牙龈退缩，存在余留的附着龈，但牙龈表型为薄龈型和/或存在楔状缺损。这种退缩类型可应用自体或异体牙龈移植，采用双层技术增加牙龈组织厚度。

手术治疗：冠向复位瓣联合结缔组织或结缔组织生物材料替代物移植术（即双层技术）。

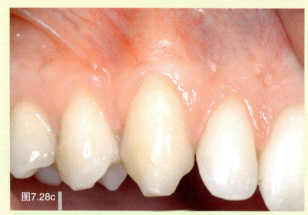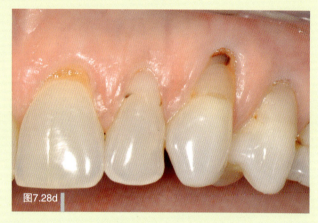

图7.28a~f（续）
Ⅱ类牙龈退缩。游离龈的根方组织存在牙龈退缩，薄龈生物型（**c**）以及牙颈部硬组织缺损（**d**）。

Ⅲ类牙龈退缩（图7.28e，f）

牙龈退缩且附着龈缺失。这种类型的退缩可选择自体牙龈移植术恢复附着龈：游离龈移植或冠向复位瓣联合结缔组织移植术（双层技术）。

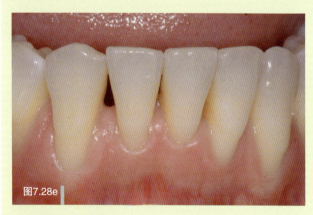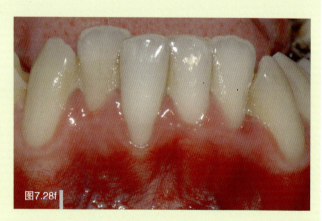

图7.28a~f（续）
Ⅲ类牙龈退缩。缺乏足够的附着龈，必须使用自体移植物进行修复（**e，f**）。

无论使用何种技术和材料，其共同的标准是：应确保愈合后存在足够的角化组织宽度和厚度（图7.29a，b和图7.30a，b）。边缘牙龈组织厚度的增加是维持长期疗效的基础（图7.31a~f和图7.32a~i）。

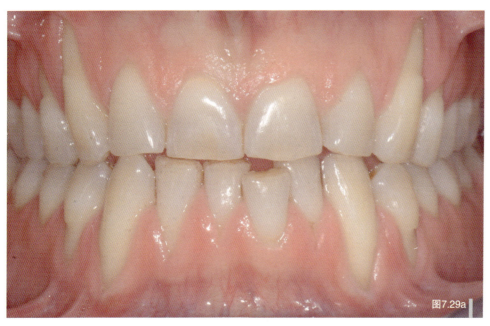

图7.29a

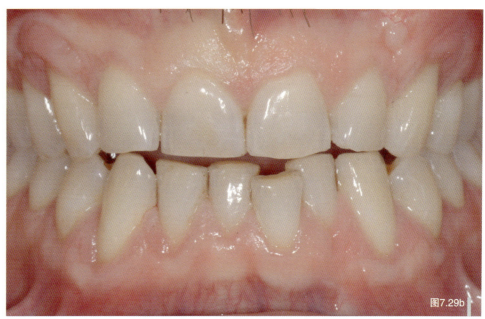

图7.29b

图7.29a，b
自体牙龈移植治疗多颗牙牙龈退缩。患者男性，41岁，全口多处存在Ⅲ类牙龈退缩，尖牙和前磨牙无附着龈（a）。患者先后接受了4次手术，即双层技术联合腭部结缔组织移植术。24个月后的口内像显示手术获得了非常好的美学及功能效果（b）。

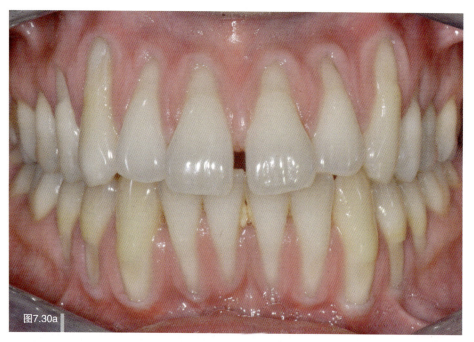

图7.30a，b
异种移植物治疗多颗牙牙龈退缩。患者男性，41岁，双牙弓多颗牙发生Ⅱ类牙龈退缩（a）。患者拒绝接受从腭部取移植物，3次手术均选择双层技术联合结缔组织替代物（Mucograft®，Geistlich）。24个月后的口内像显示手术取得了出色的美学及功能效果（b）。

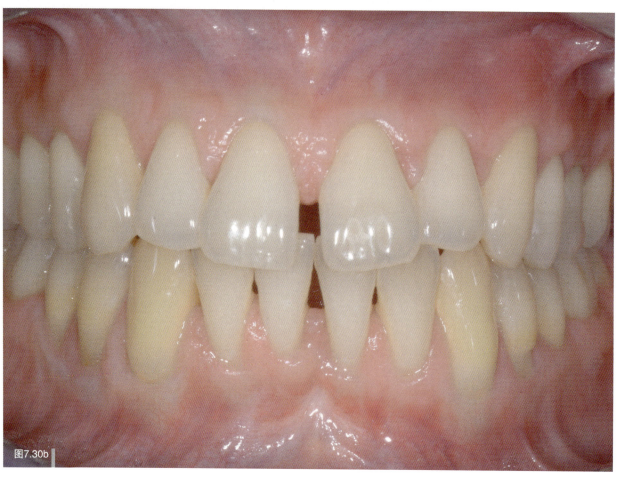

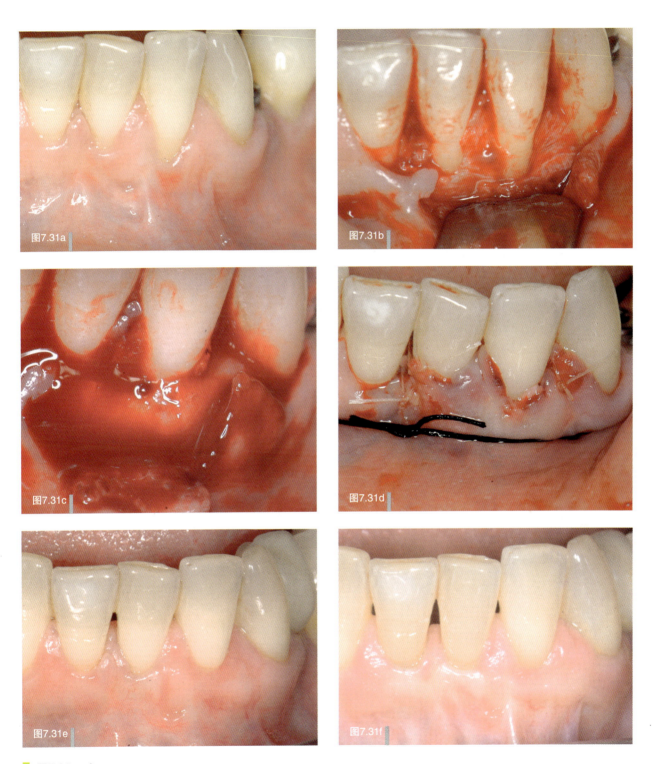

图7.31a~f
结缔组织移植术联合双层技术的长期随访结果。患者下颌侧切牙存在Ⅲ类牙龈退缩（a）。翻半厚瓣（b）将结缔组织移植物放置在暴露的牙根表面，使用同种纤维蛋白密封剂（Tisseel，Baxter）将其固定在原位（c）。将龈瓣冠向提升，在龈乳头处缝合，并用应力中断缝合将瓣固定（d）。12个月后的口内像显示手术取得了非常好的效果（e），15年后的口内像也证实如此（f）。

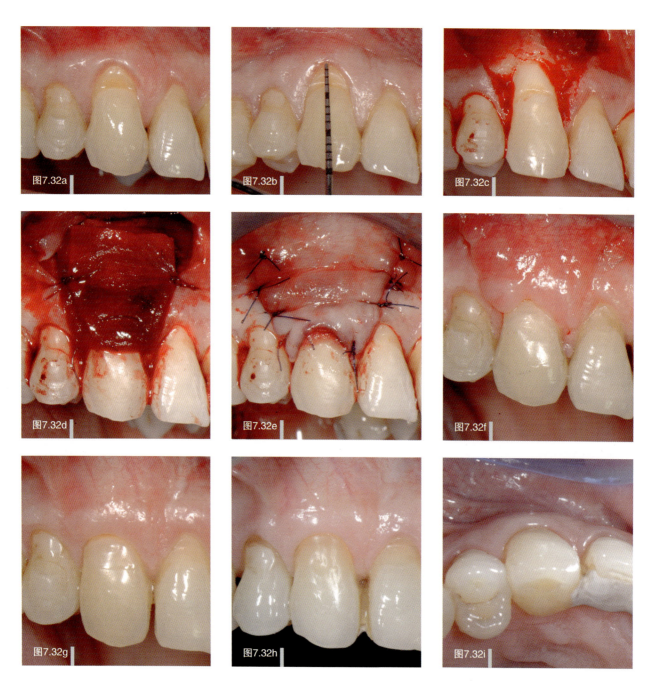

图7.32a～i

胶原基质移植联合双层技术长期随访结果。患者右上颌尖牙存在Ⅱ类牙龈退缩（a）。牙龈退缩与牙体楔状缺损共同存在（b）。翻梯形瓣，向根方分离半厚瓣（c），修剪胶原基质（Mucograft®，Geistlich），使其与半厚瓣宽度相同，并将其缝合在骨膜床上（d），随后将龈瓣冠向复位并完全覆盖异种基质（e）。术后2周拆线，可见愈合良好而无不良反应（f）。1年后，可见根面获得完全覆盖，此时对牙体楔状缺损进行修复（g）。11年后的随访口内像显示治疗效果良好（h），殆面观证实唇侧保持足够的牙龈厚度（i）。

手术过程7.1

单侧垂直褥式缝合（译者案）

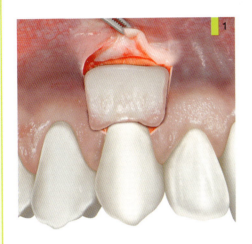
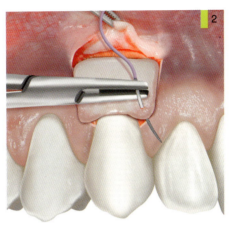

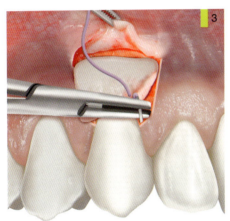
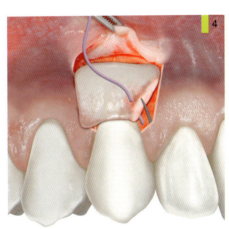

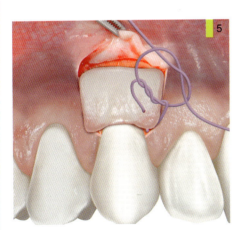
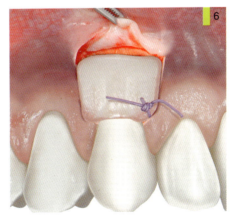

为了缝合游离的上皮移植物、结缔组织移植物或胶原基质，需要使用一种能够将移植物保留在釉牙骨质界水平的技术，从而避免其异位定植（**图1**）。针尖从移植物一个角由外向内进针，穿入并穿出（**图2**）。穿入并从腭侧穿出解剖龈乳头（**图3**），再次从腭侧穿入解剖龈乳头并在唇侧的切口处穿出（**图4**），然后在移植物上打结（**图5**）。这样，移植物最终便可被固定在解剖乳头基底部的切口线水平（**图6**）。这种缝合必须使用可吸收缝线。

手术过程7.2

冠向复位瓣术治疗单颗牙牙龈退缩

这种瓣设计的目的是使游离龈边缘回到釉牙骨质界水平（**图1**）。手术原则包括形成2个外科龈乳头，并将其冠向移位缝合在相应的解剖龈乳头上（**图2**）。龈瓣可垂直向移动伴小角度旋转（**图3**）。翻瓣可采用半厚–全厚–半厚的方式（**图4**）。

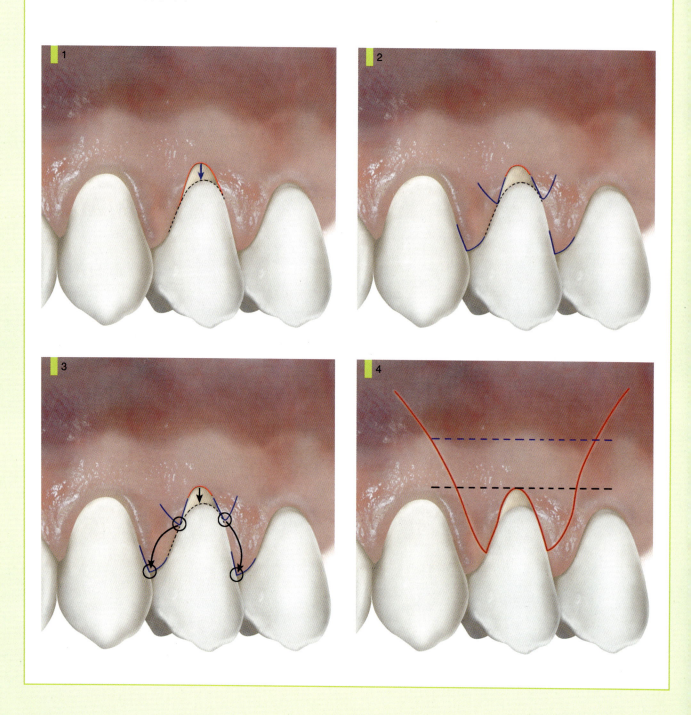

手术过程7.3

冠向悬吊缝合（译者案）

　　在外科龈乳头的基底部自外向内进针（**图1**），自前庭侧向腭侧穿入解剖龈乳头（**图2**），从对侧接触点下方再退入前庭侧（**图3**），自外向内穿入第二个外科龈乳头（**图4**），自前庭侧向腭侧进入解剖龈乳头（**图5**），然后从起始侧的接触点下方再退入前庭侧，最后打结（**图6和图7**）。

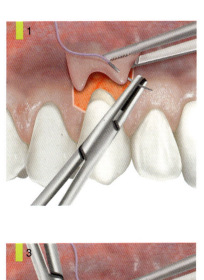
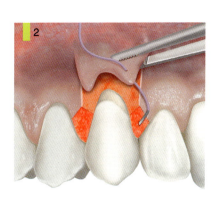
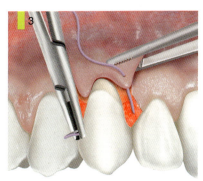
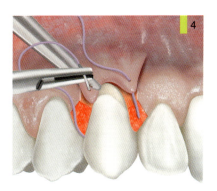
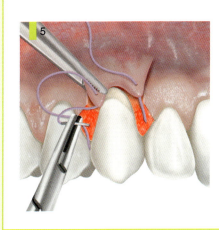
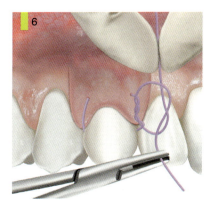
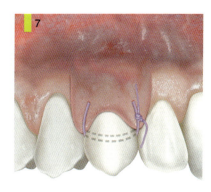

手术过程7.4

冠向复位瓣术治疗多颗牙牙龈退缩

　　这种瓣设计的目的是在一次手术中使几颗相邻牙齿的游离龈缘回到釉牙骨质界水平，并且可能不需要松驰切口（**图1**）。因此，设计外科龈乳头，将龈瓣向旋转中心覆盖（**图2**）。分离半厚瓣至退缩线处，从退缩线至膜龈联合分离全厚瓣，然后再以半厚瓣向膜龈联合根方分离（**图3**）。将外科龈乳头垂直向冠方移动并大幅度旋转，直到覆盖相应的解剖龈乳头（**图4**）。

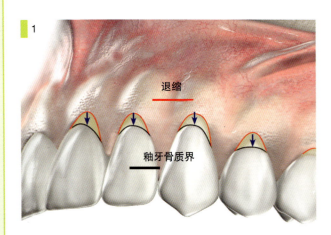

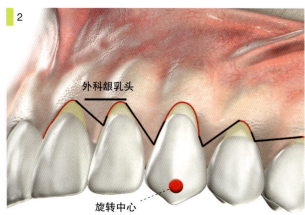

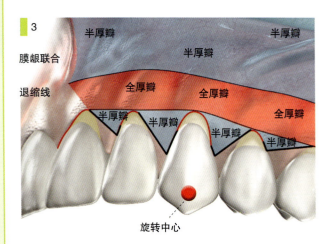

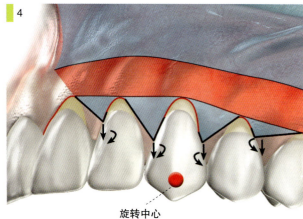

侧向转位瓣术

　　该手术包括做1个越过膜龈联合的松弛切口，倾斜的方向与瓣移动的方向相同（1）。

　　在牙龈退缩相邻牙的角化组织上做扇形切口。切口的近远中宽度需要比牙龈退缩的宽度增加数毫米，从而与自牙龈退缩处向近中或向远中预备的受床相匹配（2）。

　　侧向转位瓣的切口与发生牙龈退缩患牙的龈缘一致，并向根方延展且超过膜龈联合（3），其受床则是通过将牙龈退缩邻近的解剖龈乳头去上皮制备而成（4）。

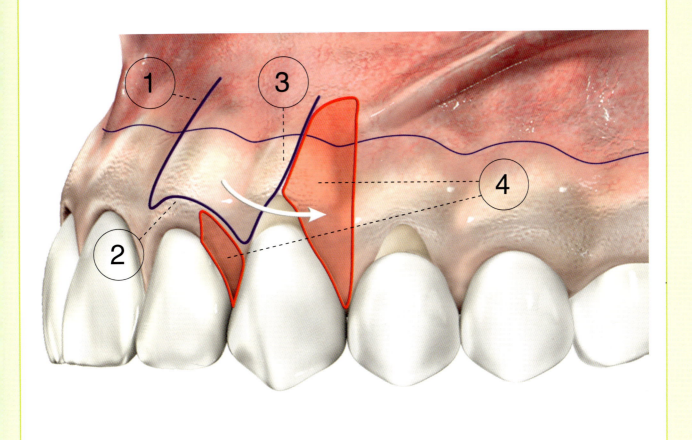

根面覆盖的龈瓣组织学修复

高倍镜下人组织学研究评价了使用牙釉质基质衍生物（Emdogain®，Straumann）行冠向复位瓣术的愈合质量，发现在结合上皮的根向末端（aJEP）存在新生结缔组织附着，并延伸至由新生牙周膜、牙骨质、牙槽骨形成的牙周再生区（Courtesy of M. McGuire，Houston，TX.）。

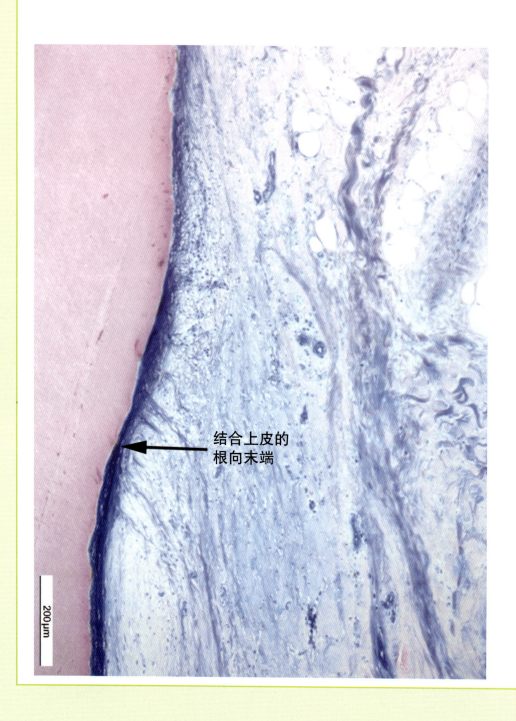

结合上皮的
根向末端

200μm

根面覆盖术后的创口愈合

编者：Fabio Vignoletti，Mariano Sanz

创口愈合的生物学原理

结缔组织中的任何手术创口或创伤都会立即引起毛细血管损伤和出血，从而导致血凝块形成。血凝块不仅为裸露的组织提供保护，还充当了细胞迁移和分化的临时基质。血凝块在存在血细胞浸润（红细胞、白细胞和血小板）并富含高浓度血浆蛋白（纤连蛋白、玻连蛋白和血栓形成蛋白）的纤维蛋白基质中逐渐成熟。在受伤后的几小时内，血凝块被以中性粒细胞和单核细胞为主的炎性细胞所束缚。这些细胞会吞噬创口中的细菌和坏死组织，并分泌细胞因子（IL1、IL6、TNF-α）以及生长因子（IGF1、PDGF、TGF-α、FGF、EVGF），这些生长因子参与了组织重建相关细胞的募集、增殖、分化和迁移。首先，内皮细胞在缺氧环境中增殖以促进新血管生成，随后成纤维细胞将产生一种新的富含胶原蛋白的基质，它将取代血凝块中的临时细胞外基质——纤维蛋白。随着胶原基质的成熟，增殖的内皮细胞数量因凋亡而减少，上皮细胞从创口边缘增殖并越过细胞外基质而发生迁移，进而发生创口的上皮化。创口的上皮化是借整合素受体与细胞外环境中层黏连蛋白残基的结合来实现的。

当存在适宜的细胞类型及其分化、增殖和迁移所需信号分子时，就会发生损伤组织的再生。否则，创口愈合的结果将变为修复，也就是说不能恢复损伤前组织原有的解剖结构和功能。

龈牙结合部的创口愈合

只要翻开外科黏骨膜瓣并将其再次放回到裸露的根面上，一系列愈合事件将遵循一套有序而复杂的生物学过程发生，包括细胞迁移/增殖、血管生成、细胞外基质形成、组织形成和重塑。这种创口愈合与体内任何其他皮肤或黏膜的手术创口愈合相比，其动力学并没有什么区别，但特殊的是，牙齿表面是人体唯一不脱落的表面，形成有机的龈牙结合部（图7.33a，b）。龈牙结合部包括上皮附着和结缔组织附着，其中上皮附着是上皮细胞通过半桥粒连接与牙釉质表面结合，结缔组织附着则是牙龈纤维附着在牙骨质表面，形成明确的界面（含有外源性纤维的无细胞牙骨质）。根据牙和牙龈表型不同，该界面可能有不同的范围，但结缔组织附着部分在健康状况下相当稳定，对保护负责咀嚼功能的牙周组织至关重要。龈牙结合部组织的创口愈合动力学遵循与任何其他创口愈合相似的步骤，具有明确的阶段，各阶段通常重叠，但为了便于描述已将其愈合过程明确分期（止血/炎症阶段；肉芽组织/基质形成；组织重塑/成熟）。

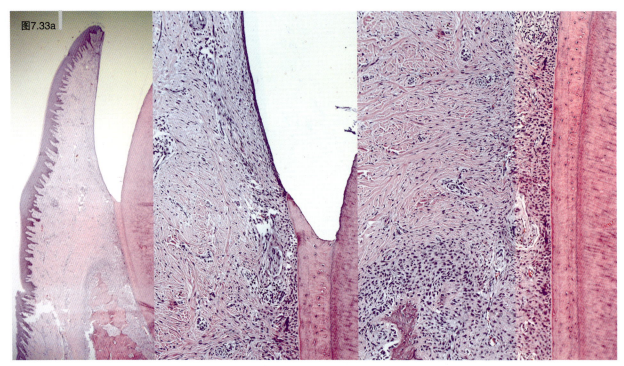

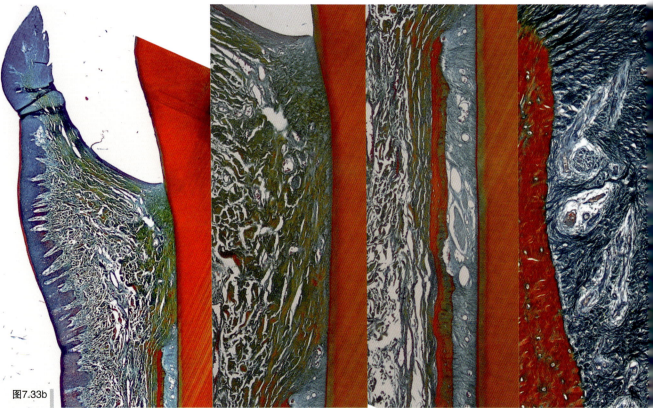

图7.33a，b
龈牙结合部（a，b）。

止血/炎症阶段

手术切开后（图7.34），止血阶段立刻开始（图7.35），组织发生出血，并且血液成分外渗至创口中，血液黏附并覆盖所有暴露的组织（牙表面、牙槽骨和牙龈结缔组织），从而填满和密封所有开放空间。

在通过缝合（图7.36）使血凝块稳定后，血小板立即与其他血源性细胞（中性粒细胞和红细胞）在细胞外基质中聚集，细胞外基质主要由纤维蛋白和血浆蛋白网状结构组成。这种早期的细胞和蛋白聚集体被命名为临时基质，它不仅可以维持稳态并保护裸露的组织，还可以作为细胞迁移和随后肉芽组织形成的支架。血小板除了具有凝血功能外，还会释放大量可溶性因子，包括von Willebrand因子、纤维蛋白原、纤维连接蛋白和血小板反应蛋白等黏附蛋白与趋化因子，以及血小板衍生生长因子、转化生长因子-α和转化生长因子-β等。这些生长因子可促进组织细胞的迁移和增殖（Susin et al，2015），对受损组织的再生至关重要。炎症阶段与止血阶段并行，首先是中性粒细胞，然后是巨噬细胞，沿着血小板释放的趋化因子浓度梯度的引导开始向创口迁移，从而开启一个无菌性炎症过程。这些炎症细胞会吞噬血凝块内的碎屑和坏死组织，并分泌细胞因子和生长因子，从而引导内皮细胞和成纤维细胞增殖并迁移至创口区域，开始形成临时基质。

肉芽组织/基质形成

这个阶段通常发生在术后第3天左右，其特征首先是内皮细胞的增殖、分化和迁移，从而促进血管生成。内皮细胞增殖和延展构成初始血管，并随时间的推移形成新的毛细血管，从而滋养临时基质。巨噬细胞释放的血管内皮生长因子

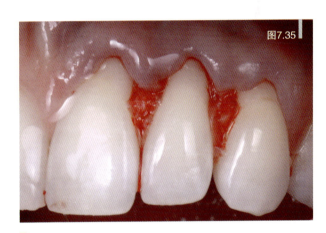

图7.35 止血。

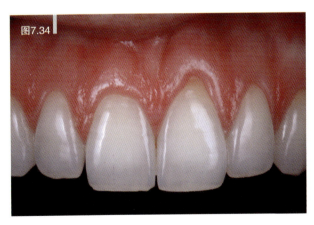

图7.34 健康的牙龈。

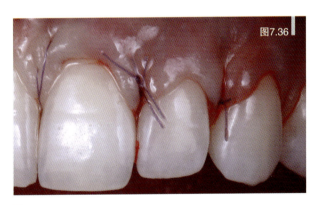

图7.36 缝合。

作用于血管壁中的周细胞，促使它们向内皮细胞分化和增殖。血管生成增加为快速增长的新生组织提供营养。其次，在牙周膜和牙龈结缔组织中，由间充质干细胞分化、增殖而来的成纤维细胞首先分泌基质金属蛋白酶，降解临时基质；然后合成大量胶原纤维，形成新的细胞外基质，主要由胶原蛋白、糖蛋白和弹性蛋白组成。

同时，来自创口边缘的角质形成细胞通过在新形成的细胞外基质上增殖和迁移而启动再上皮化，进而关闭创口。大约在创口愈合1周后，细胞外胶原基质形成，一些成纤维细胞便通过表达胞浆内α-肌动蛋白丝而转化为肌成纤维细胞，从而发挥创口收缩的作用（图7.37a~c）。

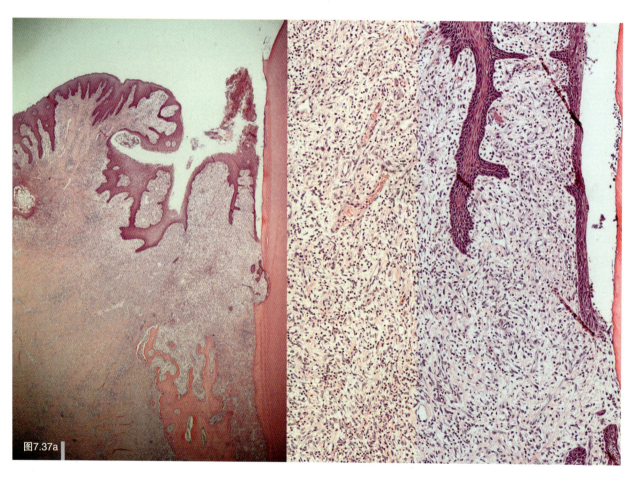

图7.37a

图7.37a~c
肌成纤维细胞的形成（a~c）。

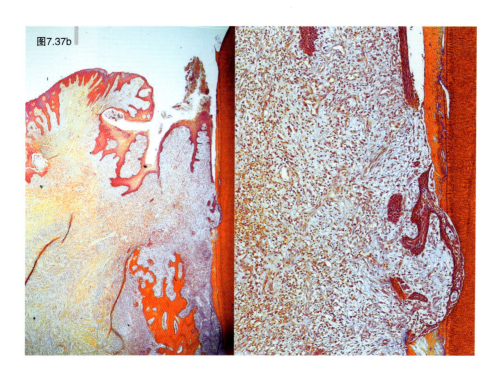

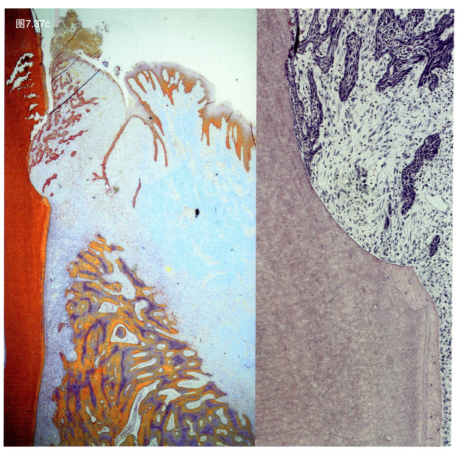

组织重塑/成熟

在几周内，肉芽组织/基质形成这一阶段进展到重塑/成熟阶段，细胞外基质持续积累，创口收缩。增殖的成纤维细胞和创口血管内皮细胞发生凋亡，两者数量减少、体积减小（图7.38a~c）。

只要存在理想创口愈合的适当条件，牙周组织的先天潜能便能实现可预期的牙周和牙龈组织新附着及再生。然而，由于存在与创口管理相关的技术和手术因素以及特定部位、患者特征等因素的影响，许多临床病例破坏了创口愈合/再生的理想条件，这可能会损害愈合过程，使愈合的

结果从再生转变为修复。关于手术方面的因素，提供足够空间、创口稳定性和一期愈合是理想创口愈合的关键因素，这一观点已得到公认（图7.39）。然而，再生结果不仅取决于手术条件，还取决于生物环境是否能满足要求，包括是否可在无菌环境下获得合适的细胞类型、信号分子和营养物质。但无菌环境在口腔手术中有时难以实现。Dickinson等（2013）利用临界大小的骨上牙周缺损模型，定义了促再生（起源于牙周韧带和骨髓）以及促瘢痕形成（起源于牙龈组织）两个区域，两者相互竞争地占据创口间隙。两者的竞争力受局部和全身因素的调节，其最终效应可

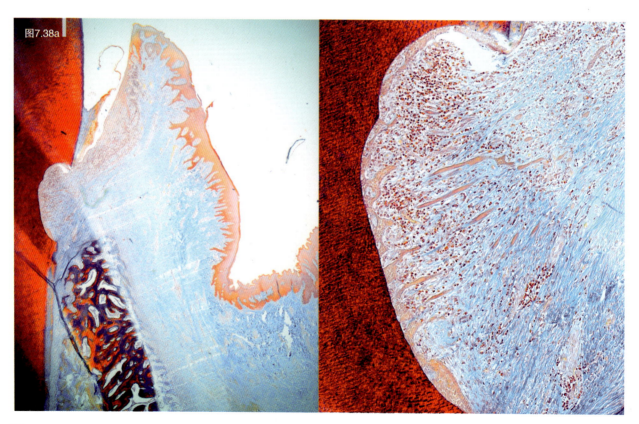

图7.38a~c
细胞凋亡和组织体积减小（a~c）。

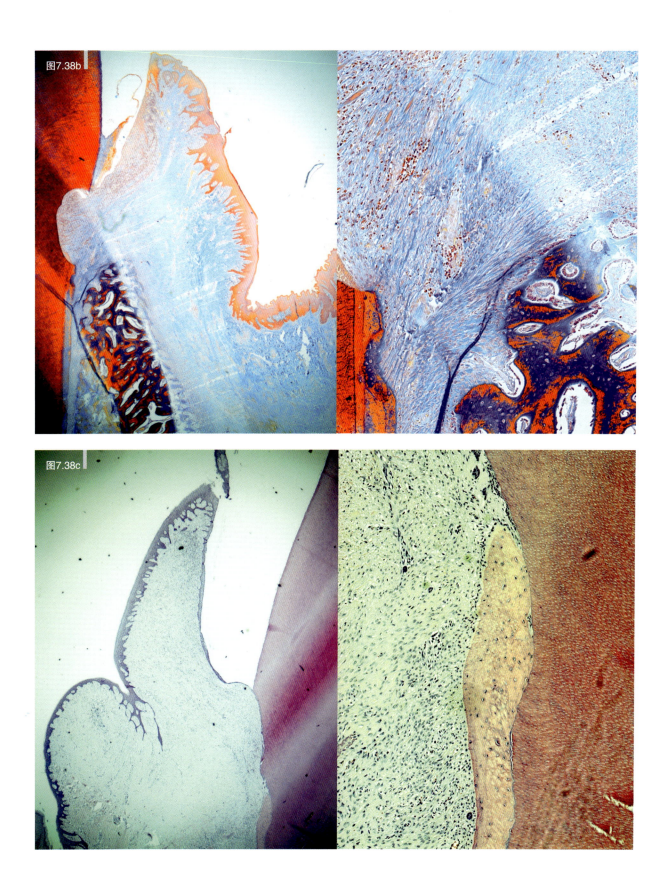

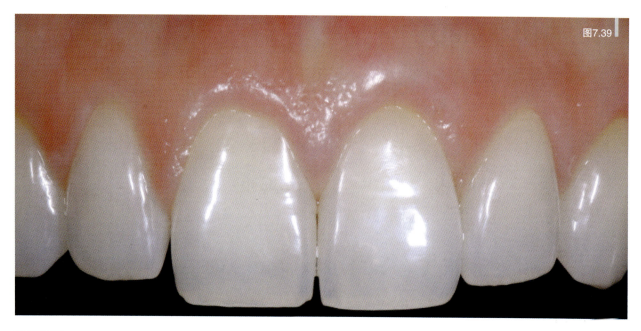

图7.39
一期愈合。

决定先天性再生潜能的发挥程度。学者们已经在膜龈手术中试验了不同的手术技术，其目的是优化促进组织再生的治疗方案，如使用屏障膜选择性地促进细胞在创口定植，要么使用支架材料促进创口愈合过程中的细胞长入，从而允许软组织形成；或者使用具有向结缔组织分化能力的特定细胞或信号分子。

翻瓣术后的愈合

几个经典研究评估了翻全厚瓣和翻半厚瓣术后创口愈合的情况。总的来说，这些愈合情况遵循与前述相似的模式，其特征是：在第一阶段，软组织和牙齿表面之间形成血凝块，这种早期黏附似乎很微弱，并且主要取决于手术和患者相关因素（瓣及缝合张力、患者行为等）（Kon et al，1969）。术后1周，这种血凝块已经被结缔组织基质所取代，其中富含炎症细胞和新生血管。在这个阶段，如果施加张力，瓣仍然容易被剥离。术后第12天，瓣与下层组织（牙面或骨板）发生有机附着，创面完全角化，形成钉突大小和形态正常的口腔上皮。大约4周，瓣通过致密有序的附着结缔组织重新附着在硬组织上。大约5周，软组织看起来已完全再生，与初始部位相比没有差异。当瓣与骨板分离时，往往会存在一定量的骨吸收。与全厚瓣相比，半厚瓣的骨丧失可能相对较少，但骨膜似乎并不能防止骨丧失

（Fickl et al，2011）。Hiatt等（1968）在牙周手术后的愈合过程中，对龈瓣施加作用力，使其与牙面分离，然后评估龈瓣的抵抗能力。术后第2天和第3天，在龈瓣边缘的丝线上施加225g力便可使瓣与牙面分离；术后1周，当力增加到340g时，龈瓣才与牙面分离。

在愈合早期，一旦上皮附着被切断，结缔组织下方的纤维蛋白仅能提供有限的机械抵抗力。在术后2周时，如果用1700g的力牵拉牙龈边缘的缝线，龈瓣仅部分与牙面分离。在术后1个月时，龈瓣与牙面不能被机械分离，但在显微镜下可观察到应力点处发生上皮内裂开。这些发现表明，龈瓣和牙齿之间的初始附着是依赖于上皮的，纤维蛋白层对龈瓣的固位并没有显著作用。此外，黏骨膜瓣与牙根表面良好的再贴合似乎可以抑制上皮向下生长增殖。

软组织覆盖暴露根面后的愈合

已有动物实验研究和临床病例报告对根面覆盖外科手术愈合的基本特点进行了研究。Caffesse等（1984）通过手术去除5mm×7mm的颊侧牙槽骨板并暴露牙根表面，制造出局部牙龈缺损。这些牙龈缺损2个月不做处理，然后行膜龈侧向转位瓣术以覆盖局部牙龈退缩。作者报告了临床上平均根面覆盖率为50%，在组织学上，所获得的覆盖40%～50%由结缔组织直接附着于根面所构成，其余的50%～60%由结合上皮界面构成。没有证据证明有牙骨质沉积，因此这种翻瓣术没有实现软组织的再生。

在评价以往文献中不同牙周整形手术的组织学结果时，由于这些结果来自病例报告的人体活检样本，所以这些结果非常不一致。Pasquinelli等（1995）报道了使用自体结缔组织移植术治疗局限性牙龈退缩，实现了5mm的根面覆盖（占缺损的83%）。尽管作者没有用根面缺损做参照以确保测量的一致性，但组织学结果显示，根面覆盖术后结合上皮为2.6mm，新结缔组织附着为4.4mm，新骨形成4mm。Bruno和Bowers（2000）报道，使用CTG获得成功的根面覆盖后，大部分临床附着的获得归因于组织学上的结缔组织附着，而Goldstein等（2001）证明了CTG置于暴露的牙根表面以后发生了牙周再生。与这些结果相反，Harris等（1999）评估了下颌前磨牙结缔组织自体移植联合双蒂瓣的愈合情况。愈合30个月后，上皮附着是软硬组织界面最主要的形式，无新结缔组织附着，无新骨形成，也无新生牙骨质。这些发现与另一病例报告（Majzoub et al，2001）的结果一致，该报告也在组织学上描述了联合使用CTG和CAF进行根面覆盖术后的界面。12个月后，长结合上皮是最主要的愈合形式，并延伸至牙槽嵴顶附近；另有少量胶原纤维形成，并插入牙骨质。

总之，这些组织学研究结果表明，在不同翻瓣手术后，无论是否使用自体软组织移植物，软组织与先前暴露的根面之间的界面大多以长结合上皮和结缔组织附着的形式存在。因此，以新插入的胶原纤维、新骨、新牙骨质为特征的再生相当有限。为了提高再生效果，通过体内试验对不同的辅助技术进行了评估。

釉基质衍生物的使用

EMD（Emdogain® R，Straumann）在牙周再生中的生物学潜力和临床应用已得到广泛研究。其蛋白质来源于猪，与人牙釉质蛋白具有高度同源性，且对牙根发育过程中的牙骨质和牙周附着形成具有重要作用，因此其作用机制是仿生的。有学者猜测，在自体软组织移植术中添加EMD用于治疗局部牙龈退缩，可能提高再生效果。Carnino等（2002）对EMD的作用进行了人体组织学研究。他们对4颗牙（2颗牙为Miller Ⅱ类牙龈退缩，2颗牙为Miller Ⅲ类牙龈退缩）进行了CTG和EMD治疗。分别于愈合后6个月和12个月取出牙及邻近软组织，并进行了组织学研究。两种退缩类型（Miller Ⅱ类和Ⅲ类）之间以及6个月和1年的愈合并无差异，所有结果均显示CTG覆盖的大部分区域表现为结缔组织附着及短结合上皮，结缔组织纤维平行于根面。未见新的牙骨质和骨形成。因此，这项研究表明，EMD和CTG的联合应用并未对附着的本质产生有益的影响，也没有促进再生。相反，Rasperini等（2000）使用CTG加EMD（Emdogain® R，Straumann）治疗Miller Ⅲ类牙龈退缩，观察到在根面缺损区有新结缔组织附着、新骨、新牙骨质形成。McGuire和Cochran（2003）发现，在愈合6个月后，EMD处理后的根面上形成一层新生的细胞性牙骨质和骨岛，但牙周膜纤维并未插入新形成的牙骨质和骨之间。

软组织替代物的应用

在20世纪80年代，同种异体真皮替代物被研制出来，并应用于大面积皮肤烧伤创面的治疗。同样，这些由同种异体脱细胞真皮基质（Acellular Dermal Matrix Graft，ADMG）组成的替代物也被开发应用于牙周整形外科。脱细胞真皮基质主要由细胞外胶原束和弹性纤维构成的支架组成，所有的细胞成分和上皮均被去除。其预期的作用机制是作为三维支架，使周围组织的成纤维细胞、血管和上皮向其中长入并增殖，从而形成功能完备的牙龈或角化黏膜。近来使用猪源异种胶原基质（collagen matrix，CM）的类似理念已被用于治疗牙龈退缩（Mucograft®）。

目前，使用这些辅助技术治疗牙龈退缩的组织学研究非常少。有学者在动物模型上观察了ADMG联合CAF治疗牙龈退缩的愈合情况，在术后第4周、第8周、第12周，移植的ADMG与宿主结缔组织结合紧密，密度相近。事实上，同种异体移植物和天然胶原之间的界限在某些区域很难用标准的H&E方法来区分（Luczyszyn et al，2007）。此外，有学者分别用CAF+ADMG与CAF+CTG对Miller Ⅰ类牙龈退缩进行手术治疗，并对两者的效果进行了比较（Nunez et al，2009）。愈合3个月后，两组的组织学结果相似，均有短上皮附着和新生牙骨质［CTG为（2.22±0.44）mm，ADMG为（2.13±0.48）mm］，嵴上结缔组织纤维（Supracrestal Connective Tissue Fibers）垂直于根面并插入新生的牙骨质。两种方法的主要差异是牙龈厚度，尽管两种移植物在手术时厚度相似（1mm），但CTG组术后的牙龈厚度明显高于ADMG组［（2.54±0.93）mm和（1.45±0.15）mm］。Sallum等（2006）也观察到类似的结果，尽管组间差异无统计学意义。这些实验研究表明，使用CTG或ADMG都可以促进再生，包括新牙骨质、新骨的形成以及结缔组织附着于曾经暴露的牙根表面。ADMG用于根面覆盖的人体组织学结果是不一致的，主要原因在于这些组织学病理报告是在预后无望且牙龈退缩非常严重的患牙上进行的，这显然不是检测创口愈合的理想模型（Cummings et al，2005）。在这些人组织学研究中，有些研究报告了退缩的根尖部分有新牙骨质沉积（Cummings et al，2005），而其他研究并未发现新牙骨质生成，也没有发现结缔组织附着，结缔组织胶原纤维大多平行于根面（Richardson和Maynard，2002）。

只有一项使用小型猪模型的实验研究报告了CM辅助技术的组织学结果。在这项研究中，用CAF+CM和仅使用CAF（对照）治疗以手术方式建立的单颗牙Miller I 类牙龈退缩，并对两者的效果进行了比较（Vignoletti et al，2011）。结果显示，异种基质与周围结缔组织具有高度的生物相容性，仅在根面附近的嵴上结缔组织内存在少量炎性浸润。愈合1个月后，CM很难与其周围的嵴上结缔组织区分开来（图7.40）。3个月时，组织学结果显示，对照组（CAF组）结合上皮延伸较深，而实验组（CAF+CM组）表现为新生牙骨质长度增加（图7.41a，b）。然而，这些差异在统计学上并不显著。最近一份临床病例报告评估了使用CAF+CM治疗牙龈退缩的组织学结果（Camelo et al，2012）。与临床前研究的观察结果相反，该报告中的软硬组织界面主要由长结合上皮附着和结缔组织附着组成，并没有新牙骨质或新骨形成的迹象。

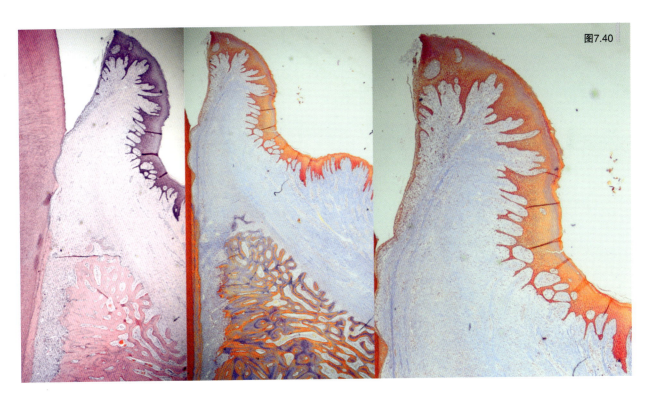

图7.40

图7.40
愈合1个月后，CM与其他嵴上结缔组织已无差别。

总之，纤维蛋白凝块/临时基质的稳定似乎是牙周创口愈合/再生的首要且必不可少的，具有里程碑意义。在愈合的早期阶段，创口边缘将承受功能性机械力，其结构的完整性几乎完全依赖于缝线和黏骨膜瓣的保护。根面-膜龈瓣复合体缺乏稳定性将会破坏与根面黏附的纤维蛋白凝块，进而影响牙周创口愈合，导致长结合上皮形成，而不是新的结缔组织附着与牙周再生。上皮向根方增殖或长结合上皮形成并非必然的结局，而是创口愈合失败的表现（Susin et al，2015）。因此，愈合的结果与所采用何种方法和技术无关，手术过程中能够保证足够的愈合空间、创口稳定性以及一期愈合才是理想愈合的基本标准。

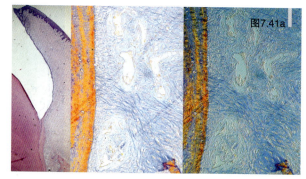

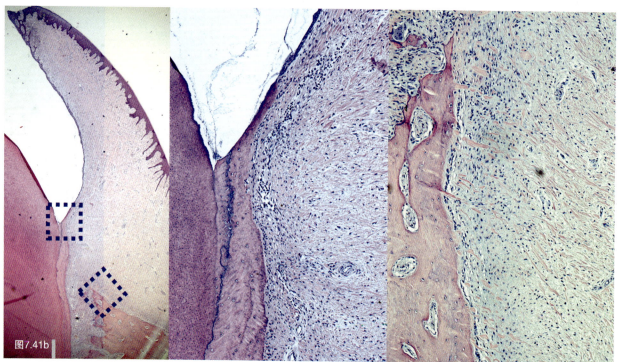

图7.41a，b
3个月后的组织学检查（a，b）。

临床病例7.1 编者：Edward P. Allen

隧道技术联合真皮基质治疗牙龈退缩

患者为健康女性，55岁，44、45、46存在3~5mm牙根暴露、牙根楔状缺损且缺乏附着龈（**图1**）。对这些牙进行根面平整术，使牙根缺损的边缘变平，然后用隧道技术进行AlloDerm™移植术（BioHorizons）。

隧道预备的方法：首先在43、44、45、46的龈沟内做沟内切口并延伸至牙槽嵴顶，然后进行骨膜下分离至釉牙骨质界（CEJ）根方8mm，继续潜行分离龈乳头的唇颊面和牙槽嵴顶表面，从而形成相通的隧道。采用骨膜上分离将隧道再向根方加深7mm，以利于被动冠向复位至CEJ。

将AlloDerm™移植物修剪为宽7mm、长30mm大小，使其足以覆盖44、45、46唇颊侧根面，并延伸至43以利冠向提升。将移植物从磨牙龈沟插入，调整其在隧道内的位置，使其位于46-43的唇面，并与隧道冠方边缘平齐。用6/0聚丙烯缝线连续悬吊缝合，将44、45、46唇颊面的隧道和同种异体移植物一起冠向复位于CEJ水平（**图2**）。3个月后取得理想效果，2年后疗效确实（**图3**）。

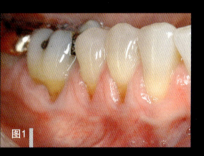
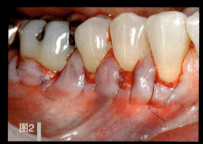
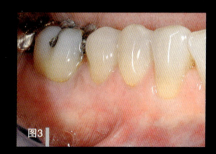

右下颌后牙AlloDerm移植术2年后，发现42、41、31、32、34（**图4**）的唇颊面牙根暴露增加，牙根突出，附着龈极少。在完成如上所述的根面预备和隧道预备之后，将一个34mm×7mm的AlloDerm™移植物通过尖牙的沟内切口插入，调整其在隧道内的位置，使其位于42、41、31、32、33、34的唇颊面（**图5**），并与隧道的冠方边缘平齐。使用6/0聚丙烯线连续悬吊缝合，将移植物和隧道一起冠向复位至CEJ水平（**图6**）。移植手术基本实现了完全根部覆盖（**图7**），并且维持疗效已达6年（**图8和图9**）。

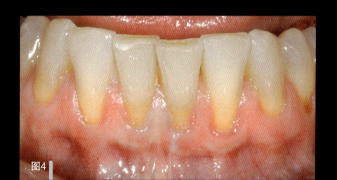

牙周整形与再生手术

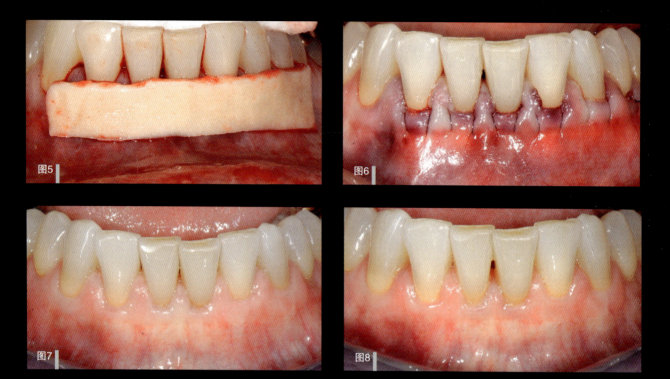

图5 图6

图7 图8

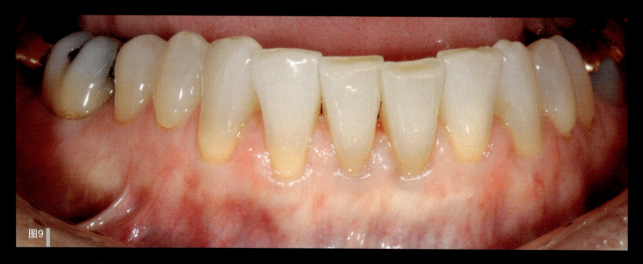

图9

　　AlloDerm™是一种脱细胞真皮基质，最初被开发应用于治疗烧伤患者。自1994年推出以来，被广泛应用于医疗和牙科重建手术。其专利处理技术可完全去除细胞，同时保留由胶原蛋白和主要细胞外基质成分组成的天然三维结构，包括纤连蛋白、蛋白聚糖和能够支持细胞迁移与毛细血管增殖的血管通道。在临床上，这种再生组织基质使组织的厚度及强度增加，并且对根面覆盖和软组织增厚手术都很有帮助。

临床病例7.2
使用釉原蛋白辅助冠向复位瓣术

患者为年轻女性，11、21 Miller Ⅰ类牙龈退缩（**图1**）。11由于存在上皮化的Stillman裂，因此退缩更为严重（**图2**）。

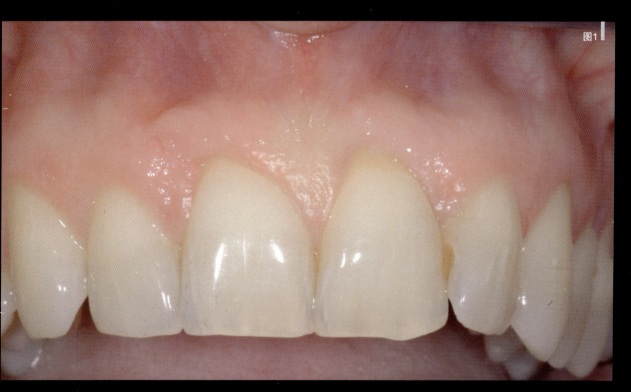

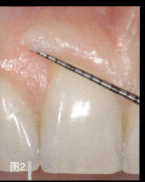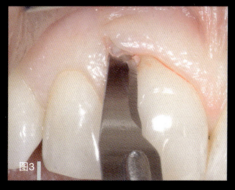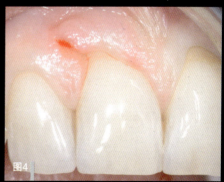

手术首先需要将Stillman裂去上皮，以暴露结缔组织（**图3和图4**）。

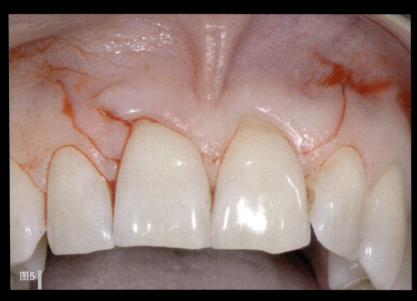

在11、21远中分别做垂直松弛切口，在龈乳头处做矛尖形切口（**图5**）。翻起半厚瓣，去除龈乳头上皮（**图6**）。用24% EDTA（Prefgel，Straumann）对根面进行化学处理（**图7**），然后用生理盐水冲净并干燥根面（**图8**）。接着在根面上施用牙釉基质衍生物——釉原蛋白（Emdogain®，Straumann）（**图9**）。

图5

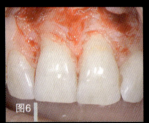

图6

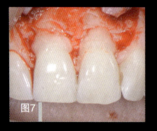

图7

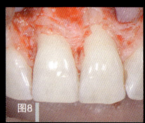

图8

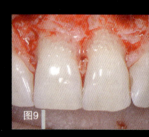

图9

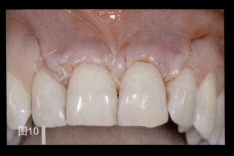

图10

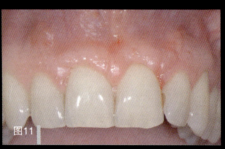

图11

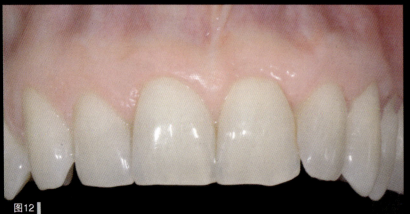

图12

随后将半厚瓣冠向复位，使外科龈乳头与相应的解剖龈乳头重合，然后缝合（聚四氟乙烯线6/0，Omnia）（**图10**）。拆线时，可观察到软组织愈合良好（**图11**）。12个月后随访证实，暴露的根面已获得完全覆盖（**图12**）。

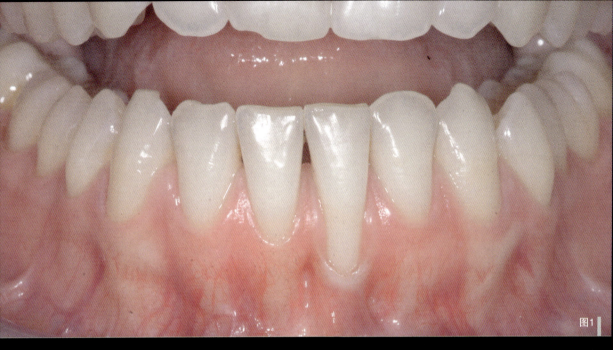

图1

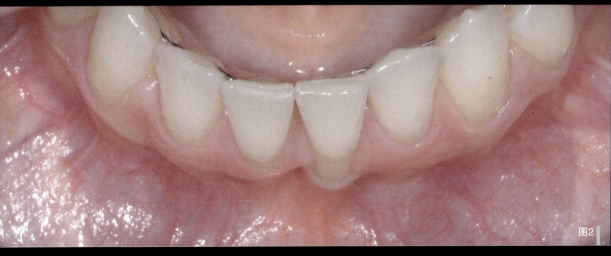

图2

在固定正畸治疗结束时，31的牙根暴露至前庭沟水平（**图2**）。

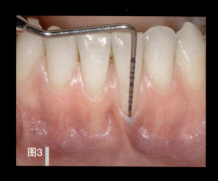

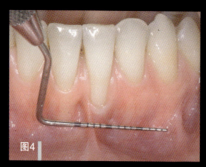

临床检查显示，龈沟表面被覆牙槽黏膜，牙周探针可毫无阻力地探入龈沟（**图3**）。此外，正中系带附丽于龈乳头，并且与龈沟相连，形成牵拉综合征（**图4**）。

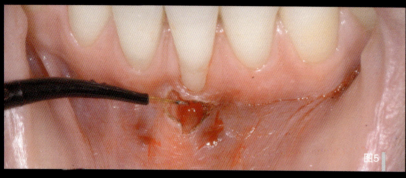

因此，首先进行激光辅助系带切开术，从而加深前庭沟（Nano YAG，DMT）（**图5和图6**）。

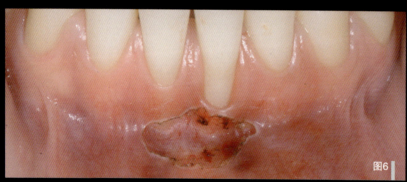

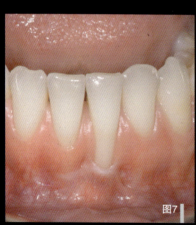

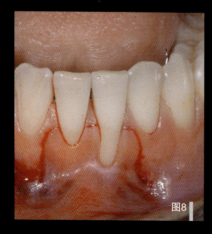

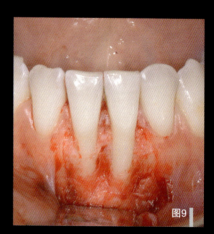

8周后，患者愈合良好（**图7**）。在31、41远中各做1个垂直松弛切口（**图8**），翻开半厚瓣，可见两牙根表面发生骨开裂（**图9**）。

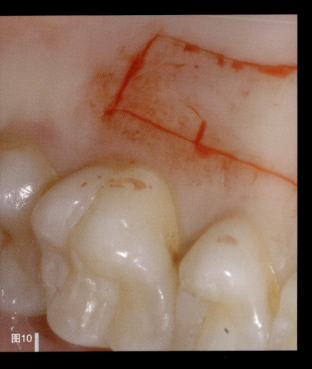

图10

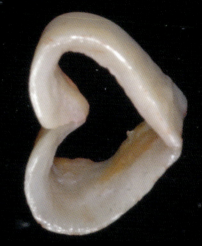

图11

从腭部采集上皮–结缔组织移植物（**图10**）。去除上皮层的结缔组织移植物（**图12**）特别坚韧而有弹性（**图11**）。

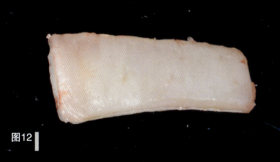

图12

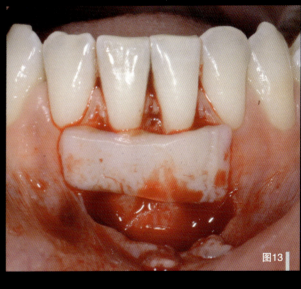

图13

将结缔组织移植物置于骨膜床上并保持稳定，然后用同源纤维蛋白密封剂（Tisseel，Baxter）固定移植物（**图13**）。

将半厚瓣冠向复位并使用冠向悬吊缝合（聚四氟乙烯线6/0，Omnia）缝合固定。覆盖31牙根的结缔组织边缘故意暴露一部分，以免膜龈线过于参差不齐。这部分结缔组织将自然地被角化上皮所覆盖，进而覆盖牙龈退缩的根面（**图14**）。

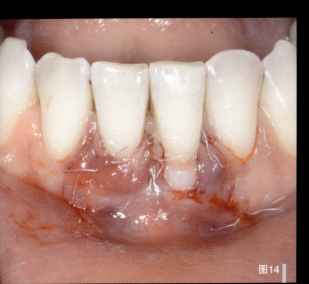

图14

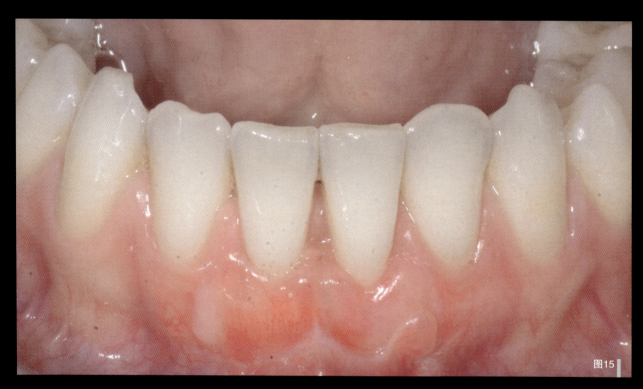

图15

就根面覆盖、牙龈组织厚度和角化龈宽度而言（**图15**），4周后愈合达到理想效果，12个月随访时各项指标依然保持稳定（**图16**）。

12个月随访

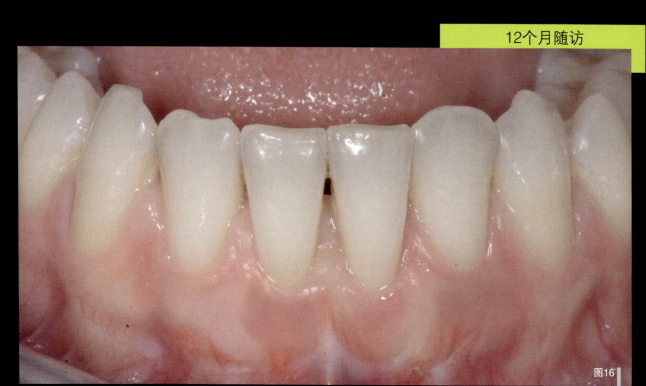

图16

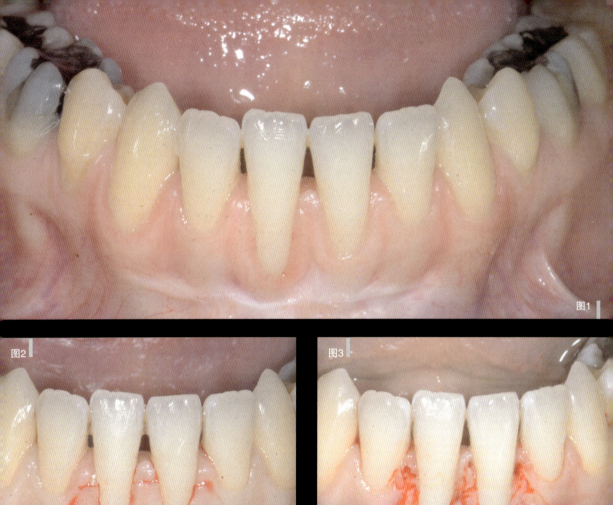

图1

图2

图3

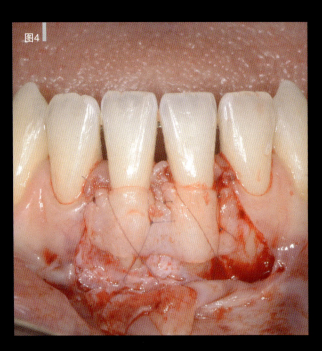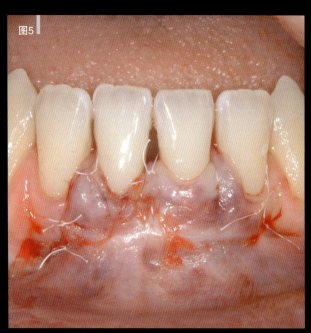

　　将结缔组织移植物缝合于釉牙骨质界水平，采用具有压迫作用的水平交叉褥式缝合和简单缝合（译者案），将移植物锚定于骨膜上（聚乙交酯7-0，Omnia）。在冠方，移植物通过交叉褥式缝合被固定在解剖龈乳头上（**图4**）。将半厚瓣冠向复位以完全覆盖移植物，松弛切口采用冠向悬吊缝合和简单间断缝合（聚四氟乙烯线6/0，Omnia）（**图5**）。

12个月随访

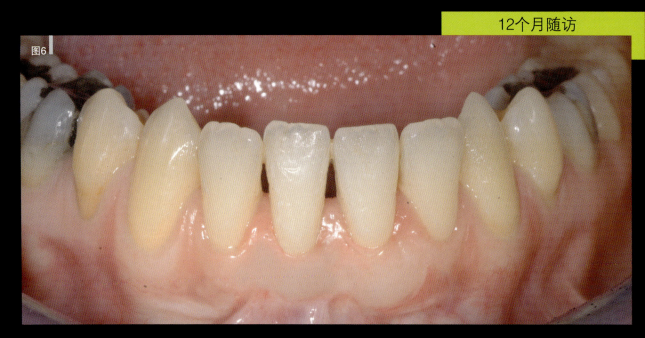

12个月后的口内像显示根面覆盖和附着龈组织带的效果非常理想（**图6**）。

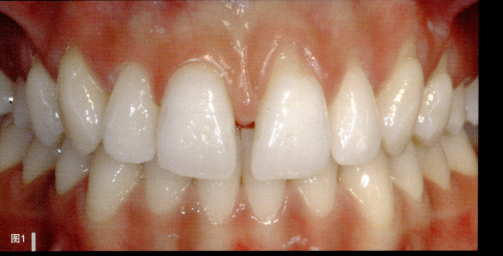

图1

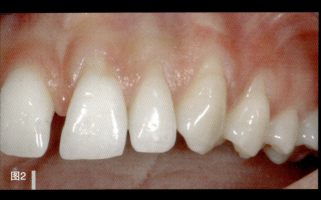

图2

年轻患者，因不良刷牙习惯导致左上象限多颗牙罹患Miller Ⅰ类牙龈退缩，薄牙周表型（**图1**和**图2**）。

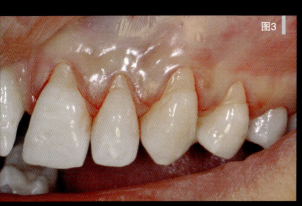

图3

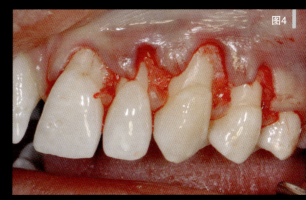

图4

制备偏于一侧的外科龈乳头，使牙龈向作为旋转中心的尖牙汇聚（**图3**）。翻半厚瓣，去除龈乳头的上皮（**图4**）。

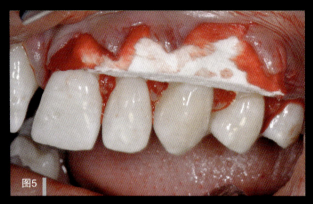

图5

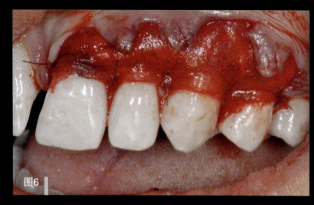

图6

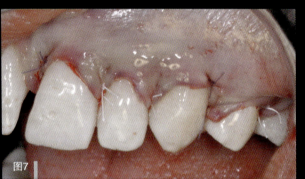

图7

将猪胶原蛋白基质（Mucograft®，Geistlich）放置在骨膜上（**图5**），使用可吸收线（聚乙交酯6/0，Omnia）行间断缝合，将其固定至解剖龈乳头上（译者案）（**图6**）。使用不可吸收缝线（聚四氟乙烯线6/0，Omnia）行冠向悬吊缝合提升半厚瓣，直至完全覆盖基质（**图7**）。

12个月后随访

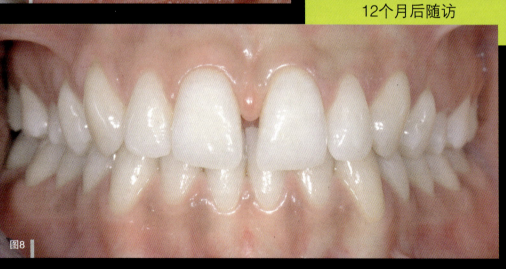

图8

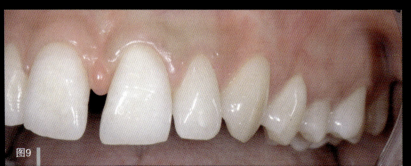

图9

术后12个月随访显示手术取得了很好的效果（**图8**和**图9**）。

临床病例7.6

使用交联基质进行根面覆盖

患者左上象限多颗牙罹患Miller Ⅰ类牙龈退缩，薄牙周表型，由刷牙造成的创伤引起（**图1**）。

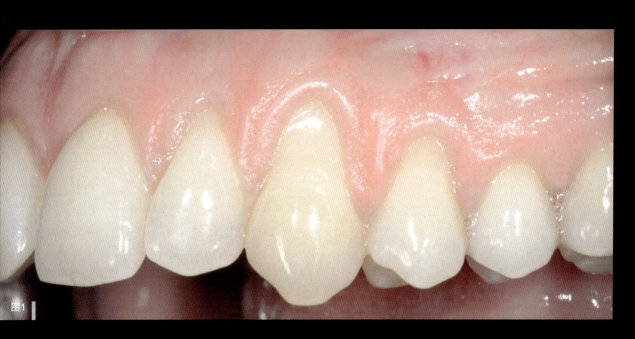

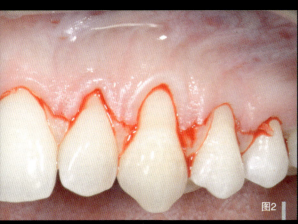

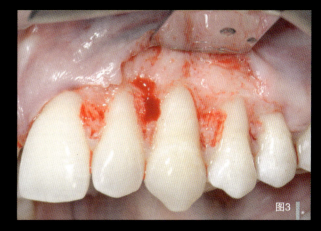

制备偏于一侧的外科龈乳头，使其向作为转位中心的尖牙汇聚（**图2**）。翻半厚瓣，去除龈乳头的上皮（**图3**）。

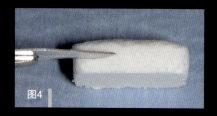

图4

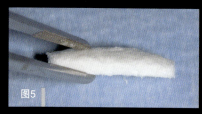

图5

具有稳定体积的猪胶原蛋白基质（Fibrogide®，Geistlich），初始厚度为6mm，用15C手术刀片（**图4**）减薄至3mm厚（**图5**）。

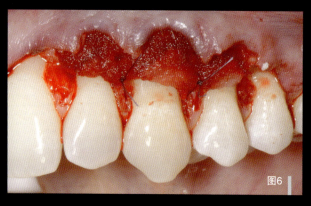

图6

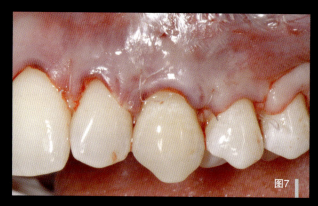

图7

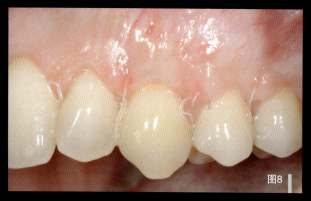

图8

将基质裁成适合深面骨膜床的形状，通过单侧垂直褥式缝合将其固定至解剖龈乳头上（译者案）（**图6**）。使用不可吸收缝线（聚四氟乙烯线6/0，Omnia）行冠向悬吊缝合（译者案）提升半厚瓣直至完全覆盖基质（**图7**）。

12个月后随访

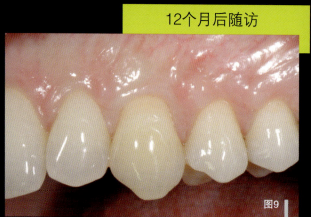

图9

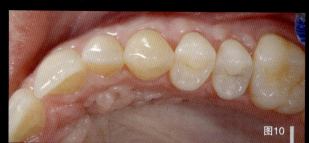

图10

14天后拆线时愈合情况良好，组织没有任何炎症迹象（**图8**）。12个月后，根面覆盖（**图9**）和牙龈软组

技术数据表7.1

Mucograft®

　　Mucograft®（Geistlich）是由猪源天然胶原纤维组成的三维基质，厚约3mm，由外层和内层组成。外层占总厚度的10%，由非常紧密的胶原纤维形成，外表光亮。内层占总厚度的90%，由稀疏的胶原纤维组成，呈粗糙、海绵状外观。

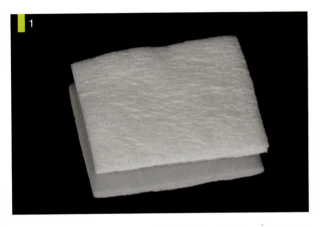

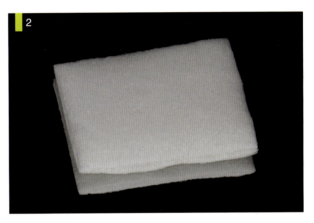

　　基质的外层（**图1**）与瓣的软组织面接触，并被瓣所覆盖（在根面覆盖技术中），如有需要也可以特意暴露在外面（应用于角化组织增量技术）。

　　另外，内层（**图2**）必须与骨膜贴合运用适当的缝合技术，将Mucograft®固定在其深面的受床上。通过血凝块

的稳定和随后的软组织再生而实现愈合。这种基质作为结缔组织移植的替代物，结合冠向复位瓣用于双层技术进行根面覆盖，也可以作为游离龈移植的替代物暴露在口腔当中，愈合后实现角化组织增量。

技术数据表7.2

Fibrogide®

　　Fibrogide®（Geistlich）是由猪源交联胶原纤维组成的三维基质，厚度约为6mm，密度均匀（**图3**）。

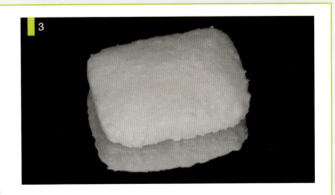

　　这种基质能吸收手术部位血液并稳定血凝块，从而启动软组织再生过程。其结构特点使其体积十分稳定，具备抗压并回弹的能力，从而能够恢复最初的厚度。在临床应用中，可将其放在骨表面或骨膜上，但必须以组织瓣覆盖。它适用于所有天然牙以及种植体周围牙龈组织的增厚手术。

参考文献

Allen AL. Use of the supraperiosteal envelope in soft tissue grafting for root coverage. I. Rationale and technique. Int J Periodontics Restorative Dent. 1994;14:216-27.

Allen EP, Miller PD Jr. Coronal positioning of existing gingiva: short term results in the treatment of shallow marginal tissue recession. J Periodontol. 1989;60(6):316-9.

Allen EP. AlloDerm: an effective alternative to palatal donor tissue for treatment of gingival recession. Dent Today. 2006;25(1):48;50-2.

Bernimoulin J, Curilovié Z. Gingival recession and tooth mobility. J Clin Periodontol. 1977;4(2):107-14.

Bruno JF, Bowers GM. Histology of a human biopsy section following the placement of a subepithelial connective tissue graft. Int J Periodontics Restorative Dent. 2000;20:225-31.

Caffesse RG, Kon S, Castelli WA, Nasjleti CE. Revascularization following the lateral sliding flap procedure. J Periodontol. 1984;55:352-8.

Cairo F, Pagliaro U, Nieri M. Treatment of gingival recession with coronali advanced flap procedures. A systematic review. J Clin Periodontal. 2008;35(8 Suppl):136-62.

Camelo M, Nevins M, Nevins ML et al. Treatment of gingival recession defects with xenogenic collagen matrix: a histologic report. Int J Periodontics Restorative Dent. 2012;32:167-73.

Cardaropoli D, Tamagnone L, Roffredo A, Gaveglio L. Coronally advanced flap with and without a xenogenic collagen matrix in the treatment of multiple recessions: a randomized controlled clinical study. Int J Periodontics Restorative Dent. 2014;34(Suppl 3):s97-102.

Cardaropoli D, Tamagnone L, Roffredo A, Gaveglio L. Treatment of gingival recession defects using coronally advanced flap with a porcine collagen matrix compared to coronally advanced flap with connective tissue graft: a randomized controlled clinical trial. J Periodontol. 2012;83(3):321-8.

Carnio J, Camargo PM, Kenney EB, Schenk RK. Histological evaluation of 4 cases of root coverage following a connective tissue graft combined with an enamel matrix derivative preparation. J Periodontol. 2002;73:1534-43.

Cummings LC, Kaldahl WB, Allen EP. Histologic evaluation of autogenous connective tissue and acellular dermal matrix grafts in humans. J Periodontol. 2005;76:178-86.

Dickinson DP, Coleman BG, Batrice N et al. Events of wound healing/regeneration in the canine supraalveolar periodontal defect model. J Clin Periodontol. 2010;40(5):527-41.

Espinel MC, Caffesse RG. Comparison of the results obtained with the laterally positioned pedicle sliding flap-revised technique and the lateral sliding flap with a free gingival graft technique in the treatment of localized gingival recessions. Int J Periodontics Restorative Dent. 1981;1(6):30-7.

Goldstein M, Boyan BD, Cochran DL, Schwartz Z. Human histology of new attachment after root coverage using subepithelial connective tissue graft. J Clin Periodontol. 2001;28:657-62.

Harris RJ. Human histologic evaluation of root coverage obtained with a connective tissue with partial thickness double pedicle graft. A case report. J Periodontol. 1999;70, 813-21.

Hassanali J, Mwaniki D. Palatal analysis and osteology of the hard palate of the Kenyan African skulls. Anat Rec 1984;209(2):273-80.

Hiatt WH, Stallard RE, Butler ED, Badgett B. Repair following mucoperiosteal flap surgery with full gingival retention. J Periodontol 1968;39(1):11-6.

Kassab MM, Cohen RE. The etiology and prevalence of gingival recession. J Am Dent Assoc. 2003;134(2):220-5.

Kon S, Novaes AB, Ruben MP, Goldman HM. Visualization of the microvascularization of the healing periodontal wound IV Mucogingival surgery: full thickness flap. J Periodontol. 1969;40(8):441-56.

Langer B, Langer L. Subepithelial connective tissue graft technique for root coverage. J Periodontol. 1985;56(12): 715-20.

Luczysyn SM, Grisi MFM, Novaes AB et al. Histologic analysis of the acellular dermal matrix graft incorporation process: A pilot study in dogs. Int J Periodontics Restorative Dent 2007;27:341-7.

Majzoub Z, Landi L, Grusovin MG, Cordioli G. Histology of connective tissue graft. A case report. J Periodontol. 2001;72:1607-15.

McGuire MK, Cochran DL. Evaluation of human recession defects treated with coronally advanced flaps and either enamel matrix derivative or connective tissue. Part 2: Histological evaluation. J Periodontol. 2003;74:1126-35.

McGuire MK, Scheyer ET, Nunn M. Evaluation of human recession defects treated with coronally advanced flaps and either enamel matrix derivative or connective tissue: comparison of clinical parameters at 10 years. J Periodontol. 2012;83(11):1353-62.

Pasquinelli KL. The histology of new attachment utilizing a thick autogenous soft tissue graft in an area of deep recession: a case report. Int J Periodontics Restorative Dent. 1995;15, 248-57.

Rasperini G, Silvestri M, Schenk RK, Nevins ML. Clinical and histologic evaluation of human gingival recession treated with a subepithelial connective tissue graft and enamel matrix derivative (Emdogain): a case report. Int J Periodontics Restorative Dent. 2000;20, 269-75.

Reiser GM, Bruno JF, Mahan PE, Larkin LH. The subepithelial connective tissue graft palatal donor site: anatomic considerations for surgeons. Int J Periodontics Restorative Dent. 1996;16(2):130-7.

Richardson CR, Maynard JG. Acellular dermal graft: a human histologic case report Int J Periodontics Restorative Dent 2002;22:21-29.

Roccuzzo M, Bunino M, Needleman I, Sanz M. Periodontal plastic surgery for treatment of localized gingival recessions: a systematic review. J Clin Periodontol. 2002;29(Suppl)3:178-94.

Sallum EA, Nogueira-Filho GR, Casati MZ et al. Coronally positioned flap with or without acellular dermal matrix graft in gingival recessions: a histometric study. Am J Dent. 2006;19:128-32.

Sanz M, Lorenzo R, Aranda JJ et al. Clinical evaluation of a new collagen matrix (Mucograft prototype) to enhance the width of keratinized tissue in patients with fixed prosthetic restorations: A randomized prospective clinical trial. J Clin Periodontol. 2009;36:868-76.

Sullivan HC, Atkins JH. Free autogenous gingival grafts. 3. Utilization of grafts in the treatment of gingival recession. Periodontics. 1968;6(4):152-60.

Susin C, Fiorini T, Lee J et al. Wound healing following surgical and regenerative periodontal therapy. Periodontol 2000. 2015;68(1):83-98.

Vignoletti F, Nunez J, Discepoli N et al. Clinical and histological healing of a new collagen matrix in combination with the coronally advanced flap for the treatment of Miller class-I recession defects: an experimental study in the minipig. J Clin Periodontol. 2011;38:847-55.

Zucchelli G, De Sanctis M. Treatment of multiple recession-type defects in patients with esthetic demands. J Periodontol. 2000;71(9):1506-14.